国家科学技术学术著作出版基金资助出版

基于EEG的
脑源定位与脑功能网络

徐桂芝　于洪丽　杨　硕　著
尹　宁　郭苗苗　李梦凡

电子工业出版社

Publishing House of Electronics Industry

北京·BEIJING

内 容 简 介

本书以河北工业大学徐桂芝教授带领的生物电磁团队近 20 多年在脑科学与脑认知方面的研究成果为核心，总结分析了国内外该领域的研究动态及发展趋势，反映了当代脑电与脑网络技术的发展。全书共 11 章，主要讲述脑电信号采集与处理、脑电事件相关电位、脑电源定位及其求解方法、脑网络构建与分析、脑机交互及脑功能网络技术应用等内容。

本书在介绍基本原理、基本概念等理论知识的基础上，由浅入深、循序渐进，涉及大量相关领域的科学研究与应用，有益于读者加深对相关基础知识的理解，同时拓宽知识面，培养学术能力。

本书可供相关专业高年级本科生、研究生和科研人员使用。

图书在版编目（CIP）数据

基于 EEG 的脑源定位与脑功能网络 / 徐桂芝等著 . —北京：电子工业出版社，2021.12
ISBN 978-7-121-38146-1

Ⅰ . ①基…　Ⅱ . ①徐…　Ⅲ . ①脑电图－研究　Ⅳ . ① R741.044

中国版本图书馆 CIP 数据核字（2019）第 273449 号

责任编辑：张小乐
印　　刷：北京捷迅佳彩印刷有限公司
装　　订：北京捷迅佳彩印刷有限公司
出版发行：电子工业出版社
　　　　　北京市海淀区万寿路 173 信箱　邮编　100036
开　　本：787×1 092　1/16　印张：13.75　字数：277 千字
版　　次：2021 年 12 月第 1 版
印　　次：2023 年 7 月第 2 次印刷
定　　价：89.00 元

凡所购买电子工业出版社图书有缺损问题，请向购买书店调换。若书店售缺，请与本社发行部联系，联系及邮购电话：（010）88254888，88258888。

质量投诉请发邮件至 zlts@phei.com.cn，盗版侵权举报请发邮件至 dbqq@phei.com.cn。

本书咨询联系方式：（010）88254462，zhxl@phei.com.cn。

徐桂芝，教授，博士生导师，河北工业大学生物医学与健康工程研究院院长，国务院政府特殊津贴获得者，河北省省管优秀专家、首届教学名师，天津市劳动模范、三八红旗手，"工程电磁场"国家精品课程负责人，国务院第八届电气工程学科评议组成员，教育部生物医学工程类专业教学指导委员会委员，中国电工技术学会生物电工专委会主任委员，中国工程院中国信息工程科技发展战略研究中心委员会特聘专家，中国电工技术学会理事，河北省生物医学工程学会副理事长，中国生物医学工程学会医学神经工程分会委员，中国电子学会医学电子分会委员，天津市生物医学工程学会理事。

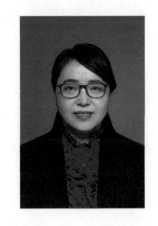

长期从事生物电磁与神经工程方面研究，主持国家自然科学基金重点项目 1 项、面上项目 4 项，总装备部预研重点项目 1 项，其他国家及省部级项目 30 余项；获河北省突出贡献奖 1 项、其他省级科技奖励 4 项，省级优秀教学成果一等奖 1 项、其他省级教学成果奖 4 项；出版学术专著 4 部，发表高水平学术论文 200 余篇。先后赴匹兹堡大学、马里兰大学、约翰斯·霍普金斯大学、英国伦敦大学学院、香港理工大学做访问学者。

序

　　脑科学是本世纪最重要的前沿科学之一，把研究人脑的神经科学作为"人类科学最后的前沿"也毫不为过。一方面，随着科学技术的不断发展，人类能够确认数光年外的星系，研究比原子还小的粒子，但是对于大脑的认知还远远不够。探索和揭示人脑的奥秘一直都是当代自然科学面临的最重大挑战之一。另一方面，随着人口老龄化进程的不断加剧，脑重大疾病的发病率不断攀升，成为严重危害人类健康、经济发展及社会和谐的重大问题。

　　脑科学研究不仅有助于揭示人脑的奥秘，破译人机界面智能化的世纪难题，而且对于脑重大疾病的诊断和治疗具有深远意义。为此，美国、欧盟、日本等相继启动了脑研究计划，我国的脑计划也确立了"一体两翼"的总体布局。脑电、脑磁、功能核磁共振成像等脑影像学技术的发展，为无创观测人脑活动提供了有效的途径，其中脑电（EEG）因具有高时间分辨率等优势，无论在科学研究还是临床应用方面都得到了广泛的应用。

　　河北工业大学徐桂芝教授及其带领的团队在生物电磁及神经工程领域做了大量卓有成效的研究工作。其所编著的《基于EEG的脑源定位与脑功能网络》一书，顺应了脑科学研究的新时代背景，反映了当代脑电与脑网络技术的发展。全书从脑电、事件相关电位等基础知识到脑电源定位、脑功能网络、脑机融合及应用等，详尽地分析了国内外该领域的研究动态及发展趋势，总结了该团队20多年来在生物电磁与神经工程领域的研究成果。该著作结构清晰、层次分明，知识体系完善，内容由浅入深，是一部高水平的学术专著。

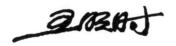

2021 年 12 月 于天津

前　言

　　人脑是目前所知最复杂的信息处理系统。揭示脑和认知过程的奥秘，是人类认识自然和认识自我的重要科学命题，同时有助于提高神经系统疾病以及认知功能障碍、心理疾病的防治水平，对人类健康具有重要作用。脑科学的研究将拓展人类对自身和自然的认识，对人类健康、信息科学和人工智能等都将产生巨大影响，对人类社会进步和经济发展具有深远意义。因此，脑科学被认为是21世纪最具挑战性的前沿科学，欧盟、美国、日本等先后出台了各自的"脑计划"。中国的"脑计划"研究确立了认识脑、保护脑、模仿脑的"一体两翼"的布局，即以研究脑认知的神经原理（认识脑）为"主体"，研发脑重大疾病诊疗新手段（保护脑）和类脑人工智能新技术（模仿脑）为"两翼"。

　　脑电作为脑神经元活动在大脑皮层或头皮表面的反映，其中包含了大量的生理、病理信息，同时还可以反映大脑的认知活动状态，具有重要的临床应用价值。通过对脑电信号的观察和分析，人们可以无创、实时、动态地了解大脑的功能状态。脑电具有非常高的时间分辨率，而且多导脑电采集系统的出现也大大提高了脑电记录的空间分辨率，可以帮助人们了解和认识不同状态下人体的生理和心理特性，揭示认识和感知的奥秘，不仅被广泛应用于脑科学及认知神经科学的研究，而且也是临床精神类与神经类疾病诊断与评估的有效方法。因此，基于脑电的脑源定位、脑功能网络分析及其应用已成为认知神经科学领域及临床应用重点关注的研究问题。

　　河北工业大学颜威利、徐桂芝教授及其领导的课题组基于在工程电磁场领域的研究优势，于20世纪90年代，将电工理论与生命学科、信息学科、物理学科等进行多学科交叉融合，开辟了生物电磁与神经工程研究的新领域，并建立了该校生物医学工程学科，在生物电磁与神经调控、脑认知与神经工程、生物电磁功能成像与临床应用、智能医学与健康工程等方面开展了深入、系统的研究。1997年主持了国家自然科学基金电工学科首个生物电磁领域课题"生物医学电磁逆问题求解的数值方法研究"，1999年与清华大学、同济大学共同承担了国家自然科学基金重点项目"脑内电活动的三维动态成像"，2010年与第四军医大学、天津大学合作承担了国家自然科学基金重点项目"人体活性组织介电特性与表征方法研究”，2011 年承担了国防装备预研项目一项，2018 年获批了国家自然科学基金重点项目“基于多尺度融合的经颅磁刺激对学习记忆影响的机制研究”，完成和承担国家级、省部级相关科研项目 80 多项，在 IEEE 相关刊物及中国生物医学工程学报等发表相关学术论文 300 多篇。

本书总结了该学术团队 20 多年来在生物电磁与神经工程领域的部分研究成果及培养博士后、博士、硕士研究生的教学经验，分析了国内外该领域的研究动态及发展趋势，反映了当代脑电与脑网络相关技术的发展。全书共 11 章。第 1 章为绪论，主要讲述脑科学、脑电、脑源定位与脑网络的研究意义和现状。第 2 章为脑电信号采集与处理，主要讲述脑电信号的来源、特点、采集与分析方法等内容。第 3 章为脑电事件相关电位，主要包括事件相关电位的特点、主要成分、经典实验范式及应用等内容。第 4 章为脑电源定位，主要介绍脑电信号产生源的求解方法。第 5 章为脑网络构建与分析，主要讲述脑网络的构建及其特征参数分析与性能评价等内容。第 6 章为基于事件相关电位的脑机交互，主要介绍听觉脑机接口、视觉脑机接口及脑机融合等内容。第 7 章至第 11 章主要介绍脑电及脑功能网络分析方法在磁刺激穴位、脑疲劳、失眠及语言认知研究等方面的应用。其中第 1 章和第 4 章由徐桂芝教授编写，第 2 章、第 7 章和第 10 章由于洪丽教授编写，第 9 章由杨硕教授编写，第 5 章和第 8 章由尹宁副教授编写，第 3 章和第 11 章由郭苗苗副教授编写，第 6 章由李梦凡副教授编写。徐桂芝教授负责全书的章节安排和内容统筹。

本书收集和整理了国内外众多学者在相关领域发表的大量论文，结合了著者及其学术团队在这一领域多年的研究成果，参考了国内外有关书籍和期刊。全书内容丰富、结构合理、系统性强、层次分明，注重理论知识与实际应用相结合，适合相关专业高年级本科生、研究生和科研人员使用。

感谢为本书内容做出贡献的李颖、吴清、王磊、耿跃华、张秀、李文文、付灵弟、王瑶、林放、宫铭鸿、艾娜、尤佳、翟越、吴霞等所有学术团队成员。

感谢国家自然科学基金委员会、科技部、教育部、河北省和天津市自然科学基金委员会的大力支持。

感谢电子工业出版社编辑的指导、帮助和大力支持。

本书的出版得到了国家科学技术学术著作出版基金的资助，在此深表谢意。

在本书撰写的过程中，参阅了许多相关文献资料并引用了其中部分图表等，在此向其作者和有关单位表示感谢。

由于著者水平有限，书中缺点、错误和不当之处在所难免，恳请读者批评指正。

著　者

目　　录

第 1 章　绪论 ·· 1

　　主要参考文献 ··· 5

第 2 章　脑电信号采集与处理 ·· 7

　2.1　脑电概述 ··· 7

　　2.1.1　脑电的来源 ··· 7

　　2.1.2　脑电信号的特点与分类 ····································· 10

　　2.1.3　脑电在临床及脑认知中的应用 ························· 11

　2.2　脑电信号采集 ·· 13

　　2.2.1　硬件系统 ··· 13

　　2.2.2　国际标准脑电电极放置法 ·································· 14

　　2.2.3　脑电采集注意事项 ·· 15

　2.3　脑电信号预处理 ·· 16

　2.4　现代脑电信号分析方法 ·· 19

　　2.4.1　时频分析方法 ··· 19

　　2.4.2　非线性动力学分析方法 ····································· 23

　　主要参考文献 ··· 26

第 3 章　脑电事件相关电位 ··· 28

　3.1　事件相关电位概述 ·· 28

　　3.1.1　ERP 的基本原理 ·· 28

　　3.1.2　ERP 的波形特征 ·· 29

　　3.1.3　ERP 在人机交互与临床的应用 ·························· 29

　3.2　事件相关电位的主要成分及经典刺激模式 ·················· 31

　　3.2.1　ERP 的主要成分 ·· 31

　　3.2.2　事件相关电位的经典刺激模式 ························· 34

3.3 事件相关电位的提取与分析方法 ………………………………36
    3.3.1 事件相关电位时域波形提取与分析 …………………………36
    3.3.2 事件相关谱扰动和试次相干性分析 …………………………38
主要参考文献 ……………………………………………………………39

第 4 章 脑电源定位 …………………………………………………… 41
4.1 脑电源定位概述 ……………………………………………………41
4.2 求解脑电信号产生源的数值方法 ………………………………42
    4.2.1 求解脑内电活动源的数值计算模型 …………………………42
    4.2.2 基于等效偶极子模型的参数反演法 …………………………44
    4.2.3 基于电流分布模型的线性反演法 ……………………………46
    4.2.4 人工神经网络在脑电信号源定位问题中的应用 ……………48
4.3 脑电等效偶极子源定位 …………………………………………49
    4.3.1 源定位问题中的小波神经网络方法 …………………………50
    4.3.2 小波分析与神经网络的结合 …………………………………50
    4.3.3 高维单尺度径向小波网络的构造 ……………………………52
    4.3.4 源定位问题中的微分进化算法 ………………………………58
4.4 脑电流分布模型体素成像法 ……………………………………63
    4.4.1 解的一般形式 …………………………………………………64
    4.4.2 基于加权广义逆矩阵的混合加权最小范数解 ………………67
主要参考文献 ……………………………………………………………69

第 5 章 脑网络构建与分析 …………………………………………… 71
5.1 脑网络概述 …………………………………………………………71
    5.1.1 复杂网络及其图论描述 ………………………………………71
    5.1.2 脑网络及其分类 ………………………………………………73
5.2 脑网络的基本构建方法 …………………………………………74
5.3 脑网络性能分析与评价 …………………………………………78
    5.3.1 度 ………………………………………………………………78
    5.3.2 聚类系数 ………………………………………………………79
    5.3.3 最短路径长度 …………………………………………………80
    5.3.4 全局效率 ………………………………………………………81
    5.3.5 中心度 …………………………………………………………81
    5.3.6 小世界属性 ……………………………………………………83
主要参考文献 ……………………………………………………………84

第 6 章　基于事件相关电位的脑机交互 ································ 86

6.1　脑机交互概述 ··· 86

　6.1.1　脑机交互的组成和原理 ····································· 86

　6.1.2　脑机交互的分类方式 ·· 87

6.2　听觉事件相关电位的诱发与分析 ································ 89

　6.2.1　基于单音节诱发的听觉事件相关电位实验 ·········· 89

　6.2.2　诱发信号的数据预处理 ····································· 91

　6.2.3　基于经验模态分解的特征提取 ·························· 91

6.3　视觉事件相关电位的诱发与分析 ································ 94

　6.3.1　基于图片单闪的视觉诱发与数据分析 ················ 95

　6.3.2　基于图片行列闪的视觉诱发与分析 ··················· 98

6.4　基于事件相关电位的脑机融合系统平台及应用 ············ 101

　6.4.1　跨多平台的脑机融合系统平台 ························· 102

　6.4.2　脑机融合下的双机械臂系统 ··························· 107

　6.4.3　脑机融合下的智能车系统 ······························ 110

6.5　基于迁移学习的脑机融合特征辨识 ···························· 112

　6.5.1　迁移学习的 TrAdaBoost 算法 ························· 113

　6.5.2　分类器的传统训练对照方法 ··························· 114

　6.5.3　针对脑机融合系统的评价指标 ························· 115

　6.5.4　迁移学习与传统训练方法的对比与分析 ············ 116

　6.5.5　系统性能与电位特征的相关性分析 ··················· 119

主要参考文献 ·· 120

第 7 章　磁刺激穴位脑电特征分析与脑电源定位 ··············· 122

7.1　磁刺激与针灸 ·· 122

7.2　磁刺激穴位脑电特征分析 ··· 124

　7.2.1　磁刺激穴位脑电时频分析 ······························ 124

　7.2.2　磁刺激穴位脑电复杂度分析 ··························· 128

7.3　磁刺激穴位脑电源定位分析 ······································ 136

　7.3.1　磁刺激内关穴脑电诱发电位分析 ····················· 136

　7.3.2　磁刺激内关穴诱发电位源定位分析 ··················· 140

主要参考文献 ·· 144

第 8 章　磁刺激穴位的脑功能网络分析 ··························· 146

8.1　磁刺激穴位与非穴位的脑功能网络 ···························· 146

8.2　磁刺激不同穴位的脑功能网络 ························· 150
8.3　磁刺激穴位作用于工作记忆的脑功能网络 ················ 156
主要参考文献 ··· 165

第 9 章　脑疲劳的脑功能网络分析 ·························· 166
9.1　脑疲劳概述 ·· 166
9.2　脑疲劳实验设计 ···································· 167
9.3　脑疲劳脑功能网络的构建 ···························· 169
9.4　脑功能网络特征参数分析 ···························· 171
9.4.1　脑功能网络局部特征参数分析 ················ 171
9.4.2　脑功能网络全局特征参数分析 ················ 174
主要参考文献 ··· 177

第 10 章　亚健康失眠的脑功能网络分析 ····················· 178
10.1　亚健康失眠概述 ··································· 178
10.2　亚健康失眠实验数据获取 ··························· 179
10.3　失眠静息态脑功能网络特征分析 ····················· 182
10.4　磁刺激对失眠脑功能网络的影响 ····················· 186
主要参考文献 ··· 189

第 11 章　语言认知的脑功能网络分析 ······················ 191
11.1　大脑的语言加工与功能定位 ························· 191
11.1.1　语言功能区 ·························· 191
11.1.2　语言处理过程 ························ 192
11.1.3　语言功能定位研究现状 ················· 193
11.2　语言认知实验及脑电数据采集 ······················ 194
11.3　语言认知脑电数据处理方法 ························· 196
11.3.1　数据预处理 ·························· 196
11.3.2　时频功率谱估计 ······················ 197
11.3.3　时变动态贝叶斯网络模型 ················· 198
11.4　语言认知的时变动态网络构建与分析 ·················· 201
11.4.1　发音不同阶段的脑网络连接 ··············· 201
11.4.2　不同类型音节发音阶段的网络连接 ··········· 204
11.4.3　语言任务下脑网络度中心度分析 ············· 205
11.4.4　语言任务下脑网络特征向量中心度分析 ········· 206
主要参考文献 ··· 207

第1章 绪 论

如果有人告诉你大脑是个小宇宙，宇宙是个超级大脑，你能理解吗？你会相信吗？曾有研究证明大脑细胞的生成过程和构造与宇宙几乎一模一样。人脑被称为"三磅的宇宙"，它虽然就在我们体内，人人都有，但却难以琢磨而又令人神往。人脑的重量大约相当于一包糖，但却以相当于 15W 灯泡消耗的能量高速运转，是宇宙中已知最复杂、最精密的信息处理机器。大脑是人类思维活动的中枢，是接收外界信号、产生感觉、形成意识、进行逻辑思维、发出指令及产生行为的指挥部。20 世纪最伟大的生物学家、脱氧核糖核酸双螺旋结构的发现者之一、诺贝尔奖得主 Crick 曾说过：要想正确地理解人类在周围这个极其广袤和复杂世界中的地位，就必须要比较细致地认识我们的脑。对人类而言，在科学研究中没有比研究自己的脑更重要的了，我们对整个世界的认识都依赖于它。另一位诺贝尔奖得主 Edelman 也曾说过：脑科学将奠定即将到来的新时代的基础，这些知识使我们可以医治大量疾病，建造仿照脑功能的新机器，对我们自己的本质和我们如何认识世界都会有更深入的理解。探索和揭示大脑的内部工作机制一直都是人类认识自然和认识自我的极具挑战性的重要科学命题。

脑科学是研究脑认知、意识和智能的本质与规律的科学，是要回答脑是怎样工作的，智力和创造性是怎样产生的，人类怎样成为有感情、有个性、有社会性的生命个体等问题的科学。脑科学被称为人类理解自然和人类本身的"终极疆域"，是 21 世纪最重要的前沿科学之一。科学界甚至认为，把研究人脑的神经科学称为"人类科学最后的前沿"也毫不为过。脑科学研究的最终目的是在各个层次上阐明人脑的结构和功能，以及行为和心理活动的物质基础及机制，提高对神经系统疾患的防治水平。深入理解脑运行机制不仅可以揭示人脑的高能效、高可靠性之谜，破译人机界面智能化的世纪难题，而且有助于脑疾病的诊断和治疗，具有重大的研究意义。

脑科学研究被发达国家视为科研领域"皇冠上的明珠"，成为近年来发展最快的学科之一。20 世纪 90 年代初，以美国为主，欧洲国家、日本等以"脑的 10 年"计划为标志，掀起了脑科学研究的热潮。耗资 100 亿美元、总部设在巴黎的"国际人类前沿科学计划"被视为和美国的"战略防御计划"、欧洲的"尤里卡计划"鼎足而立的三大科学计划之一，而脑科学研究是"国际人类前沿科学计划"的重点研究方向。我国自 20 世纪 80 年代开始展开对脑科学的基础研究，对该领域的资金投入也逐年增加。国家科技部启动了"脑功能及其细胞和分子基础""脑发育和可塑性基础研究""脑结构与功能的可塑性"等一系列与脑科学有关的"973计划"项目。同时，中国科学院"知识创新工程"也开展了"脑－智科学交叉前沿研究"。

    人类在探索自然界奥秘的过程中，面临的最大挑战大概就是对脑的认识，这不仅包括对脑的生理性疾病（脑梗死、脑肿瘤等）的认识，更重要的是对脑的功能障碍（失语、智力障碍等），甚至是脑的高级活动（记忆、理解等）的认识。其中最困难的是按照怎样的一个理论框架才能逐步研究出脑的功能状态，或者说从脑（神经）的工作原理中分析脑活动，最终揭示思维的奥秘。脑功能的研究之所以困难，不仅由于脑的发展历程极其漫长，脑结构极其复杂，需要诸多学科的交叉研究，还有一个原因就是窥测活体脑的工作过程极其困难。从解剖上看，脑被头骨封闭于其中；从生理上讲，血脑屏障阻止了从各种渠道影响脑工作因素的进入。因此，脑活动的观测多从行为实验出发，以及利用动物模型。但脑也留下了几个较少的观测活体的窗口，如脑电（Electroencephalogram，EEG）、脑磁（Magnetoencephalogram，MEG）等。如何在现代科技手段的帮助下，充分利用这几个信息窗口进行脑科学的研究就显得极为重要。

    目前，在研究脑工作原理的方法中，应用较广泛的有借助于医学影像设备的功能成像技术，如正电子发射断层扫描术（Positron Emission Tomography，PET）、单光子发射层析术（Single Photon Emission Computed Tomography，SPECT）、功能磁共振成像术（functional Magnetic Resonance Imaging，fMRI），其优点是它们均实现了较高的空间分辨率。尽管如此，EEG/MEG 在脑科学研究和临床应用方面仍有着不可替代的作用。首先，PET、SPECT、fMRI 等被动型成像手段主要提供的是脑理化功能方面的信息，无法提供电生理功能的信息，而这却是 EEG/MEG 的优势所在。EEG/MEG 是由脑内神经细胞群的电生理活动所产生的电势与磁场，经容积导体（由皮层、颅骨、脑膜及头皮等组织构成）传导后，在头皮表面的综合表现，它反映了脑的电活动及其功能状态。通过对 EEG/MEG 数据的反演研究，可以定量地提供脑内神经活动源的位置、强度及分布情况。其次，与对人体有侵袭性的其他技术不同（如 PET、SPECT 进入人体的示踪剂产生的放射线，以及 fMRI 的强磁场均对人体有一定的损害），EEG/MEG 完全是检测生物体的自发（或诱发）信息，所以是一种真正的无创伤性的成像技术，具有广泛的应用对象（如孕妇、儿童），并且可以进行长期监测，为研究人员在人体正常活动的情况下提供了一扇窥视脑的窗户。另外，脑电磁技术对脑神经元活动的动态过程可以追踪到毫秒级，因为神经元本身在受到刺激后 10 毫秒内即可产生反应，而电磁信号的产生与神经的活动是同步的，所以 EEG/MEG 完全能够反映出脑神经随时间变化而改变的活动情况，从而实现对脑神经活动的实时检测。但 PET 由于受成像速度的限制（每次成像时间需 1 分钟），其时间分辨率很低，而 fMRI 在扫描数秒钟后才能监测到血流改变的情况（当神经产生动作时，供血量的变化在生理上会延迟几秒钟），因此用它们来观测毫秒级的神经活动不可能及时得到时间方面的信息。再者，PET、fMRI 的成本过高（PET 设备复杂，需配备小型加速器，并且现有示踪剂种类有限；fMRI 设备要以每 1T（特斯拉）花费 100 万美元的代价研制）。而 MEG 的检测设备也十分昂贵，这主要是因为脑磁信号极其微弱，磁感应强度在 $10^{-12} \sim 10^{-15}$T 的范围内，仅为地磁场和环境磁噪声的十亿分之一。所以这些技术在应用普及上受到了一定的限制。但是记录和分析 EEG 所需的硬件设备就比较简单，且价格低廉，更经济实用。

就临床应用而言，EEG 在确定癫痫、脑萎缩、脑血管病、昏迷、睡眠、颅内占位性病变等方面有着不可取代的作用，并且还可用于审核精神药物的作用位置、新生儿神经功能诊断等。特别是在探索脑的高级活动规律方面，可以根据对不同刺激的脑电响应确定脑功能分区的位置甚至范围，从而进行心理学和认知行为方面的研究。为了揭示脑是如何工作的这一谜团，需要应用大量的数学、物理学方法分析检测到的脑电数据，具有很强的多学科交叉特性。而随着对脑活动原理的更深入和更精确的了解，势必大大促进现代科技的进步，进而对社会经济生活的各个方面产生重大的影响。

EEG 一般能够达到足够的时间分辨率（毫秒级水平），但所提供的空间分辨率却较低，这主要是因为由皮层、颅骨、头皮等组织构成的容积导体中，颅骨层的电导率极低，对头皮测量电位有很强的模糊作用，而这种空间模糊效应是不可能通过增加测量电极的数目来加以改善的。为了从 EEG 中提取出更准确的源的空间信息，人们通过对脑电正、逆问题的求解来提高脑电空间分辨率。所谓脑电正问题，是指在给出头颅内的脑电源分布特性和与神经兴奋传导有关的容积导体特性的基础上，求头皮表面电位；而逆问题则是根据测量到的头皮表面的电位信号，来推算脑中产生这些电活动的源的位置和大小。由电磁场理论可知，这两个问题的解决有赖于头部各组织结构的边界及它们的电导率分布情况。对于脑的实际形状可以通过 MRI 等解剖成像模式和图像处理技术获得。但遗憾的是，迄今为止尚无可行的方法直接测量活体脑的电导率，因此难以获得脑内各组织电导率完整而准确的描述。尽管如此，人们并没有停止前进的脚步，于是提出了均匀媒质球模型、真实头模型等多种近似处理方法，取得了较为理想的脑源定位结果。

人脑约有 10^{11} 亿个神经元，每一个神经元会通过突触和其他神经元互相连接，神经元之间构成各种功能特异的神经环路，形成了一个高度复杂的脑结构网络。人脑的复杂性不仅体现在神经元和连接的数量上，而且体现在如何在不同尺度上进行连接，以及这种连接模式是如何产生认知功能、思想、感情及行为等的。在微观层面，最近的证据表明，人脑的功能是通过不同的时间和空间尺度上神经元之间的相互作用完成的。这样的网络结构和动态的相互作用产生人脑的生理活动，从而最终产生人类的认知行为。在宏观层面，越来越多的神经影像学研究结果表明，大脑的功能可以在由一些脑区组成的网络中得到体现，复杂而庞大的网络是大脑进行信息处理和认知表达的生理基础。

脑网络突破了以往将大脑看作离散解剖单元集合的研究方式，而是将大脑看作复杂的统一整体来研究不同时空尺度上脑网络拓扑结构、动力学属性等内容。脑网络作为脑功能的基础，是推进脑功能与脑机制研究的一个新方向，将为理解脑的信息加工过程及脑的高级功能提供全新的视角。在宏观和系统层面上对脑整合功能的研究已经成为当代神经科学发展的一个重要趋势。脑网络引起了全球多个国家的重视，许多国家相继开展了与脑网络相关的研究项目，试图在解密大脑工作的内在机制、阐明脑功能失调的原因并开发新的治疗方法等研究方面有所突破。

美国国立卫生研究院（NIH）于 2010 年推出了"人类连接组项目"（Human Connectome Project），旨在通过比较人脑各区域神经连接的不同以及如何由此导致认知和行为方面的个体差异，最终描绘出人脑的所有神经连接情况。2013 年，美国奥巴马政府宣布开展"推进创新神经技术脑研究计划"（Brain Research through Advancing Innovative Neurotechnologies，BRAIN），旨在绘制显示脑细胞和复杂神经回路如何快速相互作用的脑部动态图像，有助于研究大脑对大量消息的记录、处理、应用、存储和检索，了解大脑功能和行为的复杂联系，最终用于治疗精神类疾病。欧盟委员会于 2013 年年初宣布，"人脑计划"（Human Brain Project，HBP）入选"未来新兴旗舰技术项目"，该计划的实施不但有助于脑疾病的诊断和治疗，而且可以揭示人脑的高能效、高可靠性之谜，对人工智能研发具有重大作用。2014 年日本启动了"脑智（Brain/Mind）计划"，主要着重于对脑疾病的研究，目标是构建出有助于脑疾病研究的脑图谱。

中国早在 2001 年就加入了"人类脑计划"，成为该计划的第 20 个成员国。2010 年 1 月，科技部正式启动了国家重点基础研究发展计划"基于影像的脑网络研究及其临床应用"，旨在建立基于影像的脑网络计算理论体系，从脑网络的角度为几种脑疾病的早期诊断和预后判断及疗效评价提供客观的高精度影像学指标。国家自然科学基金委员会医学部于 2011 年启动了"情感和记忆的神经环路基础"重大研究计划，主要支持"情感"和"记忆"二类认知功能及其障碍的脑网络表征及其相关技术的研究，该计划引入连接组、功能组等系统化的研究理念，结合临床情感和记忆障碍疾病特点，对情感和记忆的神经环路的结构和功能进行定量化描述，旨在揭示神经环路在重大神经／精神疾病发生、发展中的变化规律。

中国科学院于 2012 年启动了"脑功能联结图谱"战略性先导科技专项（B 类），主要支持"感 / 知觉""记忆""情感"和"奖赏"4 类认知功能及其障碍的脑网络表征，以及所需要的先导技术研究。该计划力求完整地描述正常生理状态和生病状态下，大脑在承担感觉、情绪、学习记忆、决策等重要功能时，各个脑区特殊种类神经细胞群之间的连接构造和运作机制，以绘制一张完整的脑活动图谱。2012 年，"脑连接和脑机接口技术研究"被列为我国神经科学的优先发展领域与重大交叉研究领域。2014 年，在主题为"我国脑科学研究发展战略研究"的香山特别会议上，专门探讨了中国脑科学研究计划的目标、任务和可行性，经多次论证，2016 年 3 月发布的"十三五"规划纲要将"脑科学与类脑研究"列为"科技创新 2030 重大项目"，也被称为中国"脑计划"。与欧美、日本的"脑计划"相比，中国"脑计划"主要以研究脑认知的神经原理为"主体"，研发脑重大疾病诊治新手段和脑机智能新技术为"两翼"，目标是在未来 15 年内，在脑科学、脑疾病早期诊断与干预、类脑智能器件三个前沿领域取得国际领先成果。

复杂而庞大的网络是大脑进行信息处理和认知表达的生理基础。2005 年，美国印第安纳大学的 Olaf Sporns 教授受基因组（Genome）概念的启发，提出将绘制脑连接模式图谱的研究称为人脑连接组（Human Connectome）。随着近年来相关技术的发展，脑连接研究从基因、蛋白、突触、神经元、神经环路、脑区到整个大脑的每个单一尺度上取得了许多新进展。然而，单一尺度等的研究结果只能从某些方面反映大脑是如何形成及如何工作的。整合各种技术、方法、模型和数据，并将各种研究合并成一个统一的研究框架或平台，变得越来越重要。蒋田仔等国内学者提出了脑网络组（Brainnetome）的概念，强调了脑网络研究从结构到功能、从静态到动态、从微观到宏观、从实体到仿真等不同层面开展的必要性。脑网络组是神经解剖学、脑科学、认知科学、临床医学、信息科学等学科综合交叉而形成的新的科学前沿，是继基因组、蛋白质组之后人类对生命活动规律探索发起的又一个新的组学。从脑网络的连接模式及其演变规律阐明脑的工作机理及脑疾病的发生和发展机制，将为人类理解脑、保护脑、开发脑和创造脑提供前所未有的新机遇，为研究人脑内部复杂的信息处理过程与高效的组织模式提供有效的途径，为理解脑的信息处理过程及脑的高级功能开辟新途径，为实现类脑的智能处理器奠定基础。

主要参考文献

[1] 徐桂芝 . 基于 EIT 技术的脑内电特性与功能成像研究 [D]. 天津：河北工业大学，2002.

[2] 李颖 . 脑电逆问题求解的数值计算方法研究 [D]. 天津：河北工业大学，2003.

[3] 尹宁 . 基于脑电的磁刺激穴位复杂脑功能网络研究 [D]. 天津：河北工业大学，2013.

[4] Tianzi Jiang. Brainnetome：A new-ome to understand the brain and its disorders[J]. Neuro Image，2013，80：263-272.

[5] 付灵弟 . 磁刺激不同穴位脑功能网络研究 [D]. 天津：河北工业大学，2015.

[6] 郭苗苗 . 语言任务下脑电时频网络特征提取及在脑机接口中的应用 [D]. 天津：河北工业大学，2016.

[7] 王瑶 . 基于脑功能网络的磁刺激涌泉穴对大脑作用机制研究以及对工作记忆的影响 [D]. 天津：河北工业大学，2019.

[8] 付灵弟 . 多模式电磁刺激对大脑神经调控作用的影响研究 [D]. 天津：河北工业大学，2020.

第 2 章 脑电信号采集与处理

脑电（Electroencephalogram，EEG）作为神经元活动在大脑皮层或头皮表面的反映，其中包含了大量的生理、病理信息，具有重要的临床应用价值，目前已被广泛应用于多种神经或精神疾病的临床诊断中，如癫痫、抑郁症、精神分裂症等。同时，由于脑电可以反映大脑的功能活动状态，因此也被广泛应用于脑科学及认知神经科学的相关研究中，用于帮助人们了解和认识不同状态下的人体生理和心理特性。本章主要介绍脑电的来源、脑电的采集和脑电分析方法等内容。

2.1 脑电概述

2.1.1 脑电的来源

人脑约有 10^{11} 个神经元。虽然各种神经元的形状、大小和机能不尽相同，但却有其相似之处。典型的神经元由细胞体及其发出的多个树突和一条轴突（神经纤维）组成。大多数轴突外面包裹着髓鞘，称为有髓纤维，未包裹髓鞘的则称为无髓纤维。髓鞘是实现高速传导的基础，它在整条轴突上并不是连续的，而是间隔为 1～3mm 的郎飞氏结间断。轴突终末细分成几个小支，其尖端往往膨大成结节状的突触小体，并与其他神经元或效应器的细胞接触，形成突触。通常一个神经元被几千个突触所覆盖。兴奋或冲动从一个神经元向另一个神经元传递时，必须通过突触。

神经元活动时，在神经系统中会产生微弱的电流。神经元不同部位的电活动特点并不完全相同，总体而言，一个神经元可产生 4 种信号：输入信号、整合信号、传导信号和输出信号。在大多数情况下，树突接收输入信号，传向细胞体，轴突把信号输出到另一个细胞。神经细胞的结构示意图如图 2.1 所示。

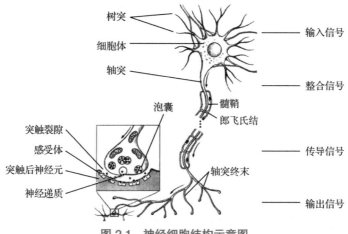

图 2.1　神经细胞结构示意图

　　静息态下的活体细胞膜处于电极化状态，膜的两侧存在着内负外正约 -80mV 的电位差，称为静息电位。当神经元受到刺激时，膜内外两侧的电位差降低，膜的兴奋性提高，当兴奋性提高到一定程度时，就会产生神经冲动或兴奋，它伴随着一个峰形的动作电位，此时膜内原来存在的负电位迅速瓦解，在短时间内变到约 +40mV 的水平，构成动作电位的上升相（去极化），但很快又恢复到静息状态的水平，构成下降相（复极化），在图形上形成一个短促的尖脉冲，只持续约 1ms，如图 2.2 所示。膜电位的存在是神经组织赖以发挥正常功能的基本条件，使其能够接收刺激信号并将这一刺激信号沿神经束传导。

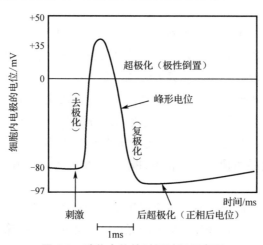

图 2.2　动作电位的时间过程示意图

　　兴奋的触发源可以来自人体内部的刺激，也可以源自各种感受器的刺激，如光进入眼睛可记录到视觉诱发电位（Visual Evoked Potential，VEP）；用短暂的声音刺激耳朵，可在脑干记录到听觉诱发电位（Auditory Evoked Potential，AEP）。可兴奋组织对各种兴奋源的刺激将产生阶跃状响应，并与刺激的强度和持续的时间成正比，其值超过一定的阈值后都将变成同一形式的信号，即神经冲动。神经冲动在细胞内是通过传播动作电位以电的方式完成的，而细胞间的通信则是通过突触传导来实现的。

兴奋过程之所以从无髓纤维的这一段传到下一段，是由于局部有一个电流流动的回路。已经兴奋的点，由于膜的去极化，其电位低于前端尚未去极化的部位，于是极化部位与去极化部位之间将出现电流流动，这个局部的电流对尚处于静息状态的部位是一个电刺激，会降低它的膜电位，同时提高其兴奋性，兴奋性提高到一定程度时，就会在此部位产生新的兴奋点。这一过程沿着细胞膜重复进行，导致了动作电位的连续传播。对于有髓纤维，其神经冲动的传导是跳跃式的，局部电流在郎飞氏结上产生的电位变化所引起的局部电流将会扩散到一定的范围内（而不仅仅局限于第二个郎飞氏结上）。由于兴奋过程只局限于郎飞氏结，因此不但可以加快传导速度，而且可以减少能量消耗。动作电位的传导是再生式的冲动，具有"全或无"性质。因为电压敏感的 Na^+ 离子通道在每次短暂的开启后，会对电位不敏感并暂时关闭，称为不应期，它保证只产生一个一定幅值的动作电位，并保证动作电位只向一个方向传导。

兴奋要由一个神经元传导给另一个神经元，必须通过突触间的生理过程，但并不仅仅是冲动的传导。突触从功能上来讲是相邻细胞之间的电－化学－电连接器。如图 2.1 所示，当突触前细胞发出的动作电位（兴奋脉冲）到达突触时，泡囊中的神经递质（如乙酰胆碱）释放到约 50nm 宽的突触裂隙中，被突触后神经元（或树突）膜表面的感受体截获后，会改变膜的离子通道的通透性，从而引起膜电位的变化，即产生突触后电位（Postsynaptic Potential，PSP）。突触后电位的时空跨距明显大于动作电位，其峰值约为 10mV，持续时间约为 10ms。信号经过突触后可能发生变化，主要表现在当冲动到达突触小体时，突触前成分对突触后成分会产生特殊的生理性影响，这种影响可以是兴奋的，也可以是抑制的。当突触后成分受兴奋影响使膜去极化时，就可能发生神经冲动的传导，这种去极化性突触后电位称为兴奋性突触后电位（Excitatory Postsynaptic Potential，EPSP）。否则，就是抑制细胞兴奋的超极化抑制性突触后电位（Inhibitory Postsynaptic Potention，IPSP）。一条神经纤维产生的 EPSP 很小，不足以使神经元兴奋。然而，许多神经纤维电位的综合便可产生一次冲动。复杂而微妙的中枢神经机能就是由许多神经元的促进性与抑制性效应组成的。人脑中的信息处理和行为的响应就取决于兴奋信号在神经中的传播路径。

脑电起源于单个神经元，但单个神经元的电位变化不足以引起头皮表面电位的改变，必须有大量神经元的突触后电位同时变化，其总和才能形成较强的电场。

另外，如果神经元的排列方向不一致，那么其同步化电活动所产生的电场就会相互抵消，无法产生宏观的可观测的外场。从解剖学上看，大脑皮层主要由排列不一致的星状细胞和排列整齐且体积较大的锥体细胞组成，因此脑电主要产生于锥体细胞的同步化电活动。锥体细胞的排列很有规律，其细胞体呈三角状，细胞基底朝下，顶树突彼此趋于平行地垂直伸向皮层表面。由于电流方向是沿着树突的，因此总体神经电活动的主要方向是垂直于皮质表面的。

2.1.2 脑电信号的特点与分类

脑电信号作为生物电信号的一种，主要有以下特点：

（1）信号微弱，信噪比低。脑电信号的幅值通常以微伏（μV）为单位。在脑电采集过程中不可避免地会引入很多干扰，如工频干扰，肌电、眼电及周围环境中的电磁干扰等，这些干扰一般幅值都较大，为脑电信号的去噪带来了不小的困难。

（2）非线性和非平稳性。脑电信号是一种非线性信号，同时由于影响脑电信号的生理因素很多，且处于不断变化中，使得脑电信号在包含大量的生理和病理信息的同时，又具有较强的非平稳性。

（3）频率特征相对突出。脑电信号具有较强的频率特性，相对于不同类型的脑电波在幅度上的微小差别，它们的频率特性相对更容易分辨。

脑电按照产生机制和特征的不同，可分为自发脑电和诱发脑电两大类。即使没有外界刺激，大脑皮层也会有自发的电活动，其电位也会随时间变化而变化，用电极将这种脑电波形记录下来就是自发脑电。自发脑电的幅值一般较高，通常为 $10 \sim 100\mu V$。自发脑电具有较强的频率特征，其频率范围一般为 $0 \sim 30Hz$，可分为 δ 波（$0 \sim 3Hz$）、θ 波（$4 \sim 7Hz$）、α 波（$8 \sim 13Hz$）和 β 波（$14 \sim 30Hz$）。成人在清醒状态下一般没有 δ 波，它只在睡眠时出现，在深度麻醉、缺氧或大脑有器质性病变时也可能会出现。困倦时一般可以看到 θ 波，它是中枢神经系统抑制状态的表现。α 波包括 α1（$8 \sim 10Hz$）和 α2（$11 \sim 13Hz$）两个频段，α 波在清醒、安静、闭目时出现，而在睁眼、思考问题或受到刺激时消失，这一现象称为 α 波的阻断，一般在大脑皮层枕叶及顶叶后部记录到的 α 波最为显著，波幅是由小变大又由大变小的梭状模式。β 波包括 β1（$14 \sim 20Hz$）和 β2（$21 \sim 30Hz$）两个频段，安静、闭目时主要出现在额叶，如果被试睁眼视物或听到突然的声响或进行思考时，那么皮层的其他部位也会出现 β 波，所以 β 波的出现一般代表大脑皮层兴奋。常见的脑电波形如图 2.3 所示。另外，人脑中存在许多功能性脑波节律：μ 节律，存在于 $10 \sim 20Hz$ 频段，主要位于感觉运动区域；τ 节律，存在于 $8 \sim 10Hz$ 频段，主要位于颞叶皮质；σ 节律，存在于 $7 \sim 9Hz$ 频段，主要位于感觉区。

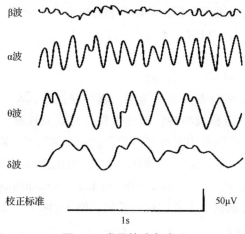

β波

α波

θ波

δ波

校正标准　　　　　　　　　　　　50μV

1s

图 2.3　常见的脑电波形

如果给机体以某种特定的刺激，往往会引起脑电信号的变化，这种变化与外界刺激有直接关系，这种电位称为诱发电位。脑诱发电位广义上可以认为是任意外部刺激或感觉通路的不同部分受到刺激时在脑部引发的电位变化。现在所说的脑诱发电位通常是特指特定刺激所产生的信号通过特定的神经传导通路，在大脑的相应部位所形成的电位信号。相对于自发电位来说，诱发电位幅值通常较小，一般为 $0.3 \sim 20\mu V$，因此诱发脑电常常被埋没在幅度相对较高的自发脑电中而无法识别。

诱发电位从不同的角度可以有不同的分类。根据电极位置与活动神经结构的空间距离，可分为近场电位和远场电位；根据感觉刺激的类型，可分为躯体感觉诱发电位、听觉诱发电位和视觉诱发电位等；根据潜伏期的长短，可分为短潜伏期、中潜伏期和长潜伏期诱发电位；根据电位波形的稳定与完整，可分为稳态诱发电位和瞬态诱发电位。在诱发电位中，有一种与认知功能有关的特殊诱发电位，称为事件相关电位（Event Related Potential，ERP）。关于 ERP 的介绍详见本书第 3 章。

2.1.3　脑电在临床及脑认知中的应用

1. 脑电在临床诊断与监测中的应用

脑电是体内神经细胞活动（如离子交换、新陈代谢等）的综合反映，其中包含了大量的生理情况和病理信息，因此被广泛应用于临床多种疾病的诊断当中。

（1）对癫痫疾病的诊断与监测

临床诊断癫痫的方法多为对异常脑电信号的检测。癫痫患者的脑电图上通常可以记录到棘波、尖波、棘慢波和尖慢波等癫痫样异常放电活动。此外，通过自动检测技术对癫痫脑电进行分析，从标准的脑电信号中分离出带有癫痫特征的脑电，进行癫痫发作的自动识别，还可以对癫痫高危人群进行电生理筛查，尽早发现癫痫患者，以减小癫痫疾病对患者的影响。

（2）对脑血管疾病的诊断与监测

脑血管疾病严重威胁着人类的健康，其中缺血性脑卒中最为常见。临床研究发现，脑电信号波幅和频率特征的异常程度与缺血性脑卒中部位具有良好的对应性，可反映缺血性脑卒中对脑电活动及脑功能的影响。脑动脉狭窄是亚洲人引起缺血性脑卒中的重要原因，目前临床上采用的经颅多普勒超声（Transcranial Doppler，TCD）与定量脑电图（quantitative Electroencephalogram，qEEG）联合检测的方法，为脑动脉狭窄患者的病情评估、临床治疗决策、疗效及预后判断等提供了更为便捷的手段。

（3）对意识障碍的评估与监测

目前对意识障碍患者的评估多是根据临床行为量表进行的，主要观察患者对外界指令和刺激的响应，存在大概 40% 的误诊率。神经电生理和影像工具可以在不需要患者主动参与的情况下直接测量患者的脑活动，从而提高对意识障碍患者的诊断正确率。目前在意识障碍评估领域较常用的技术有正电子发射断层成像（PET）、功能磁共振成像（fMRI）、脑电（EEG）和经颅磁刺激（TMS）等。其中，EEG 具有成本低、时间分辨率高等优点，可以实时、动态地观察脑功能的变化情况，同时多导 EEG 技术在很大程度上弥补了空间分辨率不足的缺点。

2. 脑电在认知神经科学研究中的应用

脑电能够很好地反映大脑的功能状态，帮助人们了解和认识不同状态下的人体生理和心理特性，揭示认知和感知的奥秘，因此被广泛应用于脑科学与认知神经科学的相关研究中。

（1）图像情绪脑认知规律的研究

神经元产生的动作电位是人类各种生产、生活活动的基础，它能够反映中枢神经系统的功能和生理变化。同样，不同的心理状态和情绪变化也会诱发脑电信号特征的改变。通过脑电信号分析，可以使研究人员从整体角度系统地研究脑与情绪的关系，了解人类情绪产生的内部机制和其他一些生理指标的变化，并将其作为情绪识别的新指标。脑电信号作为人类情绪的最直接体现，正在被越来越多的研究者所采用，作为分析识别人类情绪的重要特征。

（2）睡眠剥夺后大脑认知能力的研究

睡眠剥夺（Sleep Deprivation，SD）是指由于环境或自身原因无法满足正常睡眠的情况，伴随着疲劳的增加，它会引起生理、心理甚至行为的变化。对睡眠剥夺影响脑认知的研究不仅可以揭示睡眠的意义、功能和机制，还可以为 SD 对抗措施提供依据。基于 EEG 分析的方法可以捕捉大脑状态在毫秒数量级上的变化，适用于研究 SD 对脑认知的影响。目前该领域的最新研究进展是综合 EEG 时、频、空三域的特征，同时结合非线性动力学和脑复杂网络理论，形成了相对完整的 SD 影响脑认知的评价方法，并深入探索了 SD 的作用机制及其对抗措施。

（3）认知功能障碍的相关研究

认知功能障碍是多种神经退行性变性疾病，如阿尔茨海默病（AD）、帕金森病等的最常见、最重要的非运动症状之一，严重影响了患者的生活质量。近年来，定量脑电图、各种诱发电位和事件相关电位作为可量化的神经电生理指标，被用于认知功能障碍的科学研究中。例如，目前在 AD 的临床前期诊断中，P300 成分被视为一项敏感的神经电生理指标，并且在轻度认知功能障碍（Mild Cognitive Impairment，MCI）患者中也有类似的发现。P300 成分的波幅和潜伏期已经被视为预测 AD 患者认知功能障碍进展的重要神经电生理指标。

2.2　脑电信号采集

根据电极安放位置及方式的不同，脑电一般分为头皮脑电（Scalp Electroencephalogram，EEG）、皮层脑电（Electrocorticogram，ECoG）和深部脑电（Depth Electroencephalogram，DEEG）三种。头皮脑电是指脑神经电活动产生的电场经过容积导体（主要包括皮层、脑膜、颅骨和头皮等）传导以后在头皮上的电位分布。皮层脑电主要是指通过开颅术后在颅骨内硬脑膜上或硬脑膜下植入的电极阵列采集获得的脑部电活动。深部脑电是指通过埋在皮层下或埋入大脑深部的电极记录的深部脑组织电活动。通常，头皮脑电可通过非侵入式脑电采集方式获得，而后两种脑电则需要侵入式的有创采集。本节将介绍非侵入式头皮脑电采集过程及其注意事项。

2.2.1　硬件系统

脑电信号采集硬件系统主要包括脑电图仪及与其配套的电极帽和计算机等。脑电图仪是专门用于测量和记录脑电的装置，其工作原理是：放置在头皮的电极检测出微弱的脑电信号，通过电极耦合到差动放大器，之后进行数字化，最后通过与其配套的计算机记录脑电数据。美国 NeuroScan 公司的脑电信号采集硬件系统如图 2.4 所示（不包含计算机）。

脑电图仪是放大百万倍的微伏级精密电子设备，它对使用环境及条件设置要求较严格。通常应选择在安静、避光和电磁干扰小的房间。临床使用的脑电图仪至少应有 8 个导联，此外还有 12、16、32 导联等多种规格型号。在认知研究中一般使用 32、64、96、128 或 256 导联的脑电图仪。

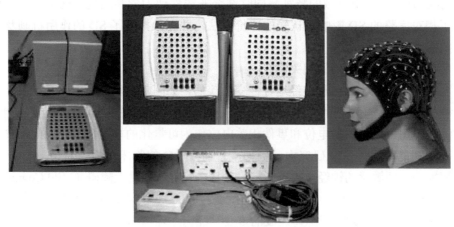

图 2.4　美国 NeuroScan 公司的脑电信号采集硬件系统

　　除脑电图仪外，脑电信号采集硬件系统还需要配备专用的电极帽和计算机。电极帽用来采集头皮脑电信号。电极帽上的电极被固定在软橡胶内，使用时需要在电极内注入导电膏或用生理盐水浸泡，以保证电极与头皮的接触电阻足够小（一般要小于 5kΩ）。目前常用的电极为标准的银 / 氯化银（Ag/AgCl）电极。此外，还需要配备至少 2 台计算机，一台用于安装专门的刺激（如视觉、听觉刺激等）软件，用来对被试产生刺激，另一台用于记录实验过程中的脑电数据。

2.2.2　国际标准脑电电极放置法

　　脑电采集电极的排列方式常采用 10/20 国际标准脑电电极放置法，如图 2.5 所示。这是一种国际通用的临床脑电信号采集电极放置方法，电极的安放位置根据颅骨标志的测量加以确定，其要点如下。

　　（1）前后矢状线。从鼻根至枕外隆凸取一连线，在此连线上，由前至后标出 5 个点，依次命名为额极中点（Fpz）、额中点（Fz）、中央点（Cz）、顶点（Pz）、枕点（Oz）。额极中点至鼻根的距离和枕点至枕外隆凸的距离各占此连线全长的 10%，其余各点均以此连线全长的 20% 相隔。

　　（2）横位。从左耳前点（耳屏前颞弓根凹陷处）通过中央点至右耳前点取一连线，在此连线的左右两侧对称标出左颞中（T3）、右颞中（T4）、左中央（C3）、右中央（C4）。T3、T4 点与耳前点的距离各占此线全长的 10%，其余各点（包括 Cz 点）均以此连线全长的 20% 相隔。

　　（3）侧位。从 Fpz 点向后通过 T3、T4 点至枕点分别取左右侧连线，在左右侧连线上由前至后对称地标出左额极（Fp1）、右额极（Fp2）、左前颞（F7）、右前颞（F8）、左后颞（T5）、右后颞（T6）、左枕（O1）、右枕（O2）各点。Fp1、Fp2 点至 Fpz 点的距离与 O1、O2 点至 Oz 点的距离各占此连线全长的 10%，其余各点（包括 T3、T4）均以此连线全长的 20% 相隔。

（4）其余的左额（F3）、右额（F4）点分别位于 Fp1、Fp2 与 C3、C4 点的中间；左顶（P3）、右顶（P4）点分别位于 C3、C4 与 O1、O2 点的中间。

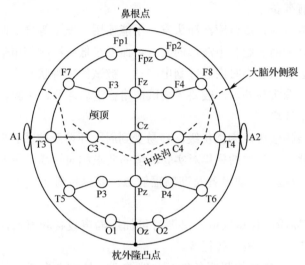

图 2.5　10/20 国际标准脑电电极放置法

10/20 系统电极有各自的名称，位于左侧的是奇数，位于右侧的是偶数，接近中线用较小的数字，较外侧的用较大的数字，电极名称包括电极所在头部分区的第一个字母。表 2.1 所示为常见的电极部位、名称和代号。

表 2.1　常见的电极部位、名称和代号

部　　位	名　　称	代　　号
前额	Frontal Pole	Fp1，Fp2，Fpz
额	Frontal	F3，F4，Fz
中央	Central	C3，C4，Cz
顶	Parietal	P3，P4，Pz
枕	Occipital	O1，O2，Oz
侧额	Inferior Frontal	F7，F8
颞	Temporal	T3，T4，T5，T6
耳	Auricular	A1，A2

2.2.3　脑电采集注意事项

人是脑电研究的主要对象，也是本书讨论的主要范围。在进行脑电信号采集前，需要注意以下事项。

（1）被试的选择

一般来说，选取被试时应考虑性别、年龄、社会背景及受教育情况等因素的影响。此外，还要注意被试的利手问题，尤其是在需要被试进行按键或其他手部动作的作业任务中。如果是研究临床患者的脑电特性，通常还需要有正常对照组。

（2）实验前准备

采集脑电信号前，被试应洗净头发，不能使用护发素等含油脂多的用品，以免因头皮阻抗过大而引起脑电波形的失真。血糖过低会影响脑电信号的采集，因此一般建议在进餐后 3 小时内进行脑电测试。被试的精神状态会引起脑电信号的变化，因此除特殊实验外，一般要等被试情绪稳定后才开始实验。

（3）实验室环境

脑电信号波幅较小，为微伏级，容易受到周围环境及被试心理状态等各种因素的影响，因此脑电信号的采集对实验环境的要求相对较高，主要包括：

① 实验室应远离电动设备及高频辐射源，要尽量避免周围环境电磁场对脑电信号的干扰。

② 实验室环境应保持安静，必要时可加用隔声设备和材料，如隔声板、双层玻璃窗、吸声门帘、吸声砖瓦等。

③ 实验室应有良好的照明条件，并能够调节控制。在通常情况下，光线以暗淡柔和或半暗背景照明较为适宜，以利于被试精神放松。

④ 实验室应有良好的通风及合适的温度和湿度，以免被试焦躁、出汗或寒颤。

2.3　脑电信号预处理

脑电信号中往往伴随有大量的干扰信号，如肌电、眼电等，因此在对脑电信号做进一步处理之前，首先要对脑电信号进行预处理，以尽可能地去除干扰和伪迹，提高脑电信号的信噪比。预处理一般包括以下几个部分：

（1）脑电预览。浏览脑电信号，剔除明显漂移的脑电数据。

（2）去除眼电等伪迹。脑电信号较微弱，易受多种伪迹的影响，其中眼电是最常见的伪迹之一。

（3）数字滤波。在实验过程中，为了滤除基线漂移和其他慢波干扰，一般选用 FIR（Finite Impulse Response）滤波器对数据进行带通滤波。

（4）脑电分段。按照预设的"分析时间"，以刺激物发生为起点，对连续记录的脑电进行分段。

（5）基线校正。基线校正的作用是消除脑电相对于基线的偏离，保证不同条件下的脑电波形在相同的基线水平上进行比较。

（6）线性校正。主要用来消除脑电数据中的直流漂移。另外，水平眼电也会引起前颞部记录电极的电位漂移，所以需要对所分析时间段内的所有数据进行线性校正。

在上述预处理过程中，去除伪迹是其中的重要环节，会直接影响后续的脑电处理结果。目前常用的伪迹去除方法有伪迹减法（Artifact Abstraction）、主成分分析（Principle Component Analysis，PCA）和独立成分分析（Independent Component Analysis，ICA）等。

1. 伪迹减法

伪迹减法是应用较早的一种伪迹去除方法，它的特点是算法简单易懂、物理意义明确。该方法是去除眼电伪迹的一种常用方法，具体公式如下：

$$y_t(i) = y(i) - kx(i) \tag{2.1}$$

式中，$y_t(i)$ 表示去噪后的 EEG 信号，$y(i)$ 表示测量得到的 EEG 信号，$x(i)$ 表示噪声，k 为比例常数。常用的 k 值估算采用最小二乘线性回归法，计算公式如下：

$$k = \frac{\sum [x(i) - \overline{x(i)}][y(i) - \overline{y(i)}]}{\sum [x(i) - \overline{x(i)}]^2} \tag{2.2}$$

或

$$k = r_{xy} \cdot \frac{SD_y}{SD_x} \tag{2.3}$$

式中，$\bar{x}$ 表示算术平均值，SD 表示标准差，r_{xy} 表示 x 和 y 通道的相关系数。

在实际应用中，需对每个被试每一导联计算 k 值，然后应用下式来校正：

$$y_t(i) = y(i) - kx(i) - b \tag{2.4}$$

式中，b 表示回归方程的截距，减去 b 是去除眼电信号的基线，其计算公式为

$$b = \overline{y(i)} - k\overline{x(i)} \tag{2.5}$$

要有效地去除眼电伪迹，仅测量一个通道的眼电信号是不够的，至少需要一个水平眼电通道和一个垂直眼电通道。由于这两个眼电通道是相互正交的，因此涉及两个系数，需要用多元回归方法来估算：

$$k_{yh,v} = \frac{r_{yh} - r_{yv}r_{vh}}{1 - r_{hv}^2} \cdot \frac{SD_y}{SD_h} \tag{2.6}$$

式中，$k_{yh,v}$ 表示考虑了垂直眼电信号 $v(i)$ 影响的水平眼电信号 $h(i)$ 占脑电信号的比例，r 表示 Pearson 积矩。同样可以计算 $k_{yv,h}$，校正公式为

$$y_t(i) = y(i) - k_{yh,v}h(i) - k_{yv,h}v(i) - b \tag{2.7}$$

有研究发现，垂直眼电与眨眼产生的电信号是高度相关的，因此只需测量一只眼睛的垂直眼电信号。然而，水平眼电信号却没有很好的相关性，因此两只眼睛的水平眼电都需要测量。

2. 主成分分析

主成分分析（PCA）是线性模型参数估计的一种常用方法。基本思想是利用正交原理将原来的相关自变量变换为另一组相互独立的变量，即所谓的"主成分"，然后选择其中一部分重要成分作为自变量（此时丢弃了一部分不重要的自变量），最后利用最小二乘法对选取主成分后的模型参数进行估计。PCA 是一种广泛使用的数据分析方法，主要应用于数据降维、数据压缩、噪声抑制等方面。算法基本思路如下：

设 N 通道原始脑电观测信号矩阵 $\boldsymbol{X}_{N \times M}$，其协方差矩阵为 $\boldsymbol{R}_{xx}$；将协方差特征值记为 $\lambda_1, \lambda_2, \cdots, \lambda_N$，将对应的特征向量记为 $[c_1, c_2, \cdots, c_N]$，将各个特征值按大小顺序排列：$\lambda_1 \geqslant \lambda_2 \geqslant, \cdots, \geqslant \lambda_N$，此时可以选择 N 个特征信号 $y_1, y_2, \cdots, y_N$。

记 $\Lambda = \mathrm{diag}[\lambda_1, \lambda_2, \cdots, \lambda_N]$，$\boldsymbol{C} = [c_1, c_2, \cdots, c_N]$，$\boldsymbol{Y} = [y_1, y_2, \cdots, y_N]^{\mathrm{T}}$，使它们满足：

$$\boldsymbol{Y} = \boldsymbol{C}^{\mathrm{T}} \boldsymbol{X} \tag{2.8}$$

并且有

$$\boldsymbol{C}^{\mathrm{T}} \boldsymbol{R}_{xx} \boldsymbol{C} = \Lambda \tag{2.9}$$

其中，$\boldsymbol{Y}$ 的各行即为原始观测向量的主成分，y_1 为第一主成分，y_2 为第二主成分，以此类推。定义各个主成分贡献率为 $\lambda_i / \sum_{i=1}^{N} \lambda_i$；以及前 k 个主成分的累积贡献率为 $\sum_{i=1}^{k} \lambda_i / \sum_{i=1}^{N} \lambda_i$，它们分别表示各主成分及前 k 个主成分的方差（或能量）占原始信号的比例。若前 k 个主成分的累积贡献率足够大，则可以只取前 k 个主成分作为特征信号，舍弃其他的主成分，从而实现数据降维。此外，各主成分之间互不相关，按照能量大小排列，这也是主成分分析的特点和优势所在。

脑电信号较微弱，而其中的伪迹和干扰成分的幅值和能量较大，如脑电信号中混杂的眼电伪迹、工频干扰等，因而会在位置靠前的一些主成分中出现。因此在去除伪迹过程中，用 PCA 进行预处理是一种行之有效的方法。

3. 独立成分分析

独立成分分析（ICA）是一种盲信源分离方法（Blind Source Separation，BSS），其理论研究始于 20 世纪 80 年代初，到 90 年代中期开始广泛应用于生物医学信号处理、混合语音信号分离和图像去噪等方面。ICA 为典型的盲源分离问题，其本质思想是利用独立性测度函数，从观测信号的样本中将源信号一一分离出来。适合 ICA 分离的信号必须满足三个条件：①数据是中心化的；②各成分相互独立；③独立成分服从非高斯分布。

ICA 的思想来自中心极限定理：一组均值和方差为同一数量级的随机变量共同作用的结果必接近高斯分布。因此对相互统计独立的信源通过线性组合产生的一组混合信号的分离结果进行非高斯性度量，当其非高斯性达到最大时，可以认为混合信号实现了最佳分离。ICA 的基本思路可描述如下：

设 $X(t) = [x_1(t), x_2(t), \cdots, x_N(t)]^T$ 是 N 维的观测信号，$S(t) = [s_1(t), s_2(t), \cdots, s_M(t)]^T$ 是产生观测信号的 M 个相互统计独立的源信号，且观测信号 $X(t)$ 是源信号 $S(t)$ 经过一个未知矩阵 A 线性混合而产生的，即 $X(t) = AS(t)$。在混合矩阵 A 和源信号 S 未知的情况下，仅利用观测信号 X 和源信号统计独立的假设，寻找一个线性变换分离矩阵 W，希望输出信号 $U(t) = WX(t) = WAS(t)$ 尽可能地逼近真实的源信号 $S(t)$。

理论上认为，脑电信号中的心动、眼动等伪迹都是由相互独立的信源产生的，因而通过 ICA 分解便可以去除干扰，提取有用的脑电信号。

2.4　现代脑电信号分析方法

传统的脑电信号分析方法主要包括时域分析法和频域分析法。时域分析法是直接从时域提取特征的分析方法，如过零点分析、直方图分析、方差分析、相关分析、相干平均、峰值检测、波形识别等。频域分析法除将脑电信号按频段进行分类外，更多的是利用谱估计方法对脑电信号进行分析。谱估计方法主要有功率谱估计法、AR 参数模型谱估计法和双谱分析法等。由于脑电信号是一种非平稳、非线性的信号，因此单凭时域或频域分析所提供的特征信息往往不能满足临床及科学研究的需要。近年来，伴随着时频分析方法的提出，特别是非线性动力学分析方法应用于脑电信号分析，有效地推动了脑电信号分析方法的发展。

2.4.1　时频分析方法

目前，脑电信号处理领域应用较为广泛的时频分析方法主要包括短时傅里叶变换（Short Time Fourier Transfor，STFT）、小波变换（Wavelet Transform，WT）、维格纳 - 费利分布（Wigner-Ville Distribution，WVD）、希尔伯特 - 黄变换（Hilbert-Huang Transform，HHT）等。

1. 短时傅里叶变换

传统的傅里叶变换基函数为复正弦形式，缺少时域定位的功能，因此不适用于时变非平稳信号。1946 年，Gabor 提出了短时傅里叶变换的概念，这是针对非平稳信号所提出的最早、最简单的信号时频分析方法。短时傅里叶变换假定非平稳信号是分段平稳的，通过一个固定长度的滑动窗分段截取信号，并对所截取的信号进行傅里叶变换，进而得到信号 $x(t)$ 在任意时刻的频谱。短时傅里叶变换定义为

$$\text{STFT}_x(t,f) = \int_{-\infty}^{+\infty} x(\tau)g^*(\tau-t)e^{-j2\pi f\tau}d\tau \qquad (2.10)$$

式中，$g(t)$ 为窗函数，$g^*(t)$ 为窗函数 $g(t)$ 的共轭。

虽然短时傅里叶变换在一定程度上克服了傅里叶变换没有局部分析能力的缺陷，但由于窗函数是固定的，根据 Heisenberg 测不准原理，短时傅里叶变换的时间分辨率和频率分辨率不可能同时最优。

2. 小波变换

小波变换的概念是 1984 年由法国地球物理学家 J. Morlet 提出来的，其后由理论物理学家 A. Grossman 采用平移和伸缩不变性建立了小波变换的理论体系。1989 年 S. Mallat 提出了多分辨分析的概念，巧妙地将多尺度分析的思想引入小波分析中，包括小波函数的构造及信号按小波变换的分解及重构，特别是提出了二进小波变换的快速算法，自此小波变换在信号处理等领域的应用逐渐推广开来。

小波分析（Wavelet Analysis）或小波变换是指用有限长或快速衰减的、称为母小波（Mother Wavelet）的振荡波形来表示信号，该波形被平移和伸缩为匹配输入的信号。小波变换的定义为

$$\text{WT}_x(\tau,a) = \frac{1}{\sqrt{a}}\int_{-\infty}^{+\infty} x(t)\psi^*\left(\frac{t-\tau}{a}\right)dt = \sqrt{a}\int_{-\infty}^{+\infty} x(at)\psi^*\left(t-\frac{\tau}{a}\right)dt \qquad (2.11)$$

式中，$\psi(t)$ 为基本小波（或称母小波），a 是尺度因子，τ 是时移。

小波分析在高频时使用短窗口，在低频时使用宽窗口，其作用类似一组带宽相等、中心频率可变的带通滤波器，有"数学显微镜"之称。在脑电信号分析中，采用小波变换中的多尺度分析可以很好地检测出脑电信号中的棘波、棘慢波及伪迹等异常波。

3. 维格纳－费利分布

信号 $x(t)$ 的维格纳－费利分布（WVD）为

$$\text{WD}_x(t,\omega) = \int_{-\infty}^{+\infty} x(t+\tau/2)x^*(t-\tau/2)e^{j\omega\tau}d\tau \qquad (2.12)$$

可将其看作函数 $r_x(t,\tau) = x(t+\tau/2)x^*(t-\tau/2)$ 对 τ 的傅里叶变换，其等效频域表示为

$$\text{WD}_x(t,\omega) = \frac{1}{2\pi}\int_{-\infty}^{+\infty} x\left(\omega+\frac{\xi}{2}\right)x^*\left(\omega-\frac{\xi}{2}\right)e^{-j\xi\tau}d\xi \qquad (2.13)$$

维格纳－费利分布除具有非常高的时频分辨率外，还具有对称性、可逆性和归一性等诸多优点，很适合脑电信号瞬态波形的特征提取。但由于该分布不是线性处理，在运算过程中会产生一个多余的交叉项，影响脑电信号的处理结果，因此在利用维格纳－费利分布进行脑电信号处理之前，必须先经过低通滤波（一般 30Hz 以下），以防止混叠。

4. 希尔伯特 – 黄变换

1998 年美籍华人科学家黄谔（Norden E. Huang）教授提出了希尔伯特 – 黄变换（HHT），为非平稳和非线性信号的分析与处理开辟了新途径。HHT 包括两个主要步骤：一是经验模态分解（Empirical Mode Decomposition，EMD）；二是希尔伯特谱分析。EMD 将一个复杂的信号分解为一系列的简单分量，称为固有模态函数（Intrinsic Mode Function，IMF），之后对每一个 IMF 求希尔伯特变换，得到相位函数，再进一步得到其瞬时频率（Instantaneous Frequency，IF），最后得到信号能量随时间和频率的分布，称为希尔伯特谱。

（1）瞬时频率

瞬时频率（IF）是描述非平稳和非线性信号最重要的工具，也是 HHT 的核心内容。设信号 $x(t)$ 具有

$$x(t) = a(t)\cos[\varphi(t)] \tag{2.14}$$

或

$$x(t) = a(t)e^{j\varphi(t)} \tag{2.15}$$

的形式，通常定义

$$\Omega_i(t) = \frac{\mathrm{d}\varphi(t)}{\mathrm{d}t} \tag{2.16}$$

为信号的瞬时频率。平稳信号的 IF 应为一常数，而非平稳信号的 IF 是时间 t 的函数。

（2）经验模态分解

由于实际的非平稳和非线性信号无法直接求解瞬时频率，需要将待研究信号分解为一系列单分量信号，每个单分量信号只包含一种振荡模式（即单一的瞬时频率）。这些分解后的分量称为固有模态函数（IMF），这一分解过程即为经验模态分解（EMD）。经验模态分解的过程又称为筛选过程，其具体步骤如下。

① 对信号 $x(t)$ 找出其局部最大值点和局部最小值点，利用三次样条函数插值得到 $x(t)$ 的上包络 $u(t)$ 和下包络 $l(t)$；令 $m_1(t) = [u(t)+l(t)]/2$，再令 $h_1(t) = x(t) - m_1(t)$，从而完成第一次迭代。一般 $h_1(t)$ 不会符合 IMF 的要求，需要继续迭代运算。

② 找出 $h_1(t)$ 的局部最大值点和局部最小值点，同样利用三次样条函数插值得到的上、下包络 $u_1(t)$ 和 $l_1(t)$；令 $m_{11}(t)=[u_1(t)+l_1(t)]/2$，从而得到 $h_{11}(t)=h_1(t)-m_{11}(t)$。检查 $h_{11}(t)$ 是否符合 IMF 的条件，如果不符合，则继续上述迭代过程，直到

$$h_{1k}(t) = h_{1(k-1)}(t) - m_{1k}(t) \tag{2.17}$$

符合 IMF 的条件。并令 $c_1(t) = h_{1k}(t)$，则 $c_1(t)$ 是筛选出的第一个 IMF 分量，完成

第一次筛选。

上述筛选过程往往需要一个停止准则，常用的迭代停止准则有 Cauchy 类型的停止准则、基于包络均值的停止准则、"S" 数停止准则和固定迭代次数的停止准则等。

一个实际的非平稳或非线性信号不可能只包含一个 IMF 分量，即它可能包含多种振荡模式，为了将它们一一分离出来，还需要进行如下步骤。

③ 令

$$r_1(t) = x(t) - c_1(t) \tag{2.18}$$

即 $r_1(t)$ 为原信号和第一个 IMF 分量的差，将其视为信号 $x(t)$，重复步骤①和②，于是可以得到

$$r_2(t) = r_1(t) - c_2(t)$$
$$\vdots \tag{2.19}$$
$$r_m(t) = r_{m-1}(t) - c_m(t)$$

式中，$c_2(t), \cdots, c_m(t)$ 为新筛选出来的 IMF 分量，该分解过程直到 $r_m(t)$ 变成一个单调的函数，或只包含一个极值点时停止。这样，信号 $x(t)$ 就被分解成 m 个 IMF 分量与最后的残差 $r_m(t)$ 的和，即

$$x(t) = \sum_{k=1}^{m} c_k(t) + r_m(t) \tag{2.20}$$

实际上，$r_m(t)$ 是一个简单的趋势函数或一个常数。

（3）希尔伯特变换和希尔伯特谱分析

在利用 EMD 方法分解得到信号 $x(t)$ 的各个 IMF 分量后，可对每个 IMF 分量 $c_i(t)$ 做希尔伯特变换，即

$$\hat{c}_i(t) = \frac{1}{\pi} \int_{-\infty}^{+\infty} \frac{c_i(\tau)}{t - \tau} \, d\tau \tag{2.21}$$

从而构造解析信号 $z_i(t) = c_i(t) + j\hat{c}_i(t) = a_i(t) e^{j\varphi_i(t)}$，式中 $a_i(t)$ 和 $\varphi_i(t)$ 分别表示第 i 个 IMF 分量的瞬时幅值和瞬时相位，具体计算公式为

$$a_i(t) = [c_i^2(t) + \hat{c}_i^2(t)]^{1/2}$$
$$\varphi_i(t) = \arctan[\hat{c}_i(t)/c_i(t)] \tag{2.22}$$

根据式（2.16）求出瞬时频率 $\Omega_i(t)$ 后，原始信号 $x(t)$ 在不考虑残差项 $r_m(t)$ 时，可表示为

$$x(t) = \mathrm{Re}\left\{ \sum_{i=1}^{n} a_i(t) e^{j\varphi_i(t)} \right\} = \mathrm{Re}\left\{ \sum_{i=1}^{n} a_i(t) e^{j \int \Omega_i(t) dt} \right\} \tag{2.23}$$

式中，Re 表示取实部。上式的展开式即为希尔伯特谱。

2.4.2　非线性动力学分析方法

非线性动力学分析方法充分切合了脑电信号非线性、非平稳性的特点，能够更好地揭示脑电的本质特征，反映其中的电生理机制。常用的脑电信号非线性动力学分析方法有 Lyapunov 指数、关联维数（Correlation Dimension）、近似熵（Approximate Entropy）、样本熵（Sample Entropy）等。

1. Lyapunov 指数

Lyapunov 指数（λ）定义的是相空间中邻近轨道的发散或收敛率，$\lambda < 0$ 表示初值相邻的两轨线越来越靠近，其运动渐近稳定；$\lambda > 0$ 表示初值相邻的两轨线最终分离；$\lambda = 0$ 表示运动具有周期性。混沌运动的 λ 一定大于零。Lyapunov 指数的大小反映了系统的混沌程度，指数值越大，系统越混沌。1983 年，格里波基证明只要最大 Lyapunov 指数大于 0，系统就具有混沌性，这成为了系统混沌特性判别的主要量化方法之一。计算最大 Lyapunov 指数的方法主要有 Wolf 法、Jacobian 法、p 范数法和小数据量法。其中小数据量法具有计算量小、物理意义明确等优点，是专门针对数据量小的时间序列提出的算法，该算法的计算步骤如下。

① 对时间序列 $\{x_1, x_2, \cdots, x_N\}$ 进行 FFT 变换，计算出时间延迟 τ 和平均周期 P。

② 计算出关联维 d，再由 $m \geq 2d+1$ 确定嵌入维数 m。

③ 根据时间延迟 τ 和嵌入维数 m 重构相空间 $\{Y_j, j = 1, 2, \cdots, M\}$，$M = N - (m-1)\tau$。

④ 找相空间中每个点 Y_j 的最近邻点 $Y_{\hat{j}}$，并限制短暂分离，即

$$d_j(0) = \min_{\hat{j}} \| Y_j - Y_{\hat{j}} \|, \ |j - \hat{j}| > P \qquad (2.24)$$

⑤ 对相空间中每个点 Y_j，计算出该邻点对的第 i 个离散时间步长后的距离 $d_j(i)$

$$d_j(i) = | Y_{j+i} - Y_{\hat{j}+i} |, \quad i = 1, 2, \cdots, \min\left(M - j, M - \hat{j} \right) \qquad (2.25)$$

⑥ 对每个 i，求出所有 j 的 $\ln d_j(i)$ 的平均 $y(i)$，即

$$y(i) = \frac{1}{q \Delta t} \sum_{j=1}^{q} \ln d_j(i) \qquad (2.26)$$

式中，q 为非零 $d_j(i)$ 的数目，Δt 为样本周期。用最小二乘法作回归直线，该直线的斜率就是最大 Lyapunov 指数。许多研究者计算了脑电信号的最大 Lyapunov 指数，结果均为正值，这表明脑电信号具有混沌特征。

2. 关联维数

关联维数（D_2）是一种常用的非线性分析方法，它给出了非线性动力系统

的自由度信息，关联维数越高，系统越复杂。现在很多研究已经将关联维数用于分析大脑的不同状态，如清醒、睡眠及各种病理状态，如癫痫发作、帕金森病、阿尔茨海默病等。

关联维数 D_2 的计算一般采用 Grassberger 和 Procaccia（1983）提出的算法，即 GP 算法。GP 算法主要分以下几个步骤。

① 对采集到的 N 个时间信号序列 $\{x(1), x(2), \cdots, x(N)\}$ 进行 m 维相空间重构，得到的矢量记为 $X(i)$，则

$$X_i = [x(i), x(i+\tau), \cdots, x(i+(m-1)\tau)]，\quad i = 1, 2, \cdots, M \tag{2.27}$$

式中，m 为嵌入维数，τ 为延迟时间，M 为重构后相空间的点数，$M = N - (m-1)\tau$。

② 选定一个正数 r，并计算任意两个矢量之间的距离，统计矢量距离小于或等于 r 的数目及此数目与距离总数的比值，记作 $C(r)$，其计算公式为

$$C(r) = \frac{2}{M(M-1)} \sum_{i,j=1, i \neq j}^{M} \theta(r - |X_i - X_j|) \tag{2.28}$$

式中，θ 为赫维赛德函数，即

$$\theta(x) = \begin{cases} 1, & x \geq 0 \\ 0, & x < 0 \end{cases} \tag{2.29}$$

③ 选择一系列 r 值，计算 $C(r)$，并以 $\lg r$ 为横坐标，以 $\lg C(r)$ 为纵坐标，得到一条 $\lg C(r) / \lg r$ 的曲线。

④ 曲线 $\lg C(r) / \lg r$ 具有线性区域，称为定标区域，求出该区域拟合直线的斜率，该斜率即为相关维数 D_2 的估计值。用公式表示即为

$$D_2 = \frac{\mathrm{d} \lg C(r)}{\mathrm{d} \lg r} \tag{2.30}$$

3. 近似熵

脑电信号的复杂度测量是近年来发展起来的一种新方法，它可以定量地评价直观信号曲线变化的复杂性，有效地反映大脑在生理、病理和不同药物作用下的某些变化特征，便于各种大脑活动之间的比较和区分。早期，复杂度一般采用 Lempel 和 Ziv（1986）提出的 L-Z 算法以及 Kasper 和 Schuster（1987）提出的 K-S 算法计算，但由于这两种算法都需要对非 "0" "1" 信号序列进行粗粒化处理，因此丢失了许多信息，有可能改变系统的动力学特性。20 世纪 90 年代初，Pincus 从衡量时间序列复杂度的角度提出并发展了近似熵的概念，并成功将它应用于生理性时间序列的分析，如应用到心率信号、血压信号、脑电信号等时间序列的复杂度研究中，取得了不错的效果。近似熵的具体算法如下。

① 对采集到的 N 个时间信号序列 $\{x(1), x(2), \cdots, x(N)\}$ 进行 m 维相空间重构，

得到的矢量记为 X_i，则

$$X_i = [x(i), x(i+1), \cdots, x(i+m-1)], \quad i=1,2,\cdots,N-m+1 \qquad (2.31)$$

② 定义其中任意两个矢量之间的距离为两者对应分量之间差值的最大者，记为 $d[X(i),X(j)]$。用公式表示为

$$d[X(i),X(j)] = \max_{k=0\sim m-1} |x(i+k)-x(j+k)|, \quad 1\leqslant i,j \leqslant N-m+1, \ i\neq j \qquad (2.32)$$

③ 选定一个正数 r，对每个 i 值，统计 $d[X(i),X(j)]$ 小于 r 的数目及该数目与距离总数的比值，记为 $C_i^m(r)$。其计算公式为

$$C_i^m(r) = \frac{1}{N-m-1} \text{num}\{d[X(i),X(j)]<r\}, \quad i\neq j \qquad (2.33)$$

④ 定义 Φ^m 为 $\ln C_m^i(r)$ 的平均值：

$$\Phi^m(r) = \frac{1}{N-m+1} \sum_{i=1}^{N-m+1} \ln C_i^m(r) \qquad (2.34)$$

⑤ 重复步骤①～④，计算 $m+1$ 维的 $\Phi^{m+1}(r)$ 值。

⑥ 理论上此序列的近似熵为

$$\text{ApEn}(m,r) = \lim_{N\to\infty} [\Phi^m(r) - \Phi^{m+1}(r)] \qquad (2.35)$$

当 N 为有限值时，按上述步骤得出的是序列长度为 N 时近似熵的估计值。记为

$$\text{ApEn}(m,r,N) = \Phi^m(r) - \Phi^{m+1}(r) \qquad (2.36)$$

通常，m 取 1 或 2，r 取 0.1SD～0.25SD（SD 为原始数据序列的标准差），这时所得到的近似熵具有较合理的统计特性。

近似熵实际反映的是一个时间序列在模式上的自相似程度，也就是当维数变化时序列中产生新模式可能性的大小。

近年来有很多文章从近似熵的角度对脑电信号进行分析，发现近似熵只需要较短的数据就能得到较稳定的估计值（所需要的数据点数为 100～1500，一般约为 1000 点），而且具有较好的抗噪声和抗干扰的能力，特别是对偶尔产生的瞬态强干扰有较好的承受能力。无论信号是随机的还是确定的都可以使用，因此近似熵算法也可以用于由随机成分和确定性成分组成的混合信号，当两者比例不同时近似熵值也不同。

4. 样本熵

熵在分析生物系统时是非常有利的，因为生物信号往往既有确定性成分（或确定性随机混沌成分），又含有随机性成分。随着研究的深入，人们发现近似熵用于非线性时间序列分析时，存在着偏差和结果不恒定等问题。为了克服这些缺陷，Richman 和 Moorman 提出了一种近似熵的改进方法，即样本熵。样本熵的

物理意义与近似熵相似，是一种度量序列的复杂度和统计量化的非线性动力学参数，用一个非负数来表示一个时间序列的复杂度。时间序列越复杂，样本熵的数值越大。有研究表明，样本熵分析具有相对一致性，似乎比近似熵更适合生物电信号等的分析。样本熵的算法如下。

① 对采集到的 N 个时间信号序列 $\{x(1), x(2), \cdots, x(N)\}$ 进行 m 维相空间重构，得到的矢量记为 X_i，则

$$X_i = [x(i), x(i+1), \cdots, x(i+m-1)]，\quad i = 1, 2, \cdots, N-m+1 \tag{2.37}$$

② 定义其中任意两个矢量之间的距离为两者对应分量之间差值的最大者，记为 $d[X(i), X(j)]$。用公式表示为

$$d[X(i), X(j)] = \max_{k=0 \sim m-1} |x(i+k) - x(j+k)|，\quad 1 \leqslant i, j \leqslant N-m+1, i \neq j \tag{2.38}$$

③ 选定一个正数 r，对每个 i 值，统计 $d[X(i), X(j)]$ 小于 r 的数目及该数目与距离总数的比值，记为 $C_i^m(r)$，其计算公式为

$$C_i^m(r) = \frac{1}{N-m-1} \text{num}\{d[X(i), X(j)] < r\}，\quad i \neq j \tag{2.39}$$

④ 求 $C_i^m(r)$ 对所有 i 的平均值，记为 $\Phi^m(r)$，其计算公式为

$$\Phi^m(r) = \frac{1}{N-m} \sum_{i=1}^{N-m} C_i^m(r) \tag{2.40}$$

⑤ 重复步骤①～④，计算 $m+1$ 维的 $\Phi^{m+1}(r)$ 值。

⑥ 理论上此序列的样本熵为

$$\text{SampEn}(m, r) = \lim_{N \to \infty} \{-\ln[\Phi^{m+1}(r)/\Phi^m(r)]\} \tag{2.41}$$

当 N 为有限值时，按上述步骤得出的是序列长度为 N 时样本熵的估计值。记为

$$\text{SampEn}(m, r, N) = -\ln[\Phi^{m+1}(r)/\Phi^m(r)] \tag{2.42}$$

根据研究表明，m 一般取 1 或 2，r 取 0.1SD～0.25SD（SD 为原始数据序列的标准差），数据长度大致为 100～5000 点，可得到较合理的熵值。样本熵值越低，序列的自我相似性越高；样本熵值越大，序列越复杂。

主要参考文献

[1] 徐桂芝. 基于 EIT 技术的脑内电特性与功能成像研究 [D]. 天津：河北工业大学，2002.

[2] 李颖. 脑电逆问题求解的数值计算方法研究 [D]. 天津：河北工业大学，2002.

[3] 颜威利，徐桂芝，等. 生物医学电磁场数值分析 [M]. 北京：机械工业出版社，2006.

[4]　周茜. 混沌理论及应用若干问题的研究 [D]. 天津：南开大学，2010.

[5]　李颖洁. 脑电信号分析方法及其应用 [M]. 北京：科学出版社，2009.

[6]　于洪丽. 磁刺激穴位脑电特征信号提取及分析 [D]. 天津：河北工业大学，2011.

[7]　胡广书. 现代信号处理教程 [M]. 第 2 版. 北京：清华大学出版社，2015.

第 3 章　脑电事件相关电位

事件相关电位（Event Related Potential，ERP）是一种特殊的脑诱发电位，因其具有较高的时间分辨率，可记录大脑的快速反应活动，因此被广泛用来研究脑的认知功能及评价人的心理活动，被认为是科学家"观察脑功能的窗口"。ERP 在注意的基础上，与识别、比较、判断、记忆、决断等心理活动有关，反映了认知过程的不同方面。本章主要从 ERP 的基本原理、特点、经典的刺激模式、主要成分、常用的提取方法及应用等方面进行论述。

3.1　事件相关电位概述

3.1.1　ERP 的基本原理

ERP 是指外加一种特定的刺激，作用于感觉系统或脑的某一部位，在给予刺激或撤销刺激时，在脑区所引起的电位变化。从本质上讲，ERP 是一种特殊的脑诱发电位，它属于近场电位，是大脑进行认知加工时，通过平均叠加技术从头颅表面记录到的脑诱发电位，用来反映认知过程中大脑的神经电生理改变。既然 ERP 是大量神经元同步活动的结果，那么对 ERP 的研究就是理解神经元集群放电规律的一个重要途径。ERP 不可能由突触前的动作电位形成，因为它的频率过快，持续时间过短。而突触后电位变化较慢，容易同步总和形成头皮电位。因此，目前一般认为 ERP 主要是由大量神经元的突触后电位同步总和形成的。

由上述讨论可知，记录到的 ERP 是由刺激事件引起的大量神经元的电活动形成的。引起 ERP 变化的可能因素可以归纳为以下几种：

①脑内源的变化，即神经元组成的变化；

②总体活动强度的变化；

③总体电场方向的变化；

④组成成分的相对活动强度的变化；

⑤组成成分的相对电场方向的变化。

脑内加工（脑机制）表现出的 ERP 是上述诸多因素综合作用的结果，各因素皆有可能变化。因此，若不同条件下的 ERP 不同，则表明脑的加工也不同；但是，即便不同条件下的 ERP 相同，也并不表明脑机制相同，因为完全有这种可能，即刺激事件使大脑发生了大量的信息加工，可使活动神经元的强弱变化或方向变化互相抵消，记录到的 ERP 没有变化。因此，在对 ERP 实验结果做结论时应该考虑这些方面。

3.1.2　ERP 的波形特征

ERP 作为脑诱发电位的一种，同样具有脑诱发电位的一些典型特征。主要包括潜伏期、波幅、面积和脑电地形图。

1. 潜伏期

脑诱发电位波形各个成分的潜伏期一般以毫秒为单位。潜伏期指刺激和诱发电位信号波形上的某特定点之间的时间间隔，这种时间间隔称为"绝对潜伏期"。在诱发电位中，多采用波峰的定点作为测量点，对应的潜伏期称为"峰潜伏期"。两个波峰间的时间间隔称为"峰间潜伏期"或"波间潜伏期"。临床上把测得的波峰潜伏期与标准值进行比较，可以帮助进行脑血管疾病、帕金森病、昏迷、脑死亡、发育迟缓、听觉障碍、视觉障碍等的诊断。

2. 波幅

波幅表示脑部电位活动的大小，是指从波峰到波谷间的垂直高度，用微伏表示。诱发电位波幅常采用波峰到基线的高度表示。在临床上，波幅的诊断价值不如潜伏期，因为波幅在正常人中变化较大，很难确定正常值的范围。

3. 面积

面积是指一个波下面的面积，从理论上讲，面积比潜伏期和波幅都更科学、合理，但由于测量和计算较复杂，在临床上很少应用。

4. 脑电地形图

脑电地形图的原理是将通过放大器放大的脑电信号再次输入计算机进行二次处理，将脑电信号转换成一种定量和定位的脑波图像，脑波的定量可以用数字或颜色来显示，其图像可呈二维平面或三维立体图像，它使大脑的机能变化或形态定位结合起来，表现形式直观醒目，定位准确，能客观地对大脑的机能进行评价。

3.1.3　ERP 在人机交互与临床的应用

ERP 与认知过程密切相关，既可以由外界的刺激感觉所引起，又可以由人的心理活动所导致，因此它反映了认知过程中大脑对内、外事件的处理过程及对应的神经电生理的变化，是"窥探"脑功能的一扇窗口。其高时间分辨率和简易诱发条件使得其在被发现之后迅速获得心理学、生理学、认知科学、神经科学、临床医学及其他生命科学的关注，并随着电子、计算机等技术的更新与发展，成功实现了在脑-机器人交互、脑检测、疾病诊断等方面的应用。

ERP 在脑-机器人方面的经典案例是基于 ERP 的字符输入系统。1988 年，美国伊利诺伊大学的 Farwell 和 Donchin 首次利用 6×6 字符矩阵所构成的视觉刺激诱发了 P300 成分，通过检测该电位实现对字符的输入。浙江大学郑筱祥等也将其汉化并获得了显著的成果，清华大学的高速字符输入系统令肌萎缩侧索硬化（俗称渐冻症）患者能够继续撰写文字。运动功能障碍的人群难以依靠自身肢体自理生活，脑-机器人交互的出现为他们带来了福音——通过解码脑电所包含的意念，而不再需要通过已经损坏的运动通路来控制周围的物体，使得他们又一次享受了生活的乐趣。在 Rebsamen、Iturrate、华南理工大学等研发的系统中，用户利用视觉刺激选择室内的地点作为目的地，随后轮椅自动导航到该位置。Luth、Ferreira 等设计了智能家居系统，通过高级控制命令（如去客厅、去厨房等）和低级控制命令（如前进、后退等）有效地控制机器人对用户的帮助。人工智能与机器人技术的发展，推进了脑-机器人交互的智能化。Bell 的自主识别物体与跟踪、Bryan 的上肢训练学习库、清华大学的机器狗，都使得脑-机器人交互的用户体验愈加舒适与便捷。国防科技大学等针对视觉能力弱的患者，开发了基于听觉与触觉 ERP 的 BCI 系统，该系统对六个方向配备不同的声音与触觉刺激组来诱发 ERP 电位，并得到了比任意单种刺激下更高的意图辨识度。Ogino 等设计了一种仅采集单个通道就能够辨识听觉 ERP 的便携式 BCI 系统，实现了对 BCI 设备的便携化与生活化。

ERP 的潜伏期和波幅反映了大脑不同的精神状态。例如，当驾驶员疲劳驾驶时，P300 成分会出现潜伏期延长和波幅下降的现象。NeuroSky 公司的 Mindset 通过 BCI 技术实时感知佩戴者的专注度和放松度，以适当地提醒驾驶员的行车注意。ERP 电位反映了用户对刺激的理解，可检测出用户是否对刺激的信息有所隐瞒或关联。1987 年，Rosenfeld 使用 ERP 技术完成了犯罪心理测试；1991 年，Farwell 用 P300 成分揭示出被试所隐瞒的信息。中国南方医院杨文俊推出了"事件相关电位测谎方法及其测谎仪"。上海大学杨邦华团队将此项技术应用于毒瘾检测来作为戒毒效果的参考。利用不同大脑的 ERP 存在差异性这一特点，加拿大卡尔顿大学的 Thorpe、中科院王毅军等提出了脑纹识别系统，作为高级安保系统的密码钥匙。

ERP 是多个神经元共同放电的现象，不同脑健康人群的放电存在差异，因此利用 ERP 可对脑神经疾病做诊断。吉林大学齐何何发现脑小血管病导致认知、情感障碍患者的事件相关电位的潜伏期变长，并且潜伏期对疾病更敏感。四川省医学科学院杨程惠等对躯体症状障碍患者进行事件相关电位检测，发现诱发电位可用来预测患者的认知水平。南方医科大学第一临床医学院张志浩等证实轻型颅脑损伤对病人的认知功能（如注意力不集中、记忆力下降等）有长期影响。深圳市罗湖区人民医院张明之等发现阿尔茨海默病的严重程度与事件相关电位潜伏期有着较为明显的负相关性，表明事件相关电位或可成为阿尔茨海默病的诊断依据。青海省第三人民医院发现，30 例精神分裂患者经过 4 周利培酮治疗后，P300 成分潜伏期明显缩短，且波幅增大。Ozisik、HI 等通过对 24 例甲状腺功能亢进患者、12 例甲状腺功能减退患者和 27 例健康者进行了听觉 ERP 对照研究，发现与甲状腺功能亢进相比，ERP 的 P300 成分更容易受到甲状腺功能减退的影响。N400 成分被发现与语言脑机制相关，不同类型的失语症患者对于词义差异的敏感性不同，而利用该电位能够捕捉到这一差异。运动相关电位与即将发生运动相关，利用该电位能够推断大脑是否将做出运动，可以作为辅助手段预判患者运动意图，在康复领域有一定的应用。

3.2 事件相关电位的主要成分及经典刺激模式

3.2.1 ERP 的主要成分

对 ERP 成分的划分有狭义与广义之说。狭义的定义，即经典 ERP，主要包括 P1、N1、P2、N2、P3（P300），其中 P（Positive）代表正波，N（Negative）代表负波。广义来讲，ERP 除包括以上成分外，还包括 N400、失匹配负波（Mismatch Negativity，NMN）和关联性负变（Contigent Negative Variation，CNV），其中 P1、N1、P2 为 ERP 的外源性（生理性）成分，是大脑对刺激产生的早期成分，受刺激物理特性（强度、类型、频率等）影响；N2、P3 为 ERP 的内源性（心理性）成分，与人的知觉或认知心理活动有关，与人的注意、记忆、智能等加工过程密切相关，不受刺激物理特性的影响。

1. P1 波

P1 波主要见于两侧枕区，一般开始于刺激后 60～90ms，波峰在 100～130ms 之间。但要注意，因为与其他成分重叠，所以很难精确地确定 P1 波的起始时间。此外，P1 波潜伏期的变化实质上依赖于刺激的对比度。一些研究致力于通过数学模型方法来定位 P1 波，有时还要结合 fMRI 结果来帮助定位。这些研究表明，P1 波的早期部分起源于背侧外纹皮层（枕中回），而其晚期部分主要起源于腹侧梭状回。注意，在视觉刺激后 100ms 之内，至少有 30 个不同的视区被激活。这些区域中有很多被认为对 C1 波与 P1 波潜伏期范围内的电位记录有贡献。像 C1 波一样，P1 波也对刺激参数的变化敏感。这与它可能起源于外纹皮层的认识是一致的。P1 波还对空间注意的指向及被试的唤醒状态敏感，但其他自上而下的变量则似乎不影响 P1 波。

2. N1 波

N1 波出现在 P1 波之后，包括几种视觉 N1 子成分。最早的子成分是刺激后 100 ~ 150ms 在头皮前部电极上的峰。而在头皮后部似乎至少有两种 N1 子成分，其峰一般都在刺激后 150 ~ 200ms 出现。其中一种 N1 子成分来源于顶区皮层，另一种来源于两侧枕区皮层。此外，被试执行辨别任务时，两侧枕区的 N1 子成分要比执行检测任务时峰值更大。由此可以认为这个子成分反映了某种辨别过程。

3. P2 波

一个明显的 P2 波跟随在 N1 波之后。它位于头皮前部与中央头皮区域。该 P2 波在刺激包含靶特征时更大。当靶刺激相对罕见时，它的反应也增强。在这一意义上，头皮前部 P2 波类似于 P3 波，但头皮前部 P2 波反应仅出现于由相当简单的特征定义的靶刺激，而 P3 波反应则对于任意复杂的靶刺激类别都会出现。不过在头皮后部，P2 波常与 N1 波、P3 波重叠而难以区分。使得对于头皮后部 P2 波的了解不多。

4. P300 波

P300 波由 Sutton 等于 1965 年发现，即晚期成分的第三个正波 P3，因为当初发现的 P300 是在 300ms 左右出现的，故称之为 P300 波。具体来说，P300 波是事件相关电位中峰潜伏期在 200 ~ 600ms 的晚期正向波。研究结果表明，P300 波是与注意、辨认、决策、记忆等认知功能有关的 ERP 成分，P300 波的波幅与所投入的心理资源量呈正相关，其潜伏期随着任务难度的增大而变长。近年来，随着精确脑定位手段的应用，发现 P300 波的脑内源不止一个，因而 P300 波不是一个单纯的成分，而与多种认知加工有关。现在 P300 波的概念发生了变化，已形成了一个含有多个潜伏期的很不相同的波形的家族，称为晚正复合体（Late Positive Complex，LPC）。而最初发现的经典 P300 波被称为 P3b，是与认知过程直接相关的成分，在电极 Pz 点附近波幅最大。新异刺激引起的 P300 波被称为 P3a，是朝向反应的主要标志。P3a 的潜伏期较短，头皮分布较广泛，最大波幅位于额叶后部，比 P3b 明显靠前。一般在分布上，P3a 呈额顶分布，P3b 呈顶枕分布。P300 波的产生是大脑多个部位共同活动的结果，没有任何单一的脑结构能解释不同认知任务实验条件下 P300 波的产生。P300 波可能是多起源的，边缘系统尤其是海马可能是 P300 波的起源之一，颞、顶联合区，部分丘脑结构可能也参与了 P300 波的产生。

ERP 包括的内容很丰富，过去把 P3 波当作狭义 ERP 的观点正逐步被人们质疑。实际上，P3 波只是人们着重研究的 ERP 中的一个内源性成分而已。从广义上看，ERP 中除外源性成分 P1、N1、P2 和内源性成分 N2、P3 外，尚有 N4、CNV、MMN、PN 等成分。也就是说，在 ERP 波形中分析 P3 成分时，一般只包括几个正相波（Positive，P）和负相波（Negative，N），按照出现的先后顺序和极性分别命名为 P1、N1、P2、N2、P3。图 3.1 显示了在 ERP 中分析 P300 波的模式图。

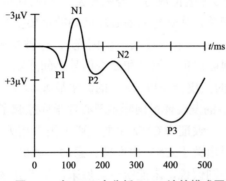

图 3.1　在 ERP 中分析 P300 波的模式图

5. N400 波

N400 波是由 Kutas 和 Hillyard 于 1980 年首先观察到的反映语义认知加工过程的 ERP 成分。研究发现，N400 波与长时记忆的语义信息的提取有关，是研究脑的语言加工原理常用的 ERP 成分；但进一步研究发现，与 P300 波相似，N400 波也有许多子成分，分别与不同的认知过程相关，有彼此不同的脑内源。而且还发现 N400 波不仅与语言加工有关，面孔、图画等非语言刺激也能诱发 N400 波。对 N400 波的一系列研究促进了对人脑语言加工脑机制的认识，而且 N400 波的发现不仅使 ERP 增加了一个具有特定意义的成分，扩大了 ERP 的研究范围，而且将 ERP 成功地运用到了语言心理学，使探讨语言加工的脑机制成为可能。N400 波的波形如图 3.2 所示。

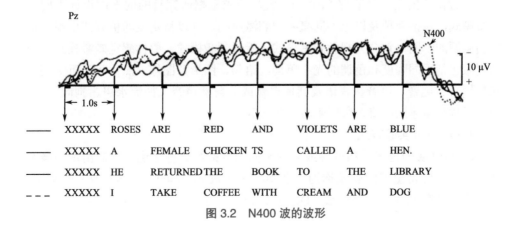

图 3.2　N400 波的波形

图中，实验设计材料前几个句子都是正常的，最后一个句子的最后一个单词有明显歧义。实验观察到在这个歧义词出现后 400ms 左右出现了一个新的负成分，即 N400。

6. CNV

关联性负变（CNV）又称伴随负反应，是 1964 年英国神经生理学家 Walter 和 Cooper 等首次发现的慢电位成分，与人脑对时间的期待、动作准备、定向、注意等心理活动密切相关，是研究人的心理活动的重要指标。若在测量反应时，先给出一个预备信号（如一个短音或一个闪光），令被试听（或看）到命令信号后尽量快地按键，则可在预备信号和命令信号之间观察到脑电发生负向偏转，即伴随负反应。CNV 的头皮分布以 Cz 点的波幅最大。

Walter 和 Cooper 等的发现使得国际生理心理学界掀起了研究 CNV 的热潮并持续了多年。各实验室一致证明 CNV 主要与心理因素相关，但究竟由何种心理因素所致，各家分别提出关于 CNV 由期待、意动、动机、注意、觉醒、朝向反应等单个因素引起的不同假说，未能统一。后来，学术界逐渐认识到 CNV 不是单一的成分，而是一个复合成分。Weerts、Loveless 和 Sanford 等提出，CNV 是由两个成分构成的，包括出现较早的朝向波（Orientation Wave，O 波）与出现较晚的期待波（Expectance Wave，E 波）。

7. MMN

MMN 即失匹配负波（MMN），反映的是人脑对刺激差异的无意识加工，即使是在非注意条件下也会出现 MMN，这说明人脑有对刺激间差异进行无意识加工的能力，或者说人脑能够对不同刺激自动地做出不同的反应。研究表明，MMN 的脑内源有两处，一处为感觉皮质，另一处为额叶。MMN 在头皮的分布表现为右半球大于左半球。

3.2.2　事件相关电位的经典刺激模式

刺激模式的设置是研究 ERP 的关键，要求根据研究目的的不同设计不同的刺激模式，包括两种及以上不同概率的刺激序列，并以特定或随机方式出现。按照刺激源的不同可划分为视觉刺激模式、听觉刺激模式、躯体感觉刺激模式。视觉刺激包括不同强度和色调的光、单词、语句、图形、图像、照片等；听觉刺激包括短声、纯音、语音、言语及其他自然或非自然声音（如流水声、狗叫等）；躯体感觉刺激包括电流、机械刺激、按压等。

1. Oddball 实验范式

Oddball 实验范式是指两种或多种不同刺激持续交替呈现，它们出现的概率显著不同，经常出现的刺激称为标准刺激（Standard Stimuli，SS）或非靶刺激，偶然出现的刺激称为偏差刺激（Deviant Stimuli，DS）或靶刺激。靶刺激的概率通常要小于 30%，而且不能连续出现或连续出现不能超过两个（见图 3.3）。这是诱发 P300、MMN 等与刺激概率有关的 ERP 成分时常用的经典实验模式，是进行 ERP 研究与应用的必备基本知识。在几十年的应用中，Oddball 实验范式已产生了许多亚型。

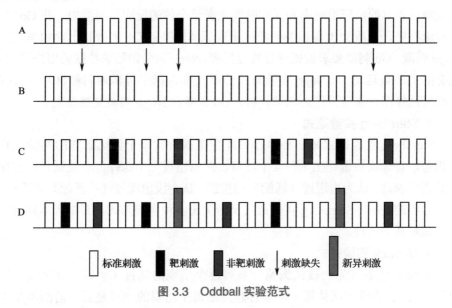

图 3.3　Oddball 实验范式

　　在一系列规律呈现的刺激物中，偶然会缺失一次刺激，如图 3.3 中的 B 所示。此时刺激的缺失（无刺激）也可引起 ERP。该范式可用于研究某些感兴趣情况下的习惯化的脑机制等。

　　刺激分为三种，其中一种大概率刺激占 70%，为标准刺激。偏差刺激分为两种，概率均为 15%。被试只对一种偏差刺激进行反应。需要反应的这种刺激为靶刺激，另一种不做反应的刺激为非靶偏差刺激。该范式可用于研究某些感兴趣情况下的靶与非靶的关系。

　　上述范式的一种小概率刺激称为新异刺激（Novel Stimuli），即一系列具有突然性、未预料性和足够强度的刺激。各个刺激都是不同的，如狗叫声、猫叫声、喇叭声、雷声等。此时，新异刺激将使被试产生朝向反应，并可诱发出 P3a 成分。这是研究非随意注意（又称外源性注意）的主要范式。

2. Go-Nogo 实验范式

　　Go-Nogo 实验范式与 Oddball 实验范式有所差异，Oddball 实验范式存在标准刺激与偏差刺激概率大小不一的不足，Go-Nogo 实验范式的标准刺激与偏差刺激之间取消了概率差别，二者的概率相等。需要被试反应的刺激称为 Go 刺激，即靶刺激；不需要被试反应的刺激称为 Nogo 刺激。该范式又称 Go 与 Nogo 作业。

该范式排除了刺激概率对 ERP 的影响,没有大、小概率之分,大大节省了实验时间,这是它的突出优点。但它不能产生因大、小概率差异及其含义所诱发的 ERP 特殊成分,这是其缺点。因此,应根据研究任务选择适宜的实验范式。

Go-Nogo 实验范式是衡量个体抑制控制能力的常用范式,它通过记录个体在实验任务时的反应准确率和反应时间来衡量个体的反应抑制能力。在 Go-Nogo 实验流程中,一般会出现两类刺激:出现频率较高的 Go 刺激和出现频率较低的 Nogo 刺激。Go 刺激要求被试进行快速反应,Nogo 刺激则要求被试做出快速抑制。现有的大多数运用 Go-Nogo 实验范式的研究都选择字母作为刺激材料,也有一些研究选择图片和音频作为刺激材料,Go 刺激和 Nogo 刺激交替呈现。

3. Sternberg 实验范式

Sternberg 实验范式是一种串行失匹配范式,常用于记忆研究的实验。具体过程是,首先让被试记忆 1 ~ 4 个项目,然后出现一个探针,令被试判断它在刚才是否出现过,认为出现过(匹配)则按键,认为没出现过(失匹配)则不按键。经过多年的发展,Sternberg 实验范式又衍生出多种实验形式,其中样本延迟匹配任务就是其中一种。

4. N-back 实验范式

N-back 任务首先让被试浏览一系列逐个呈现的项目(字母、数字或空间位置等),然后要求被试从第 n 个项目起判断每个出现的项目是否与前面刚呈现过的倒数第 n 个项目相匹配。这里"匹配"是指两个项目的某个特征相同或完全相同。该范式的特点是可以通过控制 n 的大小来操纵工作记忆的负荷,从而考查不同记忆负荷下的工作记忆加工机制。

图 3.4 显示了 2-back 记忆任务,要求被试判断每个出现的字母是否与前面刚呈现过的倒数第 2 个项目相匹配。字母 W 出现后,在相隔 1 个字母后再次出现,即这个 W 与倒数第 2 个字母相同,因此被试应该对它回答"是"。

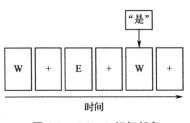

图 3.4   2-back 记忆任务

3.3   事件相关电位的提取与分析方法

3.3.1   事件相关电位时域波形提取与分析

EEG 信号往往反映的是大脑内部同时进行的上千个神经信息处理过程。除此之外,其他生物电信号(如眼电、肌电、心电)及电磁干扰也会影响 EEG 波形,我们将与诱发电位（EP）无关的信号都认为是噪声信号。单个试次的 EP 的信噪比较低，单个试次的 EP 也无法提供稳定的波形。然而，因为诱发电位与刺激时刻具有严格的锁时关系，并且具有波形一致的特点，而背景电活动随机出现，所以可以采用叠加平均技术对脑电信号进行叠加平均后提取时域波形。这样给予被试多次同样的刺激，同步记录下脑电信号，以刺激开始时间为基准点，将多次刺激的脑电反应信号进行叠加，那么诱发电位就会以代数和的方式逐渐增大，而与刺激无锁时关系的背景电活动却在多次刺激过程中相互抵消，逐渐变小，使脑诱发电位从背景活动中显现出来。将叠加结果除以叠加次数，使诱发信号恢复其原貌，噪声进一步减小，这就是叠加平均技术。具体算法如下。

设 $x_i(n)$ 为实际测量得到的信号，$s(n)$ 为诱发电位，$n_i(n)$ 为噪声，那么三者之间的关系为

$$x_i(n) = s(n) + n_i(n), \quad i = 1, 2, \cdots, M \tag{3.1}$$

由于诱发电位与刺激时刻有严格的锁时关系，并且波形具有一致性，因此经过 M 次叠加平均后诱发电位 $s(n)$ 的估计值为

$$\hat{s}(n) = \frac{1}{M}\sum_{i=1}^{M} x_i(n) = s(n) + \frac{1}{M}\sum_{i=1}^{M} n_i(n) \tag{3.2}$$

当 M 足够大时，噪声的均值 $\dfrac{1}{M}\sum_{i=1}^{M} n_i(n) \to 0$，所以经过 M 次叠加平均后其诱发响应的信噪比提高了 $\sqrt{M}$ 倍，其中 M 为叠加次数。脑电信号分段及叠加平均过程如图 3.5 所示。

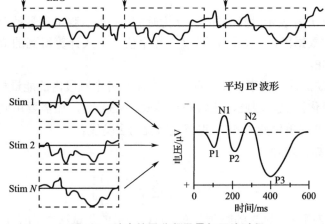

图 3.5　脑电信号分段及叠加平均过程

上述叠加平均技术的理论推导有三个隐含条件：①噪声为加性且与诱发电位

相互独立；②每次刺激所引起的诱发电位波形，特别是潜伏期保持不变；③背景噪声与刺激无关且为平稳的随机信号。因为在实际测量中这三个条件并非总能满足，所以尽管叠加平均技术能够改善信噪比，但并不能完全消除背景噪声。在分析脑诱发电位时，必须对噪声进行正确评估。针对噪声的不同来源，本节采用两种方法对噪声进行评估。

（1）对于残留背景（自发脑电）活动，采用"自发脑电叠加平均处理法"。具体做法是，在给予刺激前对一段自发脑电活动进行叠加平均处理。它是判断和区分刺激诱发电活动与残留背景（自发脑电等）活动的最有效的办法。根据比较刺激前后波幅的变化，可以确定诱发电位的潜伏期、波幅和波形等特征。

（2）对于那些与刺激有关的伪迹，采用"空白测定方法"。具体做法是，由刺激器发出刺激信号，但不施加给被试，按正常脑诱发电位操作程序进行空白测定，当常规次数的扫描结束时，应得到近乎平坦的基线。这种方法在检出不可预料但又与刺激有关的伪迹方面具有一定的价值。

3.3.2　事件相关谱扰动和试次相干性分析

叠加平均后得到的一般是时域上的波形，表现为幅值随时间的关系。常用事件相关谱扰动（Event-Related Spectral Perturbation，ERSP）和试次相干性分析（Inter-Trial Coherence，ITC）两种方法测量提取 EP 的动态特性，并分析时频域上 EP 随刺激产生的变化。

ERSP 的计算公式为

$$\text{ERSP}(c,f,t)=\frac{1}{n}\sum_{g=1}^{n}\left|X_g(c,f,t,g)\right|^2 \tag{3.3}$$

式中，$X_g(c,f,t,g)$ 表示时频分布值，t 为时间，g 表示脑电信号被分成较短的并且相互重合的数据段，c 表示导联，f 为频率值。上式计算得到的值是数据段总数为 n 的 ERSP。

ERSP 反映的是刺激事件发生前后，EEG 在各个频段内的能量相对于刺激事件发生前的变化情况。因此，通常在计算式（3.3）后，还需要用刺激事件前的基线值将 ERSP 的单位变成 dB，也就是常说的去基线。

ITC 的计算公式为

$$\text{ITC}(f,t)=\frac{1}{N}\left|\sum_{i=1}^{k}\frac{F_i(f,t)}{|F_i(f,t)|}\right| \tag{3.4}$$

式中，$F_i(f,t)$ 为第 i 个试次的时频分布。ITC 测量的是试次间 EEG 的谱相位在各个频段和时间窗口内的一致性。ITC 的取值范围为 0～1。0 代表各个试次无相位相干性，1 代表完全相干。

　　图 3.6 是一被试执行运动想象任务时 C3 导联处的 ERSP 和 ITC 图，由图可知，随着任务的开始，被试的 10 ～ 20Hz 频段出现长时程的事件相关去同步现象，试次之间的相干性较强。因此，不论是 ERSP 还是 ITC，给出的都是二维时频图结果，分别反映的是 EP 在各个频段、各个时间点上功率谱和相位一致性的变化情况。

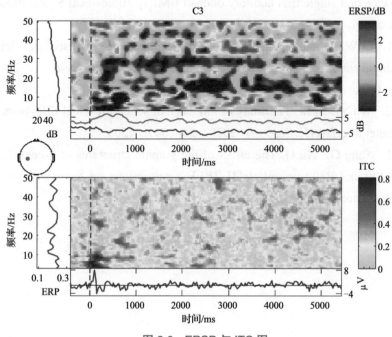

图 3.6　ERSP 与 ITC 图

主要参考文献

[1]　王磊 . 基于运动想象的脑电信号分类与脑机接口技术研究 [D]. 天津：河北工业大学，2008.

[2]　郭苗苗 . 语言任务下脑电时频网络特征提取及在脑机接口中的应用 [D]. 天津：河北工业大学，2016.

[3]　李梦凡 . 基于事件相关电位的脑 - 机器人交互系统与认知负荷的解析 [D]. 天津：天津大学，2017.

[4]　魏景汉 . 事件相关电位原理与技术 [J]. 生物技术通报，2010（6）：250-250.

[5]　徐桂芝，王宁，张天恒，等 . 虚拟现实视觉体验对事件相关电位影响的研究 [J]. 信号处理，2018（8）：952-962.

[6] 郭苗苗，齐志光，王磊，等 . 语言脑机接口康复系统中的参数优化研究 [J]. 信号处理，2018（8）：974-983.

[7] 徐桂芝，林放，宫铭鸿，等 . 基于 TrAdaBoost 的跨脑辨识 P300 电位研究 [J]. 生物医学工程学杂志，2019，36（4）：1-8.

[8] Guo M，Xu G，Wang L，et al. The anterior contralateral response improves performance in a single trial auditory oddball BMI[J]. Biomedical Signal Processing and Control，2015.9.01，22：74-84.

[9] Li M，Li W，Zhou H. Increasing N200 potentials via visual stimulus depicting humanoid robot behavior[J]. International Journal of Neural Systems，2016，26（1）：1-16.

[10] Xu G，Wu Y，Li M. The study of influence of sound on visual ERP-based brain computer interface[J]. Sensors，2020，20（04）：1203.

[11] Li M，Yang G，Xu G. The effect of the graphic structures of humanoid robot on N200 and P300 potentials[J]. IEEE Transactions on Neural Systems and Rehabilitation Engineering，2020.

第 4 章　脑电源定位

源定位分析往往需要借助脑功能成像技术，目前脑功能成像方法主要有功能磁共振成像（fMRI）、单光子发射断层成像（SPECT）、正电子发射断层成像（PET）、脑磁图（MEG）、脑电图（EEG）等。脑电源定位属于脑电逆问题，即根据脑电正问题数值计算结果，通过大脑皮层电位变化反向迭代求解脑电源所在位置。本章主要介绍脑电源定位的数值求解方法，即根据头皮记录到的多道脑电位信号反演人脑内部电活动源信息的几大类研究方法，特别是基于等效偶极子源的参数定位法和基于电流分布源模型的图像重建法。

4.1　脑电源定位概述

传统上，对脑电的分析多集中在时域或频域上，如何提取脑电空间特征中的信息以进行脑的研究是近二十余年发展起来的一个重要方向。对脑电进行空间分析的最早也是最简单的形式是脑电地形图，这是一种集中表达大脑电生理信息的图形技术，主要突出了空间分布信息，但其所反映的内容是有限的，并且比较粗糙。空间分析的其他形式有电流源密度法、多道 EEG 的相互关系及脑电空间波产生与传播的数理模型等。而为了从脑电信息中提取出更为精确的神经活动源的空间信息，就要进行建立在求解脑电逆问题基础上的空间分析技术的研究。

脑电信号的起源是由一群紧密排列的神经元的电活动引起的，突触后电位对应的电流可以看作 EEG 信号的主要源。如图 4.1 所示，脑内信号强度为 Q 的神经细胞群的电生理活动所产生的电流 J_φ 可在头皮表面产生电位差 Φ，头皮 EEG 信号就是由一组电极所记录到的电位差；并且 J_φ 在流动时还会在其周围产生磁场 B，该磁场穿过头颅内各组织而到达头部之外，这就是所谓的脑磁（MEG）信号。临床上记录脑电信号的脑电图机，根据其电极数不同，一般有 8 导、16 导和 32 导等，这种传统的电极配置一般只能从整个大脑皮层的水平来解释其内在机制，这对检测大致的病理信号是可行的，但对研究大脑的认知功能来说是不够的。目前世界上已有许多实验室成功开发了 100 导以上的 EEG 采集系统，最多的可以用 256 个测量电极同时描记，电极之间的平均距离只有 2.2cm 左右。人们把测量到的信号进行处理与分析，从而观察研究人脑的功能。

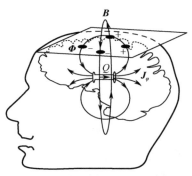

图 4.1　脑电磁信号的产生示意图

从系统的观点看，可以将脑内 m 个电兴奋源 $\boldsymbol{P}=[p_1\ p_2\ \cdots\ p_m]^{\mathrm{T}}$ 与 n 个头皮电位信号 $\boldsymbol{\Phi}=[\varphi_1\ \varphi_2\ \cdots\ \varphi_n]^{\mathrm{T}}$ 的关系简化为一个传递系统。对脑电正问题的研究，就是由给定的源及反映颅脑系统固有特性的传递函数矩阵 $\boldsymbol{G}$ 的情况下，求解头皮表面电位的分布。若 n 个测量点处的噪声为 $\boldsymbol{N}=[n_1\ n_2\ \cdots\ n_n]^{\mathrm{T}}$，则 t 时刻的脑电场方程为

$$\boldsymbol{\Phi}(t)=\boldsymbol{G}(t)\boldsymbol{P}(t)+\boldsymbol{N}(t) \tag{4.1}$$

而脑电逆问题的研究，是由测量到的电位分布及传递函数的逆，反演脑内神经源的电活动的分布及其特性。显然,比正问题更具现实意义的是对逆问题的求解。

从系统的观点看，可以将脑内解，它可以无创伤地从头皮观测电位反向获得人脑神经活动源的信息，从而进行病理、生理、心理和认知方面的功能分析。可以说脑电诊断的实质就是一种逆问题的求解过程，使得最终推断出人脑的状态。

4.2　求解脑电信号产生源的数值方法

从脑电现象被发现以来，人们就在关心脑电产生源的求解问题，试图通过对 EEG 信号源的研究打开一扇在人脑正常活动的情况下，从其外部特性来观测和剖析其内部特征的窗口。Brazier 早在 1949 年就提出了用电流源作为脑电发生器的观点。1972 年 Schneider 等首次利用心电求逆中使用的偶极子定位方法，对脑电进行定量求逆，揭开了脑电逆问题研究的序幕。

4.2.1　求解脑内电活动源的数值计算模型

广义而言，如同其他领域的逆问题一样，脑电逆问题中已知的只是某一方程

组的解，而对产生这个解函数的源函数分布及方程的算子并不了解，它不可避免地遇到了理论上的几个主要困难。

首先，在数学上逆问题不具备唯一解。Helmholz 早在 1853 年就证明了可以有无数关于体内源分布的解对应于给定的体外场分布。因此，体内的电流分布不能由外部电磁场唯一确定。例如，在球对称导体媒质中，由于径向电流偶极子并不产生外部磁场，所以逆问题的解答中总可以附加上这样的电流偶极子而不影响正问题的结果。为此必须在求解逆问题时，对源的结构及解空间做出限制与约束。

其次，无论选择哪种数值计算方法求解脑电产生源，均不能改变其解的病态特性，即当问题涉及的参数与数据即使存在很小的误差或干扰时（这是难免的），也会引起解的不稳定性，甚至会出现大幅度的剧烈振荡。参数越多，其病态特性越严重。病态特性需要通过正则化技术解决，附加各种时空约束条件，使病态问题适定化，得到在一定范围内合理、稳定的唯一解。一般采用的技术有统计正则化方法、截断 QR 法、主成分分析（PCA）、奇异值分解方法（SVD）、Gram-Schmidt 正交化方法、叠加技术、Tikhonov 正则化方法、广义特征向量法（GES），以及 Olson 等提出的修正的广义特征向量法（tGES）。这几种方法都是为了在求解逆问题时，增加适当的约束条件，即在求解过程中加上时间和空间上的约束，或是对传递函数矩阵的逆算子进行某种修正，或是两者的组合，以获得方程的近似解，这其中一般都存在优化问题。Robert 等在 1995 年详细地研究了使用各种正则化方法计算逆解的精度。

另外，还有测量数据的不完备性也将导致脑电源求解问题的困难。1994 年 Amir 研究了利用诱发电位（EP）进行源定位时解的物理唯一性问题，然而在他的工作中假设已知头皮所有位置的全部电极，而实际上由于测量到的电场信号只是整个场的一部分，再加上观测误差和随机干扰，使得对观测值的解释不可避免地出现多解性，即有多种可能的场源分布与观测场在一定的误差范围内相对应。因此，只有头皮电位测量数据而无其他先验知识，不能唯一合理地确定源。为解决上述问题，必须为逆问题建立适当的源模型和头的形态模型。

根据产生 EEG 的电活动特性，通常将电流偶极子作为脑电信号源的模型。电流偶极子是两个相距很近的带有等量异号电量的点电荷，且其电量随时间而变化（相当于两点之间有电流）。用电流偶极子作为源的模型无论是从数学上的容易处理性方面、物理上的合理性方面，还是从神经电生理的角度考虑都是有效的。该模型很好地模拟了一个局域范围内脑神经活动时的突触后电位的发生过程，偶极矩就是局域电流与流动方向上电流线度的乘积。对于无法用单一偶极子等效的更加复杂的电活动分布，可以考虑采用多个偶极子集合或同一源点的多极子（四极子、八极子等）来模型化。

至于头模型，一开始广泛采用的是球头模型，这种简化模型的主要优点是可以通过解析法求解。最简单、最基本的是均匀介质球模型，即将头看作各向同性导电均匀的圆形介质球。为了减小与实际真实头模型的差别，考虑头部各层（大脑、脑脊液、头骨和头皮）导电不均匀性的影响，又提出了多层同心球模型来研究脑电逆问题。另外，还提出了非同心球、椭球模型。由于球模型与头复杂的实际结构形状相比都存在很大差异，这就不可避免地带来求逆误差。因此 CT 和 MRI 出现后逐渐趋向于采用真实头模型，即考虑头脑的实际几何形状、结构及尺寸。这种模型通常利用有限差分法（FDM）、边界元法（BEM）、有限元法（FEM），以及近年来在流体力学中发展起来的有限体元法（FVM）来进行求解。采用 BEM 的优点是将求解空间三维问题转化为边界面上的二维问题，且采用三角形单元剖分方便，容易在计算机上自动完成。它要求不同介质之间的分界面是闭合的，适用于脑电场积分方程形式，但此方法却很难解决局部容积导体的异向性。而 FEM 对异向性及脑壳中的空洞的处理较为方便，但其多面体元素的划分却相当麻烦。研究表明，BEM 和 FEM 的混合算法可能比任意单一方法要更具威力。FVM 的优势在于能够很好地处理生物医学问题中经常遇到的相邻域导电性急剧变化的情况。正是由于不同组织间的导电率相差过大，才限制了 BEM 的计算精度。与 FEM 一样，FVM 可以灵活地处理具有复杂形状的几何体，且其需要的计算资源要少得多，因为它采用结构化网格产生一个有序的实数矩阵，此矩阵一般比 FEM 得到的矩阵更稀疏，所以 FVM 可以采用更细致的剖分，取得更好的空间分辨率。总之，构造具有详细解剖结构和详细电生理信息的真实头模型是今后重点要解决的问题，像颅骨的厚度、鼻眼等处的孔洞、各部位的电导率、白质和皮层的各向异性（如白质沿轴突方向的导电能力比沿横断面方向要好十倍）等都是需要考虑的。但在实际应用中，可针对具体情况，灵活地采取不同的近似方案，在保证计算精度的前提下，尽可能降低计算的复杂度。

长期以来，人们利用各种可能的数学理论研究脑电逆问题的数值求解方法，以期获得高精度、稳定、合理的解。概括地讲，其研究大致可以分为两类方法，一类是基于等效偶极子模型的参数定位法，另一类是基于电流分布模型的图像重建法。

4.2.2 基于等效偶极子模型的参数反演法

这类方法将脑内局部神经的电活动等效为一个电流偶极子，然后根据头皮电位的分布，结合头颅的几何形状及容积导体的导电特性，推断产生这一分布的偶极子的位置、取向与大小。等效偶极子模型通常有两种，一种是瞬时偶极子模型，它只考虑某一时刻的脑电活动，每个偶极子的六个参数（位置、偶极矩）都是可变的；另一种是时间－空间偶极子模型，它将某一时间段内的脑电活动过程当成一个整体来考虑，为了方便求解，这种模型一般都施加某些约束条件，例如，考虑到大脑皮层具有不同的特定功能区，它们分别在不同的刺激下兴奋，因而可以假设在一定的刺激下，某功能区的偶极子在一定的时间内位置固定。由于偶极子源的参数事先都不知道，式（4.1）中的传递函数矩阵 G 是未知的，因此头皮电位与源参数之间的关系是非线性的。对这一类问题求解的具体方法很多，大致可以分为数值型和信号处理法（估计理论）两大类，也有人从数学形式上分别称为确定型和概率型。

　　对逆问题求解的一个直观方法就是将其转化为对正问题的参数优化，即通过构造目标函数（一般多基于最小二乘准则），采用一定的非线性优化算法进行迭代逼近。一般来说，未知偶极子可用有限个参数表达，其算法遵循的基本思想是：改变偶极子的参数矩阵 P，正向计算头皮 n 个测量点处的电位组成的矩阵 $\boldsymbol{\Phi} = [\varphi_1 \ \varphi_2 \ \cdots \ \varphi_n]^\mathrm{T}$，并使 $\boldsymbol{\Phi}$ 与 n 个实测电位组成的数据 $\tilde{\boldsymbol{\Phi}} = [\tilde{\varphi}_1 \ \tilde{\varphi}_2 \ \cdots \ \tilde{\varphi}_n]^\mathrm{T}$ 在最小二乘意义上实现最佳拟合，这在数学上表现为一个非线性代价函数

$$\min e(P), \quad \text{其中 } e(P) = \left\| \boldsymbol{\Phi} - \tilde{\boldsymbol{\Phi}} \right\|^2 = \sum_{i=1}^{n}(\varphi_i - \tilde{\varphi}_i)^2 \tag{4.2}$$

其解依赖于非线性优化技术。对于存在高斯噪声的情况，若噪声的统计特性已知，如可以得到各测量点的噪声协方差阵 C，则可利用极大似然估计理论，求下列代价函数的极小值：

$$\min e(P) = \min[\ (\boldsymbol{\Phi} - \tilde{\boldsymbol{\Phi}})^\mathrm{T} C^{-1} (\boldsymbol{\Phi} - \tilde{\boldsymbol{\Phi}})\ ] \tag{4.3}$$

　　由于非线性的影响，特别是问题本身的不适定性，这种参数调整过程一般比较困难。虽然一些常用的优化算法，如最速下降法、Marquardt 法、Powell 法（共轭方向法）、变尺度法等均可对偶极子参数进行求解，但其结果依赖于初值的选取。这样由于其解空间的非凸性，这些局部优化方法的最后迭代结果可能不是全局最小点，而是陷入了局部极小点。特别是在计算多个偶极子源时，常常因为迭代初值选择的困难而失败。为了解决这一难题，可以利用聚类方法、模拟退火法、遗传算法等全局优化方法进行求解。1998 年 Uutela 等分别对以上三种全局优化方法的计算结果进行了比较，得出了遗传算法效率最高的结论。相对于局部优化方法，这些全局优化方法均可保证最终搜索结果为全局最优点，可是计算耗时较多。总之，非线性参数反演在许多学科中都是具有挑战性的课题，将一些传统的非线性寻优方法与现今的一些新兴全局优化方法结合起来，可能是一个较好的研究方向。但无论哪类方法，定位的可靠性都将随着未知偶极子个数的增加而迅速下降。另外，这类基于瞬态等效偶极子模型的方法，事先需要确定偶极子源的数目。

　　随着时间－空间偶极子模型的引入，将有助于降低非线性优化的复杂性，并且现代信号处理中的一些方法也被应用到脑电磁源定位问题的研究中。Mosher 等首先将 Schmidts 提出的多重信号分类方法（MUSIC）应用到联合使用 MEG 时

域空域数据的多偶极子定位计算中，从而避免了非线性最小二乘法的局部最小与模型的定阶问题。通过用一个单偶极子扫描整个源所在空间得到任意数目的偶极子源的位置，并且在整个观测时间范围内，不论是对方向固定的偶极子还是转动的偶极子均能很好地定位。该方法克服了一般优化方法中的大量非线性参数需要同时优化的缺陷，并且一些后续的研究又对此方法进行了改进和扩展。对于存在有色噪声的情况，Sekihara 研究了针对不同的感官刺激，若脑内产生的各活动源之间是统计无关的，则也可利用 MUSIC 方法对其进行区分和定位。上述 MUSIC 算法对随时间不同步变化的源定位是有效的，但对于其演化具有相同时间特性的源则是无效的，为此 Mosher 提出了一种递归 MUSIC 方法，以求解同步源的定位问题，后来又提出了 RAP MUSIC 方法，而结合时频分析的 MUSIC 方法也有被应用于脑磁源定位中的报道。其次，信号空间投影（SSP）也是近几年来应用于脑电磁逆问题的一种信号处理方法，它可用来在信号中排除来自非目标源的影响，或通过排除伪迹以提高源的定位精度。另外，主成分分析（PCA）法和独立成分分析（ICA）法也被引入脑电源定位中，该方法先用 PCA 将 EEG 分解为信号和噪声子空间，然后用 ICA 将信号子空间分解，再用 MUSIC 方法分别实现定位，从而降低了计算复杂性并提高了定位精度。

4.2.3 基于电流分布模型的线性反演法

只有当脑神经电活动仅仅发生在一个很小的区域范围内时，等效偶极子模型才是对真实情况的一个很好近似，但实际上这种活动区域可能向任意方向扩展，呈现不同的空间几何形状，有高度的自由性，因此限制解空间为几个等效偶极子可能得出不一致的逆映射结果。电流分布模型放弃了对神经电活动的集总描述方式，而是认为电流可以分布在整个神经活动区域中，从而将源所在区域离散成足够小的立方体网格，每个网格节点处的神经电活动的表现可由一个偶极子来代替。这样脑电产生源的求解问题就转化为重建网格节点上的偶极子强度（与方向），并常常将重建电流源的密度极值区作为活动神经元的定位。因此许多学者也将其看作一个图像重建问题，即所谓体素成像法。

脑的电磁计算模型一旦建立，式（4.1）中的 G 仅仅依赖于源点及场点的位置，那么在偶极子网格及电极位置确定的情况下，任意时刻位于各个网格点处偶极子的偶极矩组成的向量 J 与各个电极处的电位值向量 Φ 之间为一线性关系，即

$$\Phi = KJ \tag{4.4}$$

式中，K 称为导联场矩阵。此时任一测量点处的电势表现为所有源点处的电流偶极子偶极矩的加权代数和的形式。这也是在线性代数框架下，进行脑电源重建研究的理论基础。

由于条件所限，测量电极不可能太多，但为了保证计算精度，网格划分必须

很稠密，这就形成了一个欠定线性方程组，其解有无数多个。如何在这无数个可能解中选取一个合理解，对此有不同的处理，亦即对解施加不同的约束则对应不同的方法。Wang J.Z 假设源位于一些已知的解剖曲面上（用 L 形折面模拟一小段脑沟），然后利用算子 *K* 的 Moore-Penrose 广义逆，在不考虑噪声或各测量点处呈现具有相同方差的非相关高斯分布噪声时，计算脑磁逆问题。所得到的解既是不相容性（矛盾）方程组的最小二乘解，也是相容性方程组的最小范数解，因此这一方法被称为最小范数最小二乘估计（MNLSE）。Jeffs 等在一个平面上对偶极子源进行最小范数重建时，发现重建源的位置有偏向探测器的现象，为此提出了加权最小范数解（WMNS）以克服这一偏移。

在实际情况下，各种噪声与误差的影响会使求逆过程变得极不稳定，为了在含噪的环境中提高逆解数值计算的抗干扰能力，改善其病态性，需要采用正则化技术。在医学成像问题中常用的一类适定化方法是谱截断和截断奇异值分解（TSVD）法，但 TSVD 比谱截断的数值稳定性要好。另一类常用的适定化方法是 Tikhonov 提出的正规化方法。两类方法都是通过修改基础矩阵来去除较小的奇异值，对它们的使用需要确定一个最佳的适定化参数，即在最小范数解和解的理想值与估计值的最小残差之间取得折中。对于 TSVD 而言，可将小于给定阈值的奇异值均设为零，Tikhonov 适定化参数的最优取值可采用 L-curve 方法。如果适定化参数选取适当，则两类方法在对 MNLSE 的求解问题上是相似的。Iwaki 等同样采用了 WMNS 的思想，并且利用了 Tikhonov 正则化方法，在对权值矩阵的选择上，也采取了深度归一化因子以解决重建源的偏移现象。Gencer 等用两个相靠近的平行沟面模拟皮层，作为重建区。计算时利用 TSVD 构造广义逆，根据信噪比情况，去掉较小的一些奇异值。除此之外，他们还考虑了 MEG 和 EEG 在重建源时的互补作用，同时利用了两者的数据。

由于线性方程组的最小范数解或称广义逆解的一个明显问题是，对于假设的源分布位置，求解的结果将使所有网格节点均有值，而 PET 和 fMRI 的结构都显示出脑内神经元的活动具有稀疏的性质，因而针对这一问题人们又发展了若干处理方法。Srebro 为此提出了一种迭代改进最小范数解方法。Matsuura 等则采用选择最小范数解（SMNS）的算法，从所有网格节点中利用组合方法选出 *M* 个偶极矩不为零的节点（*M* 为场点的数目），通过这种方法使重建结果具有稀疏的结构。Gorodnitsky 等提出的基于迭代重加权技术的 FOCUSS 算法，较成功地解决了最小范数解的扩散性问题，因此也更具生理学上的意义。

在上述各种最小范数解中，一般均假设只有有限数目的偶极子，或偶极子只位于一些结构已知的平面上，这是因为尽管在理论上可以构造一个三维重建区域，但由于此时方程的欠定程度过高，往往使重建结果失去意义。因此较难确定在三维空间中的源分布情况。为此 Pascual-Marqui 等发展了一种低分辨率层析成像（LORETA）方法，该方法假设相邻神经元是同时协同活动的。基于这一假设，反演的目的变为求出一个最光滑的三维空间的电流分布，通过引入离散拉普拉斯算子得到了一个真正的三维层析图像，而不需要事先确定出源的大致位置，或人为地构造一个二维或三维重建区域。但 LORETA 的定位结果很模糊，如果将它作为 FOCUSS 算法的初始值，则可实现高分辨率的源分布图像的三维重建。

另外，贝叶斯框架为分布源的求解提供了一条一般化的途径，将偶极子在离散网格节点上的分布看作一随机场，表述为一个二进制点的随机向量，通过最大化后验概率得到对于源活动的最大后验估计，可使最后的重建图像具有总体稀疏、局部聚集的性质。在脑电源的重建方面已提出的方法还有最大熵方法（MEM），结合时空数据的 Wener 估计方法等。

上述各种线性化反演方法都是直接重建偶极子源的强度，属于从电位到电流源的逆映射。还有一种类型的线性化反演方法属于从电位到电位的逆映射，即求出一组产生与实测 EEG 相似的等效源，然后由等效源去完成真实源电位的内向延拓和成像。例如，在球头模型中假设一个小的半球面上有一组径向偶极子，然后用 SVD 求出这些源分布，进而由这些分布源求解位于小球面到头皮表面之间各点的电位值，从而实现了头表电位的内向延拓和成像。

4.2.4 人工神经网络在脑电信号源定位问题中的应用

在求解脑电信号源参数的各种非线性迭代算法中，一般都存在以下几方面的限制：①计算量大，方法多是模型相关的，且受模型复杂性困扰；②迭代方法是无记忆的，无法取得模式间（各组 EEG 观测集合）的相似性和相关性，而这一点却可能有助于降低计算代价；③迭代过程中每次参数更新都要进行正问题的求解（对于只有数值解的真实头模型，这是很费时的），都要检查模型边界以确定解是否在稳定空间，并且过程对噪声敏感。由于脑电产生源的解空间被限制在模型空间，因此非常希望具有逆映射记忆的非迭代优化工具，以便在出现新的脑电观测模式时，能在解空间中非迭代地快速或实时地取得一个解，充分发挥 EEG 的高时间分辨率的优势。另外，由于优化算法与适定化问题在脑电源定位分析中的重要性和困难性，寻求新的有效途径显得非常必要。

概括地说，脑电信号源的求解可以理解为对于给定的一组输入 x（头皮电位），通过一定的状态转换，得出一组输出 y（偶极子参数）。从数学上来看，就是在满足一定条件下，从一个合适的空间到另一个合适的空间的代数映射，即 $f: x \in R^n \rightarrow y \in R^m$。而人工神经网络（ANN）特别是前馈型神经网络（FNN）是有能力完成这样的信息处理任务的，因为它的一个显著优点就是具有很强的函数逼近能力与推广能力，其实质上是一个高度复杂的非线性映射函数。为此，可以将 ANN 方法引入脑电偶极子源定位中，利用 FNN 对逆问题范例离线学习后，在线求得逆问题的解,从而为优化和适定化提供一种新途径。ANN 在训练中可以建立其自己的记忆,以正确推断出头皮 EEG 与脑内源产生器之间的内在泛函关系。应用神经网络的方法求解各类源定位问题的研究始于 20 世纪 90 年代初,例如,1991 年 Steinberg 等将单隐层 FNN 应用于均匀媒质中声音点源的定位,随后在声源定位中又出现了基于多隐层的神经网络方法;Wacholder 等在 1995 年采用迭代 Hopfield 网络对放射源的定位进行了探讨。ANN 在脑电源定位方面的应用始见于 1991 年,此后,2000 年 Hoey 又对此问题进行了深入分析。虽然基于 ANN 求解脑电源的研究至今已有二十多年的历史,但由于问题本身的复杂性,进展极其缓慢。而其困难多是一些基本性的问题:怎样选择 ANN 形式并设计出具体的网络结构;它能否解决所关心的问题;如何设计有效的学习算法;能否在合理的时间内得出满意的结果,等等。并且由于脑电逆问题所具有的高维特性与复杂性,使其求解变得更加困难。

稍加分析可以看出大多数 FNN,像多层感知器(MLP)、径向基函数(RBF)网络等都是一种基函数展开模型,其基本特点就是需要设计一族基函数,然后利用该族基函数的线性组合来逼近所要求的映射函数。小波变换(WT)的基本思想也是用一族函数去表示或逼近一信号(或称函数),这一族函数称为小波函数系,它是通过对一基本小波的平移和伸缩构成的,其变换系数即可描述原信号。并通过信号在变换域的特征反映信号的一些内在本质,且这种数学模型的转换可以使问题得到简化。小波分析的一个突出特点是能够对属于 $L^2(R)$ 空间中的函数在空间 – 频率域两方面同时实现局部化描述,将信号分解成多种尺度成分,从而获得不同分辨率上的细节。FNN 和 WT 都是研究非线性问题的有利工具,它们的结合被认为是处理问题复杂性和自适应要求的一种新方法。在探索两者在函数逼近特性相似的基础上,人们提出了小波网络(Wavelet Network,WN),并以其优越的性能引起了广泛的关注,被应用于数值分析、信号处理等领域。

4.3　脑电等效偶极子源定位

我们知道,如果脑神经的电活动范围只局限在大脑某局部区域中,则可用一个等效电流偶极子模型来描述 EEG 的产生源。偶极子的位置对应于活动着的神经细胞的位置,其方向对应于此位置处的神经细胞的排列方向。由于脑电源定位问题本身的复杂性,目前还远未取得令人满意的研究成果。当前除对现有的方法进行改进外,如何从新的角度引入新的思路,对脑电源定位及其分析的进一步发展也显得十分重要。本节主要讨论采用小波网络及微分进化算法定位脑内局部电活动源的方法。

4.3.1 　源定位问题中的小波神经网络方法

传统的 EEG 等效偶极子定位法多是采用逐步调整偶极子参数（位置、方向）的迭代方式来逼近最优解的，这期间往往需要许多次中间迭代过程，而每一次迭代又需调用正向计算来求出用于与实测数据比较的电位值。因此计算量相当巨大，有时为达到最优处理所需的计算量常常大得令人不能接受，这样就极大地限制了对 EEG 的实时定位分析，特别是对长时程的 EEG 动态监测分析。为了提高求逆的计算速度，以充分利用 EEG 的高时间分辨率来表征快速变化的神经生理过程，发展一种快速偶极子源定位算法将具有重要的实际应用价值。小波神经网络源定位是基于机器学习的方法，通过大量的正向计算等渠道获取源参数与电位分布的样本数据，经学习建立头皮电位与对应偶极子源参数间的逆映射关系，并使之对于新的脑电数据能实时地、准确地估算出等效偶极子源的参数。

4.3.2 　小波分析与神经网络的结合

1984 年 Grossman 和 Morlet 率先提出了小波理论，1988 年 Daubechies 证明了紧支集规范正交小波基的存在性。1989 年 Mallat 提出了多分辨率分析（或逼近）的概念，并给出了相应的快速算法。他们的工作为小波理论的发展奠定了基础。小波理论被认为是傅里叶分析发展史上里程碑式的进展，作为一种有力的数学分析和数值计算工具，在诸多领域取得了令人瞩目的成果。另外，人工神经网络也在 20 世纪 80 年代中期迅速兴起，整个网络的信息处理通过众多神经元的广泛连接及其相互作用而完成。尽管每个人工神经元的结构很简单，但网络的动态行为却极其复杂，从而可以表达实际物理世界现象。尤其是前馈型神经网络所具有的强大的空间映射能力及简单的结构，使其应用几乎涉及所有工程领域。

由于小波具有良好的局部时频域联合分辨率和变焦特性，而神经网络具有自学习、自适应、容错容差及推广能力，两者的基本特点都是先设计一族基函数，然后用它们的线性组合去表示或逼近某一个映射，而这族基函数又都可以通过对母函数进行平移、伸缩变换得到，因此两者有着极其密切的联系。寻求小波变换与神经网络的结合也就成为关注的热点。目前主要的结合形式是把小波变换的运算融合到神经网络中去，形成所谓的小波网络（WN）。

1989 年 Hecht-Nielsen 证明了含单隐层非线性连续变换函数的前馈型神经网络可用来逼近有界区域上任一连续映射。WN 一般也采用单隐层前馈型网络结构，从其结构特性上看被认为是径向基函数（Radial Basis Function，RBF）网络的推广。图 4.2 所示为多输入单输出 RBF 网络示意图，此网络的输出为

$$y = f(\boldsymbol{x}) = \sum_{i=1}^{h} w_i G(\boldsymbol{x}, \boldsymbol{c}_i) + \bar{w} \tag{4.5}$$

式中，$\boldsymbol{x} = [x_1\ x_2\ \cdots\ x_d]^{\mathrm{T}}$ 是网络的输入向量；h 是隐层节点数；w_i 是隐层到输出层的连接权值；$G(\boldsymbol{x}, \boldsymbol{c}_i)$ 是第 i 个隐节点的激活函数，它是对中心点 $\boldsymbol{c}_i$ 径向对称且衰减的非线性函数；$\bar{w}$ 为输出节点的阈值。一般而言，基函数 $G(\cdot)$ 选用高斯函数，即

$$G(\boldsymbol{x}, \boldsymbol{c}_i) = G(\| \boldsymbol{x} - \boldsymbol{c}_i \|) = \exp\left(-\frac{1}{2\sigma_i^2} \| \boldsymbol{x} - \boldsymbol{c}_i \|^2 \right) \tag{4.6}$$

式中，$\|\cdot\|$ 为欧几里得范数；$\boldsymbol{c}_i$ 和 σ_i 分别为高斯函数的中心和方差。

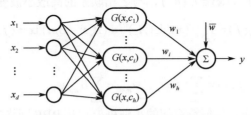

图 4.2　径向基函数网络结构示意图

Pati 等最先研究了 FNN（前馈型神经网络）与 WN 的联系。1992 年 Q. Zhang 等明确地提出了小波网络的概念，用小波元（Waveron）代替神经元（Neuron），激活函数为已定位的小波函数基。随后 Szu 等提出了基于连续 WT 的自适应小波神经网络模型。为了减少网络的学习时间，Bakshi 等提出了正交小波网络，依据多分辨率分析理论，采用逐级学习的方式来保证逼近精度。J. Zhang 等提出了另一种正交基小波网络，并给出了确定隐层节点数的算法。小波网络的概念形成以后，人们针对其结构、算法、激活函数（小波基）的选取及应用等诸多方面进行了探讨，并提出了一些改进形式。目前 ANN 的研究已由单纯的神经计算转向计算智能，并结合脑科学的研究向生物智能方向发展。WN 的研究也在吸收模糊、分形、混沌、进化计算等交叉科学的研究成果。

虽然在逼近能力、收敛性、网络结构参数（隐节点数及权值）的确定等方面，WN 均优于 FNN，然而其运算复杂度却增加了。因为计算和存储高维小波基的巨大代价，使其产生了所谓的"维数灾难"。为了使 WN 成为由输入、输出数据模拟复杂非线性映射的普适建模手段，从而能处理高维的脑电源定位问题，就需要开发对维数不太敏感的 WN 实现算法。

为了减少高维小波变换所需的小波基个数，Kugarajah 等证明了利用一径向基小波可以建立单尺度多维小波框架，并将 Daubechies 关于小波框架在一维情况下成立的充分条件推广到单尺度的多维情况。这就启发我们考虑选择单尺度径向小波框架，并将其应用到 RBF 网络的构造中去。

4.3.3　高维单尺度径向小波网络的构造

设函数 $\psi(x) \in L^2(R^d)$ 是径向的，那么存在一函数 $\eta: R \to R$，使 $\psi(x) = \eta(\|x\|)$ 成立，并且 ψ 的傅里叶变换 $\hat{\psi}(\omega)$ 也是径向的，即 $\hat{\psi}(\omega) = \hat{\eta}(\|\omega\|)$。若 ψ 满足小波相容性条件，则可将其作为基小波，进行伸缩、平移变换后得到一族小波函数，其离散化形式为

$$\psi_{n,m}(x) = (\det A_n)^{1/2} \psi(A_n x - Bm) \tag{4.7}$$

式中，$n, m \in Z^d$；$n = [n_1 \ n_2 \ \cdots \ n_d]^T$；$m = [m_1 \ m_2 \ \cdots \ m_d]^T$；$A_n = \mathrm{diag}(a^{-n_1}, a^{-n_2}, \cdots, a^{-n_d})$，$a$ 为伸缩变换的离散步长；$B = \mathrm{diag}(b) = \mathrm{diag}(b_1, b_2, \cdots, b_d)$ 是由各维的平移离散步长组成的矩阵。对于 $f(x) \in L^2(R^d)$，与之相联系的离散小波变换为

$$W_{n,m}(f) = \int_{R^d} f(x)(\det A_n)^{1/2} \psi(A_n x - Bm)\mathrm{d}x = \langle f, \psi_{n,m} \rangle \tag{4.8}$$

为了使小波逆变换

$$f(x) = \sum_{n,m} \langle f, \psi_{n,m} \rangle \psi_{n,m} = \sum_{n,m} W_{n,m} \psi_{n,m} \tag{4.9}$$

成立，$\{\psi_{n,m}\}$ 应构成希尔伯特空间的小波框架。从 RBF 网络的角度看，式（4.9）中的 $\psi_{n,m}$ 对应于隐节点的激活函数，$W_{n,m}$ 为隐层到输出层的权值。式（4.7）表示的是多尺度离散小波函数，各维分别具有各自独立的伸缩参数。与此对应，单尺度离散小波函数定义为各维均具有相同的伸缩参数 n，即

$$\psi_{n,m}(x) = a^{-dn/2} \psi(a^{-n} x - bm) \tag{4.10}$$

Kugarajah 等指出，在一定条件下式（4.10）可构成 $L^2(R^d)$ 中的单尺度小波框架。在此仅利用一些结论性的内容。考虑具体的一维墨西哥草帽小波 $\phi(x) = (1 - x^2)\mathrm{e}^{-x^2/2}$，其傅里叶变换为 $\hat{\phi}(\omega) = \omega^2 \mathrm{e}^{-\omega^2/2}$。对于 d 维情况，令 $\hat{\psi}(\omega) = \hat{\phi}(\|\omega\|) = \|\omega\|^2 \mathrm{e}^{-\|\omega\|^2/2}$，那么与之相对应的 d 维基小波为

$$\psi(x) = (d - \|x\|^2)\mathrm{e}^{-\|x\|^2/2} \tag{4.11}$$

对它进行伸缩和平移变换就可以得到一个单尺度径向小波框架。

若已经得到了某映射 $f: R^d \to R^s$ 的 N 组由输入－输出数据对组成的训练样本数据集

$$\Theta = \{(x_k, y_k): y_k = f(x_k); \ x_k \in R^d; \ y_k \in R^s; \ k = 1, 2, \cdots, N\} \tag{4.12}$$

需要解决的问题是，如何根据 Θ 提供的信息由 WN 建立一个数学模型 $\tilde{f}$，使序列 $\tilde{y}_k = \tilde{f}(x_k)$ 与对应的 y_k 相接近。或者说，$\tilde{f}$ 是基于样本 Θ 的与 f 接近的重建。特别是对于未曾出现在 Θ 中的非训练样本数据，也能完成由输入空间向输出空间的正确映射，做出尽可能精确的预测，这种能力被称为泛化能力。

为了使 WN 能有效地解决 d、s 取值较大的高维问题，下面给出一个构造性

的算法，其主要思想包括：利用 Θ 中输入信息 x_k，根据小波变换的时频定位性，在小波框架中去掉那些支撑区间内不包含任何数据点的"空"小波，同时完成输入层到输出层参数的确定；再利用输出信息 y_k 由自适应正交投影算法，进一步去掉"贡献量"小的小波，并在此过程中确定隐层到输出层的连接权值。最后筛选出来的小波的个数就是 WN 隐节点的个数。

1. 小波变换的时频局域定位性

小波 ψ 应是衰减极快的紧支撑函数。为了叙述方便，下面以一维情况为例进行分析。ψ 在时（空）域、频域中的能量集中趋势的测度 $x_c(\psi)$、$\omega_c(\hat{\psi})$ 分别表示了其时域、频域定位中心：

$$\begin{cases} x_c(\psi) = \dfrac{1}{\|\psi\|^2} \displaystyle\int_{-\infty}^{+\infty} x\,|\psi(x)|^2\,\mathrm{d}x \\ \omega_c(\hat{\psi}) = \dfrac{1}{2\pi\|\psi\|^2} \displaystyle\int_{-\infty}^{+\infty} \omega\,|\hat{\psi}(\omega)|^2\,\mathrm{d}\omega = \dfrac{1}{\pi\|\psi\|^2}\displaystyle\int_{0}^{+\infty}\omega\,|\hat{\psi}(\omega)|^2\,\mathrm{d}\omega \end{cases} \tag{4.13}$$

对于任意小的给定常数 $\varepsilon > 0$ 和 $\hat{\varepsilon} > 0$，设

$$P = \{[x_0,x_1]: |x_c(\psi) - x_0| = |x_c(\psi) - x_1|\ \text{及}\ \int_{x\in R\backslash[x_0,x_1]}|\psi(x)|^2\,\mathrm{d}x < \varepsilon\|\psi\|^2\}$$

$$\hat{P} = \{[\omega_0,\omega_1]: \omega_0 \geqslant 0, |\omega_c(\hat{\psi}) - \omega_0| = |\omega_c(\hat{\psi}) - \omega_1|\ \text{及}\ \int_{\omega\in R^+\backslash[\omega_0,\omega_1]}|\hat{\psi}(\omega)|^2\,\mathrm{d}\omega < \hat{\varepsilon}\pi\|\psi\|^2\}$$

则 ψ 的有效时域、频域支撑区间分别为

$$\begin{cases} \varepsilon\text{-supp}(\psi) = [x_0(\psi), x_1(\psi)],\quad \text{使得}\ |x_0(\psi) - x_1(\psi)| = \inf_{[x_0,x_1]\in P}|x_0 - x_1| \\ \hat{\varepsilon}\text{-supp}(\hat{\psi}) = [\omega_0(\hat{\psi}), \omega_1(\hat{\psi})],\quad \text{使得}\ |\omega_0(\hat{\psi}) - \omega_1(\hat{\psi})| = \inf_{[\omega_0,\omega_1]\in\hat{P}}|\omega_0 - \omega_1| \end{cases} \tag{4.14}$$

它们可以理解为一个包含 ($(1-\varepsilon)\times$ 信号总能量) 的最小区间。以 $\psi(x)$ 作为基本小波，如前所述，对其进行伸缩、平移变换后可得一族离散小波函数 $\psi_{n,m}(x) = a^{-n/2}\psi(a^{-n}x - bm)$，其傅里叶变换为 $\hat{\psi}_{n,m}(\omega) = a^{n/2}\mathrm{e}^{-\mathrm{j}(a^n bm)\omega}\hat{\psi}(a^n\omega)$。利用傅里叶变换的性质：

- 坐标缩放特性 $F\{\psi(ax)\} = |a|^{-1}\hat{\psi}(a^{-1}\omega)$；
- 位移不变特性 $F\{\psi(x-b)\} = \mathrm{e}^{-\mathrm{j}\omega b}\hat{\psi}(\omega)$。

由 ψ 的时频定位特性，可进一步求得 $\psi_{n,m}$ 时频定位中心及其有效时频支撑区间分别为

$$\begin{cases} x_c(\psi_{n,m}) = a^n(x_c(\psi) + bm) \\ \omega_c(\hat{\psi}_{n,m}) = a^{-n}\omega_c(\hat{\psi}) \\ \varepsilon\text{-supp}(\psi_{n,m}) = [a^n(x_0(\psi) + bm),\ a^n(x_1(\psi) + bm)] \\ \hat{\varepsilon}\text{-supp}(\hat{\psi}_{n,m}) = [a^{-n}\omega_0(\hat{\psi}),\ a^{-n}\omega_1(\hat{\psi})] \end{cases} \tag{4.15}$$

从信号处理的角度看，$\psi_{n,m}$ 可看作一个中心频率为 $\omega_c(\hat{\psi}_{n,m})$，带宽为

$\hat{\varepsilon}-\mathrm{supp}(\hat{\psi}_{n,m})$ 的带通滤波器。在相空间，围绕点 $(x_c(\psi_{n,m}),\ \omega_c(\hat{\psi}_{n,m}))$ 的小波变换的分辨基元的面积都是相同的，与尺度参数 n 和定位参数 m 无关；而分辨基元的宽度（时间窗口宽度）与高度（频率窗口宽度）是尺度参数 n 的函数。如图 4.3 所示，这样小波变换具有很好的局部时频联合分辨率，时间分辨率在高频时变得非常高，而频率分辨率在低频时变得非常好。

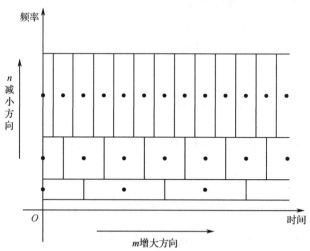

图 4.3　小波时频局域定位性

2. 自适应离散化小波基的选取

在具体实现适于解决高维映射的 WN 时，无限的单尺度径向小波框架［见式（4.10）］必须被截短成有限的集合，即需确定 n、m 的取值范围。截短过程出于两种考虑：第一，由于只能得到有限的样本数据，因此只能在某一尺度的细节上对未知映射 f 进行预测；第二，高维问题中的样本数据在整个输入空间往往是稀疏的（如以某种聚类状态分布），那么规则网格结构的框架中的许多小波，其支撑区间并不覆盖任何数据点，也就不可能提供确定小波逆变换式（4.9）中的空小波参数的信息，因此应该去除。

由式（4.15）可知，$\psi_{n,m}(x)$ 的时频相位点随着 n 的减小以 a 的指数级增加，则时域间隙 a^n 不大于样本数据空域的最大观测范围即可。那么由 $a^n \leqslant (x_{\max} - x_{\min})$，可得 n 的最大取值为

$$n_{\max} = \mathrm{int}(\lg(x_{\max} - x_{\min})/\lg a) \tag{4.16}$$

如果样本数据的采样间隔不小于 Δx，并且由式（4.15）求出小波 $\psi_{n,m}$ 的频域定位区间为 $[a^{-n}\omega_0(\hat{\psi}),\ a^{-n}\omega_1(\hat{\psi})]$，则由奈奎斯特采样定理可得 $a^{-n}\omega_1(\hat{\psi}) \leqslant 2 \times 2\pi/\Delta x$，即 n 的下限为

$$n_{\min} = \mathrm{int}(-\lg(4\pi/(\Delta x\omega_1(\hat{\psi})))/\lg a) \tag{4.17}$$

那么与每一伸缩参数 $n \in [n_{\min}, n_{\max}]$ 相对应的平移参数 m 的最大、最小取值为

$$m_{\min} = \text{int}(x_{\min} / a^n), \quad m_{\max} = \text{int}(x_{\max} / a^n) \tag{4.18}$$

至此得到了一个从时域、频域两端被截短的，内部仍保持规则伸缩平移栅格结构的小波框架

$$F' = \{\psi_{n,m} : n_{\min} \leqslant n \leqslant n_{\max}; \ m_{\min} \leqslant m \leqslant m_{\max}\} \tag{4.19}$$

考虑到样本数据在高维空间的分布通常是不均匀的，使许多在其支撑区间内不包含任何样本点的小波函数，在对未知映射 f 的估计过程中不会产生任何贡献，因为它们不能从样本数据中获得任何信息，所以应将它们从 F' 中去掉，以避免造成不必要的浪费。

对于 d 维小波 $\psi_{n,m}(\boldsymbol{x}) \in L^2(R^d)$，其有效空域支撑区间 $\varepsilon - \text{supp}(\psi_{n,m}(\boldsymbol{x}))$ 可以近似地考虑成输入空间的超立方体，每一维的支撑区由式（4.15）确定。那么对于样本数据集 Θ 中的每个 $\boldsymbol{x}_k(k=1,2,\cdots,N)$，寻找支撑区包含 $\boldsymbol{x}_k$ 的小波，并以其伸缩、平移参数项的 n、m 表示之，则支撑区包含 $\boldsymbol{x}_k$ 的小波索引集为

$$I_k = \{(n,m) : \boldsymbol{x}_k \in \varepsilon - \text{supp}(\psi_{n,m}(\boldsymbol{x}))\} \tag{4.20}$$

因为 $\varepsilon - \text{supp}(\psi_{n,m})$ 有一定的重叠区，使同一尺度 n 下覆盖同一数据点的小波可能不止一个，为进一步减少冗余，定义 $\boldsymbol{\alpha}, \boldsymbol{\beta} \in Z^d$ 的 Hamming 距离 H 为两向量中不相等的分量个数，即

$$H(\boldsymbol{\alpha}, \boldsymbol{\beta}) = \{i : \alpha_i \neq \beta_i, \ i=1,2,\cdots,d\} \tag{4.21}$$

那么对于同一 n 下进行平移的一族小波 $\psi_{n,m}$，若其平移参数 m 的 Hamming 距离小于给定的某临界值 λ，则认为它们从样本中提取的信息十分相似，可以只取其一。这样从 F' 出发，根据样本 $\boldsymbol{x}_k$ 本身的特性，得到了一个自适应缩减的、由非规则栅格构成的小波集合

$$F'' = \{\psi_{n,m} : (n,m) \in I_1 \bigcup I_2 \bigcup \cdots \bigcup I_N\} \tag{4.22}$$

F'' 中小波的支撑区间至少包含了一个数据点，而为了求解 I_k，只需确定 n 的范围并计算 $\varepsilon - \text{supp}(\psi_{n,m})$，其过程对输入维数不是很敏感。事实上，根据实值神经网络结构设计的最简原则，用规模较小的网络去逼近训练样本，能更好地揭示出样本数据后所隐含的规律性，具有更好的泛化能力。

若所得 F'' 中的小波个数为 L，并将式（4.22）中的双下标符号简记为单下标符号，则有

$$F'' = \{\psi_1, \psi_2, \cdots, \psi_L\} \tag{4.23}$$

那么 WN 的构造实际上就是对函数集合 F'' 的展开。

3. 自适应正交投影算法

F'' 的构造只利用了 Θ 中的输入数据，为了利用输出数据进一步减少 F'' 中

的小波个数，就需要选择 F'' 的某个"最佳"子集，使其张成的空间"最接近"输出样本数据。显然这不可能通过搜索 F'' 中各项所有可能的组合来给出答案，因为可能的组合数目太大了。在此利用自适应正交投影算法，以合理的计算代价和精度，迭代地确定所需的小波函数（其个数对应小波网络隐节点的个数），以及网络的权值系数。

将 $\psi_j(x) \in F''$，$j = 1, 2, \cdots, L$ 看成回归算子，令

$$\psi_j = [\psi_j(x_1) \ \psi_j(x_2) \ \cdots \ \psi_j(x_N)]^{\mathrm{T}} / \|[\psi_j(x_1) \ \psi_j(x_2) \ \cdots \ \psi_j(x_N)]^{\mathrm{T}}\| \quad (4.24)$$

式中，$x_k(k = 1, 2, \cdots, N)$ 为 d 维输入样本数据。对于 s 维输出数据，可写成以下形式：

$$Y = [y_1 \ y_2 \ \cdots \ y_N]^{\mathrm{T}} = \begin{bmatrix} y_{11} & y_{12} & \cdots & y_{1s} \\ y_{21} & y_{22} & \cdots & y_{2s} \\ \vdots & \vdots & \ddots & \vdots \\ y_{N1} & y_{N2} & \cdots & y_{Ns} \end{bmatrix} = [y^1 \ y^2 \ \cdots \ y^s] \quad (4.25)$$

在 Y 中任取一列 $y^r(r = 1, 2, \cdots, s)$，为了叙述方便，省略上标，记 $y = y^r$，那么寻找 y 在 span$\{\psi_j : j = 1, 2, \cdots, L\}$ 上的自适应投影过程描述如下。

按最大投影匹配的原则，首先选出一个对输出数据 y 拟合最好的小波向量 ψ_{l_1}

$$|\langle y, \psi_{l_1} \rangle| = \sup_{1 \leqslant l_j \leqslant L} |\langle y, \psi_{l_j} \rangle| \quad (4.26)$$

则 y 可分解为 $y = \langle y, \psi_{l_1} \rangle \psi_{l_1} + E^1$，不难看出残量 E^1 与 ψ_{l_1} 正交，于是 $\|y\|^2 = |\langle y, \psi_{l_1} \rangle|^2 + \|E^1\|^2$。

然后对 E^1 进行同样的操作，如此反复，第 i 次残量 E^i 可分解为

$$E^i = \langle E^i, \psi_{l_{i+1}} \rangle \psi_{l_{i+1}} + E^{i+1}$$

式中，$|\langle E^i, \psi_{l_{i+1}} \rangle| = \sup_{1 \leqslant l_j \leqslant L} |\langle E^i, \psi_{l_j} \rangle|$。记 $E^0 = y$，则在 h 次迭代后有

$$y = \sum_{i=0}^{h-1} \langle E^i, \psi_{l_{i+1}} \rangle \psi_{l_{i+1}} + E^h, \quad \|y\|^2 = \sum_{i=0}^{h-1} |\langle E^i, \psi_{l_{i+1}} \rangle|^2 + \|E^h\|^2 \quad (4.27)$$

Mallat 等在对信号进行自适应分解时证明，自适应投影算法是指数收敛的，分解残量在开始时迅速下降，然后趋于饱和状态。因此对于任意小的正数 ε，迭代过程可在残差 $\|E^h\|/\|y\| < \varepsilon$ 或残量衰减率 $\|E^{h-1} - E^h\|/\|E^{h-1}\| < \varepsilon$ 时结束。但这样挑选出来的小波有可能与前面所选的小波是相同的，为了进一步提高计算效率，可在每次迭代中，只从剩余的小波向量中进行选择，同时将 Gram-Schmidt 正交化算法结合进来，使每次所选的小波与前面所选出的小波相互正交，并对要正交的小波向量的顺序做出特别的选择。

把根据式（4.26）挑选出的第一个"最佳"小波向量的标号记为 l_1，那么由 Gram-Schmidt 算法可将剩余的小波向量 $\boldsymbol{\psi}_j, j \in \{\{1,2,\cdots,L\} - l_1\}$ 与 $\boldsymbol{\psi}_{l_1}$ 进行正交化得 $\boldsymbol{u}_j = \boldsymbol{\psi}_j - \langle \boldsymbol{\psi}_j, \boldsymbol{\psi}_{l_1} \rangle \boldsymbol{\psi}_{l_1}$，由于 $\boldsymbol{u}_j$ 与 $\boldsymbol{\psi}_{l_1}$ 是正交的，第二步所要选择的最佳小波 $\boldsymbol{\psi}_{l_2}$ 对应于与 $\boldsymbol{y}$ "最接近"的 $\boldsymbol{u}_j$，即 $l_2 = \arg\max_j(|\langle \boldsymbol{u}_j, \boldsymbol{y} \rangle| / \|\boldsymbol{u}_j\|)$，再令 $\boldsymbol{v}_{l_1} = \boldsymbol{\psi}_{l_1}$，$\boldsymbol{v}_{l_2} = \boldsymbol{u}_{l_2}/\|\boldsymbol{u}_{l_2}\|$，那么 $\boldsymbol{v}_{l_1}$、$\boldsymbol{v}_{l_2}$ 为标准正交向量组。如此反复，设 i 为当前迭代标号，则 $\boldsymbol{\psi}_{l_1}, \boldsymbol{\psi}_{l_2}, \cdots, \boldsymbol{\psi}_{l_{i-1}}$ 为以前各步所选出的小波，再将剩下的 $\boldsymbol{\psi}_j (j \in \{\{1,2,\cdots,L\} - \{l_1,l_2,\cdots,l_{i-1}\}\})$ 与 $\boldsymbol{v}_{l_k} (k=1,2,\cdots,i-1)$ 进行正交，即

$$\boldsymbol{u}_j = \boldsymbol{\psi}_j - \langle \boldsymbol{\psi}_j, \boldsymbol{v}_{l_1} \rangle \boldsymbol{v}_{l_1} - \cdots - \langle \boldsymbol{\psi}_j, \boldsymbol{v}_{l_{i-1}} \rangle \boldsymbol{v}_{l_{i-1}} \tag{4.28}$$

这样向量 $\boldsymbol{\psi}_{l_1}, \boldsymbol{\psi}_{l_2}, \cdots, \boldsymbol{\psi}_{l_{i-1}}$ 和 $\boldsymbol{\psi}_j$ 张成的空间与 $\boldsymbol{v}_{l_1}, \boldsymbol{v}_{l_2}, \cdots, \boldsymbol{v}_{l_{i-1}}$ 和 $\boldsymbol{u}_j$ 张成的空间是一样的。为了使当前迭代步骤选取的小波 $\boldsymbol{\psi}_{l_i}$ 与前面所选小波结合后，对数据的拟合最佳，取

$$l_i = \arg\max_j \frac{|\langle \boldsymbol{u}_j, \boldsymbol{y} \rangle|}{\|\boldsymbol{u}_j\|}$$

具体实现中可将式（4.28）写为迭代的形式 $\boldsymbol{u}_j^{(i)} = \boldsymbol{u}_j^{(i-1)} - \langle \boldsymbol{\psi}_j, \boldsymbol{v}_{l_{i-1}} \rangle \boldsymbol{v}_{l_{i-1}}$，其中 $\boldsymbol{u}_j^{(0)} = \boldsymbol{\psi}_j$。相应地，

$$l_i = \arg\max_j \frac{|\langle \boldsymbol{u}_j^{(i)}, \boldsymbol{y} \rangle|}{\|\boldsymbol{u}_j^{(i)}\|} \tag{4.29}$$

$$\boldsymbol{v}_{l_i} = \frac{\boldsymbol{u}_{l_i}^{(i)}}{\|\boldsymbol{u}_{l_i}^{(i)}\|} \tag{4.30}$$

令经过 h 步迭代后算法停止，则小波网络可被构造为

$$\boldsymbol{y} = \boldsymbol{\Psi} \boldsymbol{w} \tag{4.31}$$

式中，$\boldsymbol{\Psi} = [\boldsymbol{\psi}_{l_1} \ \boldsymbol{\psi}_{l_2} \ \cdots \ \boldsymbol{\psi}_{l_h}]$；权值向量 $\boldsymbol{w} = [w_{l_1} \ w_{l_2} \ \cdots \ w_{l_h}]^{\mathrm{T}}$，其解可由上式的最小平方解获得。但 $\boldsymbol{w}$ 的求解还可以用更为有效的方法进行，即在选取最佳小波向量的同时，确定相应的权值系数。事实上，正交化过程相当于将 $\boldsymbol{\Psi}$ 分解为

$$\boldsymbol{\Psi} = \boldsymbol{VA}，其中 \ \boldsymbol{V} = [\boldsymbol{v}_{l_1} \ \boldsymbol{v}_{l_2} \ \cdots \ \boldsymbol{v}_{l_h}]，\boldsymbol{A} = \begin{bmatrix} \alpha_{11} & \alpha_{12} & \cdots & \alpha_{1h} \\ 0 & \alpha_{22} & \cdots & \alpha_{2h} \\ \vdots & \vdots & \ddots & \vdots \\ 0 & 0 & \cdots & \alpha_{hh} \end{bmatrix}$$

三角矩阵 $\boldsymbol{A}$ 中的元素为 $\alpha_{ii} = \|\boldsymbol{u}_{l_i}\|$，$\alpha_{ij} = \langle \boldsymbol{\psi}_{l_j}, \boldsymbol{u}_{l_i} \rangle$，$i=1,2,\cdots,h$，$j=i+1,\cdots,h$；$\boldsymbol{V}$ 由标准正交列组成，所以 $\boldsymbol{V}^{\mathrm{T}} \boldsymbol{V} = \boldsymbol{I}$（$\boldsymbol{I}$ 为 h 阶单位矩阵）。于是，式（4.31）的最小平方解 $\boldsymbol{w}$ 等价于

$$V^\mathrm{T} y = Aw \qquad (4.32)$$

以上构造的是只有一个输出的 WN，对于具有 s 个输出的情况，可将其中的每一输出维均做如上的处理，即用 s 个子网络分别进行逼近；也可用一个具有 s 个输出的整体 WN 进行求解。多输出 WN 的构造方法与单输出 WN 完全一样，只是在选取"最佳"小波向量时，其衡量标准是平均意义上的最优基。即对于式（4.25）定义的输出样本数据 $Y = [y^1\ y^2\ \cdots\ y^s]$，在进行最大正交投影匹配时，需将式（4.29）稍加修改：

$$l_i = \arg\max_j \frac{\sum_{r=1}^{s} |\langle u_j^{(i)}, y^r \rangle|}{\| u_j^{(i)} \|} \qquad (4.33)$$

由于各输出维之间会产生相互影响，可造成计算精度的下降。但多输出的 WN 却比只有一个输出的 WN 具有更高的计算效率。经过 h 步迭代后，有

$$Y = \Psi W \qquad (4.34)$$

式中，W 为 $h \times s$ 阶权值矩阵，即 $W = [w^1\ w^2\ \cdots\ w^s]$，$w^r = [w_{l_1}^r\ w_{l_2}^r\ \cdots\ w_{l_h}^r]^\mathrm{T}$，$r = 1, 2, \cdots, s$。与式（4.32）类似，$W$ 的求解由下式确定：

$$W = A^{-1} V^\mathrm{T} Y = A^{-1} B \qquad (4.35)$$

用 WN 求解 EEG 等效偶极子源参数是一种基于输入 / 输出观测数据（样本）的黑箱建模法，需要为其提供一组具有较为广泛代表性的训练样本集，使其能够从样本出发，通过学习寻找出样本中的统计规律，并利用这些规律对未知输出做出尽可能准确的预测，因此还要有一些测试样本来评估 WN 的求解性能。为此通过对脑电场的正向计算来获取样本数据，即已知偶极子源参数，求解头皮电位值。然后将获得的电位－源参数作为正确的输入－输出例子供 WN 学习，使之在头皮电位分布与对应的偶极子源参数之间建立起某种稳定的逆映射关系；最后，用新的测试样本数据集对网络进行测试，如果所得结果的误差仍在允许误差范围之内，则认为网络对脑电逆问题的建模是正确的。

4.3.4　源定位问题中的微分进化算法

脑电逆问题的求解通常是通过正向计算对参数进行优化来实现的。随着计算机性能的逐年提高，目前在推断脑电等效偶极子源参数的迭代类非线性优化方法中，全局优化技术被越来越多地使用，这也促使各种优化方法在此领域得到不断地完善。下面讨论微分进化（Differential Evolution，DE）算法在脑电等效偶极子源定位中的应用。

考虑在某一时刻 t，为了叙述方便，将头皮上 n 个电极处的电位分布与脑内 m 个偶极子源参数的关系描述如下：

$$\boldsymbol{\Phi} = \boldsymbol{L}(\boldsymbol{r},\boldsymbol{q}) + \boldsymbol{N} \qquad (4.36)$$

式中，$\boldsymbol{\Phi} = [\varphi_1\ \varphi_2\ \cdots\ \varphi_n]^{\mathrm{T}}$ 为电位分布向量；$\boldsymbol{r} = [\boldsymbol{r}_1^{\mathrm{T}}\ \boldsymbol{r}_2^{\mathrm{T}}\ \cdots\ \boldsymbol{r}_m^{\mathrm{T}}]^{\mathrm{T}}$ 和 $\boldsymbol{q} = [\boldsymbol{q}_1^{\mathrm{T}}\ \boldsymbol{q}_2^{\mathrm{T}}\ \cdots\ \boldsymbol{q}_m^{\mathrm{T}}]^{\mathrm{T}}$
分别为 m 个偶极子源的位置和偶极矩向量，其中 $\boldsymbol{r}_i = [r_{ix}\ r_{iy}\ r_{iz}]$ 和 $\boldsymbol{q}_i = [q_{ix}\ q_{iy}\ q_{iz}]$
分别为第 i 个偶极子源的位置和偶极矩向量；$\boldsymbol{L}$ 是与系统固有特性（模型电导率
特征、网格剖分结构、测量值空间电极分布等）相关的传递函数，它还与偶极子
源的位置相关，是一个非线性算子；$\boldsymbol{N} = [n_1\ n_2\ \cdots\ n_n]^{\mathrm{T}}$ 是噪声向量。

　　基于等效电流偶极子模型的非线性求逆算法，其主要思想是通过逐步调整
偶极子源的参数，使正向计算结果与测量数据拟合。在未知源可用有限的参数
$(\boldsymbol{r},\boldsymbol{q})$ 表述时，逆问题就是寻找使得目标函数达到最小的源参数，即

$$\min\ e(\boldsymbol{r},\boldsymbol{q}),\ \text{其中}\ \ \|\boldsymbol{\Phi} - \tilde{\boldsymbol{\Phi}}\|^2 = \|\boldsymbol{L}(\boldsymbol{r},\boldsymbol{q}) - \tilde{\boldsymbol{\Phi}}\|^2 = \sum_{i=1}^{n}(\varphi_i - \tilde{\varphi}_i)^2 \qquad (4.37)$$

式中，$\boldsymbol{\Phi}$ 为对应于给定 $(\boldsymbol{r},\boldsymbol{q})$ 的正向计算电位值；$\tilde{\boldsymbol{\Phi}}$ 为电位实测值。那么，脑
电逆问题就变成了一个多参数优化问题，具体地说，就是为寻找使得目标函数
$e(\boldsymbol{r},\boldsymbol{q})$ 达到最小的偶极子参数 $(\boldsymbol{r},\boldsymbol{q})$。此参数优化的维数根据偶极子源的个数不
同而不同，如果活动源可以看作 m 个等效偶极子，那么要优化的参数就是 $6m$ 个。

　　作为一种新的启发式方法，微分进化算法可以对非线性不可微连续空间函
数进行最小化，可归为进化类优化算法。它是由 Price 和 Storn 首先提出的，在
1996 年举行的第一届国际 IEEE 进化优化竞赛（ICEO）中，对提出的各种方法
进行了现场验证，DE 被证明是最快的进化算法，虽然它在速度上取得第三名，
落后于两种确定性算法，但前两种算法的应用范围有限。

　　DE 算法被设计为随机直接搜索方法。直接搜索方法易于应用到实际问题的
优化中，其中的代价值可以由物理实验得到，也可由计算、仿真得到。DE 算法
是一个自组织最小化方法，用户只需很少的输入，它的关键思想与传统的进化类
方法不同。传统方法是用预先确定的概率分布函数决定向量扰动，而 DE 算法的
自组织程序利用种群中两个随机选择的不同向量来干扰一个现有向量，种群中的
每一个向量都要进行干扰。如果新向量对应函数值的代价比它们的前辈代价小，
则新向量将取代它们的前辈。DE 算法还有可用于并行处理的优点。它利用一个
向量人群，其中人群向量的随机扰动可独立进行，因此它是固有并行的。并行性
对优化计算是重要的，例如，评价一个代价函数的时间可能从几分钟到几个小时，
如果应用在基于真实头模型的求解中，由于正问题的计算没有解析解，必须利用
数值解法，这将导致计算时间过长。为了在合理的时间内获得可用的结果，可行
的方法是求助于并行计算机或网络计算机。DE 算法不仅非常简单，而且具有收
敛快速和易于应用的优点，并且对很多问题的测试证明了它优越的性能。

　　有关研究表明，在将 DE 算法与自适应模拟退火法、增殖遗传算法、简单进
化策略和随机微分方程法等进行的比较中，可得出如下结论：在大多数情况下，

DE 算法在定位测试函数全局最小所需要的函数评价次数方面胜过上述所有优化方法。

DE 算法与所有的进化类优化算法一样，也是对候选解的种群进行操作，而不只是对单个解。这些候选解是种群中的个体。DE 算法的自参考种群繁殖方案与其他进化类优化算法不同，它通过把种群中两个成员之间的加权差向量加到第三个成员上来产生新参数向量，这个操作可以称为"变异"。然后将变异向量的参数与另外的预先确定的目标向量的参数按照一定规则混合来产生所谓的试验向量。参数混合在进化类方法的研究中通常被称为"交叉"。如果试验向量的代价函数比目标向量的代价函数低，试验向量就在下一代中代替目标向量。最后的操作称为"选择"。种群中的所有成员必须被作为目标向量这样操作一次，以便在一代中出现 NP 个竞争者，NP 为种群大小。另外，在进化过程中对每一代都评价最佳参数向量，以便记录最小化过程。这样利用随机偏差扰动产生新个体的方式可以获得一个具有非常好的收敛性质的自适应程序。

1. 基本微分进化算法

（1）初始化

DE 算法利用 NP 个维数为 D 的实数值参数向量作为每一代的种群，每个个体表示为

$$x_{i,G}, \quad i=1,2,\cdots,\text{NP} \tag{4.38}$$

式中，i 代表个体在种群中的序列，G 是种群属于的代数，在最小化过程中 NP 是保持不变的。

为了建立优化搜索的初始点，种群必须被初始化。通常，除问题中变量的限制外，得不到其他更多的关于系统全局优化的信息。在这种情况下，寻找初始人群的一个自然方法是从给定边界约束内的值中随机选择，并应该覆盖整个参数空间。在 DE 算法的研究中，一般假定所有随机初始化种群均符合均匀概率分布。设参数变量的界限为 $x_j^{(L)} < x_j < x_j^{(U)}$，则

$$x_{ji,0} = \text{rand}[0,1] \cdot (x_j^{(U)} - x_j^{(L)}) + x_j^{(L)}, \quad i=1,2,\cdots,\text{NP}; \ j=1,2,\cdots,D \tag{4.39}$$

式中，$\text{rand}[0,1]$ 表示在 $[0,1]$ 之间产生的均匀随机数。

如果预先可以得到问题的初步解，初始种群也可以通过对初步解加入正态分布随机偏差来产生，这样可以提高重建效果。

（2）变异

对于第 G 代中的每个目标向量 $x_{i,G}$，$i=1,2,\cdots,\text{NP}$，基本 DE 算法的变异向量由下式产生：

$$v_{i,G+1} = x_{r1,G} + F \cdot (x_{r2,G} - x_{r3,G}) \tag{4.40}$$

式中，随机选择的序号 $r1$，$r2$ 和 $r3$ 互不相同，而且它们与目标向量序号 i 也应

不同,所以 NP 必须大于或等于 4 以满足上述条件;系数 $F>0$ 是一个实常数因数,它控制着偏差变量 $(x_{r2,G}-x_{r3,G})$ 的放大比例,通常选择 $F \in [0,2]$。

(3) 交叉

为了增加干扰参数向量的多样性,引入交叉操作。那么,试验向量变为

$$u_{i,G+1}=(u_{1i,G+1},u_{2i,G+1},\cdots,u_{Di,G+1}) \tag{4.41}$$

其中,

$$u_{ji,G+1}=\begin{cases} v_{ji,G+1}, & (\text{rand}b(j) \leqslant \text{CR}) \text{ 或 } j=\text{rnbr}(i) \\ x_{ji,G}, & (\text{rand}b(j) > \text{CR}) \text{ 和 } j \neq \text{rnbr}(i) \end{cases}, \quad i=1,2,\cdots,\text{NP}; \ j=1,2,\cdots,D$$

式中,rand$b(j)$ 是产生 $[0,1]$ 之间随机数发生器的第 j 个估计值;rnbr$(i) \in 1,2,\cdots,D$ 是一个随机选择的序列,用来确保 $u_{i,G+1}$ 至少从 $v_{i,G+1}$ 获得一个参数;CR 是一个事先确定的交叉因数,取值范围为 $[0,1]$。

(4) 选择

DE 算法的选择程序也与其他进化算法不同。为了决定试验向量 $u_{i,G+1}$ 是否会成为下一代中的成员,DE 算法按照"贪婪准则"将此试验向量与当前种群中的目标向量 $x_{i,G}$ 进行比较。如果目标函数要被最小化,那么具有较小目标函数值的向量将在下一代种群中赢得一席地位。这样,下一代中的所有个体都比当前种群的对应个体更佳或者至少一样好。值得注意的是,在 DE 算法选择程序中,试验向量只与一个个体相比较,而不是与现有种群中的所有个体相比较。

(5) 边界条件的处理

在有边界约束的问题中,确保产生新个体的参数值位于问题的可行域中是很有必要的。保证这一点的一种简单方法是,将不符合边界约束的新个体用在可行域中随机产生的参数向量代替。即,若 $u_{ji,G+1} < x_j^{(L)}$ 或 $u_{ji,G+1} > x_j^{(U)}$,那么

$$u_{ji,G+1}=\text{rand}[0,1] \cdot (x_j^{(U)}-x_j^{(L)})+x_j^{(L)}, \quad i=1,2,\cdots,\text{NP}; \ j=1,2,\cdots,D \tag{4.42}$$

另一种方法是重新产生试验向量,然后进行交叉操作,直到产生的新个体满足边界约束为止,但这样做效率较低。

2. DE 算法的其他形式

上面所阐述的是最基本的 DE 算法操作程序,实际应用中还发展了 DE 算法的几个变形形式,用如下符号加以区分:

$$\text{DE}/x/y/z$$

其中,x 限定当前被变异的向量是"随机的"(一个随机选择的种群向量)或"最佳的"(当前种群中代价最低的向量);y 是所利用的差向量的个数;z 指交叉程序的操作方法,上面叙述的交叉操作表示为"bin"(表示交叉操作是由无关二项试验得到的交叉)。利用这一表示方法,前面叙述的基本 DE 策略可描述为 DE/rand/1/bin。其他形式还有:

① DE/best/1/bin，其中 $v_{i,G+1} = x_{best,G} + F \cdot (x_{r1,G} - x_{r2,G})$

② DE/rand-to-best/1/bin，其中 $v_{i,G+1} = x_{i,G} + \lambda \cdot (x_{best,G} - x_{i,G}) + F \cdot (x_{r1,G} - x_{r2,G})$

③ DE/best/2/bin，其中 $v_{i,G+1} = x_{best,G} + F \cdot (x_{r1,G} - x_{r2,G} + x_{r3,G} - x_{r4,G})$

④ DE/rand/2/bin，其中 $v_{i,G+1} = x_{r5,G} + F \cdot (x_{r1,G} - x_{r2,G} + x_{r3,G} - x_{r4,G})$

此外还有在交叉操作中利用指数交叉的情况，如 DE/rand/1/exp、DE/best/1/exp、DE/rand-to-best/1/exp、DE/best/2/exp、DE/rand/2/exp。这几种形式的变异过程与上述相应算法相同，只是交叉操作不同。在种群向量数目 NP 足够大的情况下，在 DE/best/2/bin、DE/rand/2/bin、DE/best/2/exp 和 DE/rand/2/exp 几种算法中，利用两个差向量似乎可以提高种群多样性。

3. 控制参数的选择

控制参数对一个全局优化算法的影响是很大的，DE 算法的控制变量无须特别选择，即可获得较好的结果。

（1）种群数量

根据经验，种群数量 NP 的一个合理选择在 5D 至 10D 之间，但 NP 必须大于 4 以确保 DE 算法具有足够的不同的变异向量。

（2）比例因数

比例因数 $F \in [0,2]$ 是一个实常数，它决定偏差向量的放大比例，其值依经验确定。迄今为止的研究表明，小于 0.4 和大于 1 的 F 值只是偶尔有效。$F = 0.5$ 通常是一个较好的初始选择。如果种群过早收敛，那么 F 和（或）NP 应该增加。

（3）交叉因数

交叉因数 CR 是一个范围在 [0,1] 的实数，它控制一个试验向量参数来自随机选择的变异向量而不是原来向量的概率。CR 的一个好的选择是 0.1，但由于大的 CR 通常加速收敛，为了看是否可能获得一个快速解，可以首先尝试 CR=0.9 或 CR=1.0。

（4）最大进化代数

最大进化代数是表示遗传算法运行结束条件的一个参数，它表示 DE 算法运行到指定的进化代数之后就停止运行，并将当前群体中的最佳个体作为所求问题的最优解输出。一般取值范围为 100 ～ 200。

（5）终止条件

除了最大进化代数可作为 DE 算法的终止条件，还需要其他判定准则。一般当目标函数值小于一定的阈值 VTR（Value To Reach）时程序终止，VTR 一般选 10^{-6}。

上述参数中 F 和 CR 像 NP 一样，在搜索过程中都保持不变。一般地，F 和 CR 影响搜索过程的收敛速度和鲁棒性。它们的优化值不仅依赖于目标函数的特性，而且与种群数量 NP 有关。通常，可通过在对不同值做一些试验之后利用试验和结果的误差来找到 F、CR 和 NP 的合适值。

由上述规则可以看出，DE 算法控制参数的选择非常简单，这使得 DE 算法较易于操作，这是 DE 算法的一个主要优势。

4. 整体流程

利用 DE 算法进行脑电等效偶极子源定位的整体流程如下：

（1）确定 DE 算法控制参数和所采用的具体策略。DE 算法控制参数包括种群数量、比例因数、交叉因数、最大进化代数、终止条件等。

（2）随机产生初始种群。进化代数 $G=1$。

（3）对初始种群进行评价，即计算初始种群中每个个体的目标函数值。

（4）判断是否达到终止条件，或者进化代数是否达到最大进化代数。若是，则进化终止，将此时的最佳个体作为解输出；若否，则继续。

（5）进行变异和交叉操作，对边界条件进行处理，得到临时种群。

（6）对临时种群进行评价，计算临时种群中每个个体的目标函数值。

（7）进行选择操作，得到新种群。

（8）进化代数 $G=G+1$，转回第（4）步。

利用微分进化算法求解基于等效偶极子源模型的脑电逆问题，该方法对单偶极子源的定位误差很小，而且 DE 算法具有无须梯度信息，操作简单，易于实现，并总能保证收敛到全局最优的优点。但对于多个偶极子同时活动的情况，由于寻优参数过多，DE 算法将失效，不能进行正确定位，这也是非线性参数反演方法中遇到的普遍问题。偶极子多了会提高逆解的病态性，因此在事先不知道源个数的情况下，评价解的准则是：用最少的偶极子去近似脑电源的结果是最好的，即把稀疏性作为寻找合理解的准则来使用，因为它在可解释测量数据的脑电信号源的意义上是最合理的。

4.4　脑电流分布模型体素成像法

从实际的生理情况看，等效偶极子是一种很粗的源模型，只是对具有局部空间扩展特性的源分布的近似描述。在基于等效偶极子求解脑电源的非线性参数定位方法中，通常还需要事先知道源的个数，虽然对于考虑时间信息的求逆方法（如 MUSIC 等），能通过对时空 EEG 数据的协方差分析进行估计，但对于单时间片的瞬时求逆方法却无从知道源的个数。另外，非线性参数反演方法的定位精度还会随着等效偶极子源个数的增加而急剧下降。正是由于这些问题，人们提出了脑电源的分布模型，它将整个神经活动区分成足够小的区域，而每个小区域均可能是脑电源出现的位置。这样就把 EEG 的逆问题看作图像重建问题，并达到用线性算法近似求解非线性问题的目的。一般而言，由于源的数量要远大于已知的场点的数量，因此重建问题是一个大规模欠定系统。同时由于未知变量也可能不是线性独立的，因此需要求助于最小二乘准则来得到逆问题的解，而最小二乘解一般是非唯一的，需要利用最小范数解加以限制。由于 Moore-Penrose 广义逆具有最小剩余误差特征以及解的最小能量特征，因而在脑电源的线性求逆方法中被广泛使用，并且这个特殊的逆解从数学上可以证明是唯一的。本节将介绍利用基于混合加权广义逆矩阵的最小范数解来获得脑内神经电活动源的三维分布图像的方法。

4.4.1 解的一般形式

电流分布源模型为脑电逆问题的求解提供了更为一般化的途径。通常，将脑电源所在空间划分为稠密的小立方体网格，每一格点上布置相互垂直的 3 个电流偶极子源，当然它们也可以合成为一个位置固定，偶极矩未知的偶极子。由于生物媒质被认为是线性的，因此根据叠加原理，在建立分布源模型的总体方程时，外界场点的测量值是源空间内各个格点上等效偶极子作用结果的叠加，并且由于各个小偶极子的位置是已知的，因此源与场分布之间是线性关系。由此引入导联场（Lead Field）的概念。在每一个瞬时，各个偶极子的 3 个偶极矩与各个电极处的电位值之间由导联场矩阵相联系，即

$$\boldsymbol{\Phi} = \boldsymbol{K}\boldsymbol{J} \tag{4.43}$$

式中，$\boldsymbol{\Phi} = [\varphi_1 \ \varphi_2 \ \cdots \ \varphi_N]^{\mathrm{T}}$ 为 N 维列向量，由 N 个测量电极处的头皮电位值组成；$\boldsymbol{J} = [\boldsymbol{j}_1 \ \boldsymbol{j}_2 \ \cdots \ \boldsymbol{j}_M]^{\mathrm{T}}$ 为 $3M$ 维列向量，由脑神经活动区域内位置已知的 M 个格点处的电流密度 $\boldsymbol{j}_\beta = [j_{\beta x} \ j_{\beta y} \ j_{\beta z}]^{\mathrm{T}}$ $(\beta = 1, 2, \cdots, M)$ 组成；$\boldsymbol{K}$ 为 $N \times 3M$ 阶导联场矩阵，表示外界场分布与内部产生源之间的关系，写成展开形式有

$$\boldsymbol{K} = \begin{bmatrix} \boldsymbol{k}_{11} & \boldsymbol{k}_{12} & \cdots & \boldsymbol{k}_{1M} \\ \boldsymbol{k}_{21} & \boldsymbol{k}_{22} & \cdots & \boldsymbol{k}_{2M} \\ \vdots & \vdots & \ddots & \vdots \\ \boldsymbol{k}_{N1} & \boldsymbol{k}_{N2} & \cdots & \boldsymbol{k}_{NM} \end{bmatrix} \tag{4.44}$$

式中，$\boldsymbol{k}_{\alpha\beta} = [k_{\alpha\beta x} \ k_{\alpha\beta y} \ k_{\alpha\beta z}]$，$(\alpha = 1, 2, \cdots, N; \beta = 1, 2, \cdots, M)$ 表示第 β 个偶极子对第 α 个测量点的作用。由于

$$\varphi_\alpha = \sum_{\beta=1}^{M} \varphi_{\alpha\beta} = \sum_{\beta=1}^{M} \boldsymbol{k}_{\alpha\beta} \boldsymbol{j}_\beta = \sum_{\beta=1}^{M} (k_{\alpha\beta x} j_{\beta x} + k_{\alpha\beta y} j_{\beta y} + k_{\alpha\beta z} j_{\beta z}) \tag{4.45}$$

式中，$\varphi_{\alpha\beta}$ 是由第 β 个格点处的偶极子源在第 α 个测量点处产生的电位值，于是可得

$$k_{\alpha\beta x} = \varphi_{\alpha\beta} / j_{\beta x}, \quad k_{\alpha\beta y} = \varphi_{\alpha\beta} / j_{\beta y}, \quad k_{\alpha\beta z} = \varphi_{\alpha\beta} / j_{\beta z} \tag{4.46}$$

可见，一旦头的几何和电参数模型确立以后，导联场矩阵 K 只与 N 个电极的位置（以笛卡儿坐标向量 $s_1, s_2, \cdots, s_N$ 表示）和 M 个源的位置（以笛卡儿坐标向量 $r_1, r_2, \cdots, r_M$ 表示）有关，其值等于格点处单位偶极矩在测量点处产生的电位。所以 J 可以看作 K 的权值，对应于某一具体的脑内源分布 J，通过 K 可以得出实际的头皮电位分布 $\boldsymbol{\Phi}$。

对于脑电逆问题，$\boldsymbol{\Phi}$、K 是已知的，而 J 是未知的。一般情况下，测量电极的数目有限，而格点的数目又很大，即 $3M \gg N$，式（4.43）是一个欠定线性方程组，满足方程的解有无数个，而在这无数多可能的解中，一个合理的解可以通过最小范数（MN）加以限制（一般采用 l_2 范数），它对应于一幅具有能量最小的脑内电流密度分布图像。即在满足方程式（4.43）的约束条件下，求

$$\min \| J \|^2 = \min J^T J \tag{4.47}$$

利用算子 K 的 Moore-Penrose 广义逆（伪逆）$K^\dagger = K^T (KK^T)^{-1}$，上式具有唯一解

$$J_{mn} = K^\dagger \boldsymbol{\Phi} \tag{4.48}$$

事实上，解 J_{mn} 即是欠定情况下式（4.43）的最小范数解，亦是超定情况下的最小二乘解，因此这一方法也被称为最小范数最小二乘解。

由于导联场矩阵 K 中元素的强度随着格点深度的增加而不断减小，导致式（4.48）所得结果对深层源的分布不敏感。模拟实验也表明，通过极小化式（4.47）得到的解 J_{mn}，其浅层格点的电流密度值要大于实际值。也就是说，采用最小范数解得到的电流密度分布图像，其值有偏向于测量电极的趋向。为了消除这一偏差对最后结果的影响，可采用加权最小范数（WMN）解，即用下式代替式（4.47）：

$$\min J^T C_J^{-1} J \tag{4.49}$$

式中，C_J 为任意对称正定矩阵，根据 Cholesky 分解可写成 $C_J = WW^T$，W 是一非奇异矩阵，则式（4.49）等价于

$$\min \| W^{-1} J \|^2 \tag{4.50}$$

为了纠正重建源偏向测量点的现象，引入 $3M$ 阶对角权值矩阵 W，其元素的取值在原则上应与脑内网格点的位置到头表面的距离成反比关系。一般取为深度规范化形式

$$W = \mathrm{diag}\left(\frac{1}{\| k_1 \|}, \ \frac{1}{\| k_2 \|}, \ \cdots, \ \frac{1}{\| k_{3M} \|} \right) \tag{4.51}$$

式中，$k_i \ (i = 1, 2, \cdots, 3M)$ 为导联场矩阵 K 中的第 i 列组成的向量。这样就可消除由于格点越接近测量点，位于其上的电流密度值越大的偏差。实际上，式（4.47）是式（4.50）在 $W = I_{3M}$（I_{3M} 为 $3M$ 阶单位阵）时的特例。同样地，可得出式（4.50）

基于广义逆的加权最小范数解

$$J_{wmn} = WW^T K^T (KWW^T K^T)^{-1} \Phi = W(KW)^\dagger \Phi \qquad (4.52)$$

若以 KW 的奇异值分解表示，则 WMN 解的形式为

$$J_{wmn} = W \sum_{i=1}^{M} \left(\frac{U_i^T \Phi}{\sigma_i} \right) V_i \qquad (4.53)$$

式中，σ_i、U_i、V_i 分别为 KW 的第 i 个奇异值和左、右奇异矢量。直接求解式（4.50）将导致病态性并对噪声敏感，而 WMN 解的正规化形式可降低对噪声的敏感程度。通常的做法是采用截断 SVD 技术，即把式（4.53）中的求累加和项在某一阈值处截断。而 Tikhonov 正则化方法则将原始形式的式（4.50）用以下无约束的极小化形式代替：

$$J_{wmn\_\lambda} = \arg\min_{J} (\| \Phi - KJ \|^2 + \lambda \| W^{-1} J \|^2) \qquad (4.54)$$

对于任意适定化参数 λ，其解为

$$J_{wmn\_\lambda} = WW^T K^T (KWW^T K^T + \lambda I)^{-1} \Phi \qquad (4.55)$$

或写成

$$J_{wmn\_\lambda} = W \sum_{i=1}^{M} f_i \left(\frac{U_i^T \Phi}{\sigma_i} \right) V_i \qquad (4.56)$$

式中，过滤参数 $f_i = \sigma_i^2 / (\sigma_i^2 + \lambda)$。注意到 f_i 随着 σ_i 的减小而减小，因此，对应于较小的 σ_i 值，$(U_i^T \Phi / \sigma_i) V_i$ 项对解的贡献将被有效地滤除掉，从而抑制了噪声对解的影响。

直接利用 J_{wmn} 产生的主要问题是，其重建结果就像 X 光片一样缺乏深度方面的信息。因此加权最小范数解往往被用来对二维解空间进行成像，例如，假设电流偶极子只位于一些已知的平面上，这样虽然所估计出的二维偶极矩分布图像比较模糊，但却能定位出最大电活动位置。怎样将最小范数解对二维空间的理想成像结果扩展到三维空间，即设定偶极子可以分布在整个三维大脑空间中，这是此类技术最终能否得以实用的关键。

从实际物理现象出发，权值矩阵 W 的构造方法是不同的。脑电生理学的研究表明，相邻神经元之间比相距较远的神经元之间存在着更强的协同作用，更趋向于进行同步活动。在数学上对应于一个最为光滑的解，而拉普拉斯算子 B 是在许多广义信号处理中被用来做平滑性限制的常用手段，这启发人们将 B 作为权值矩阵以平滑最小范数的重建结果。Pascual-Marqui 等联合使用 $W \cdot B^{-1}$ 作为权值矩阵，提出了低分辨率脑电磁层析成像（Low Resolution Brain Electromagnetic Tomography，LORETA）方法，从而实现了重建有生理学意义的三维电流源分布图像。这个解的结果是一个模糊的定位图像，具有较低的空间分辨率。造成这种

现象的原因是在三维解空间中，未知偶极子的数目过于庞大，而外部场的测量数据量又不能提供足够的信息来获得具有高分辨率的三维重建结果，这也使得那些追求高分辨率的算法会存在各种偏差或需要过多的假设，从而难以成为真正意义上的三维成像技术。

另外，最小范数解的特点是尽量使能量分散到整个解空间中的各个元素位置（格点）上去，而不是将能量集中到重建区域的几个较少的元素上，其结果必然表现为一个扩散的、模糊的源分布图像，即解向量 J 中的大部分元素的值均不为零，这使得对源所在位置的精确定位变得很困难，更严重的是它有悖于脑电生理学上的依据。对脑神经电活动的研究，如利用 PET 和 fMRI 对体感和视觉反应的数据表明，皮质神经活动的特征是总体非常稀疏、局部高度聚集。这就要求最后的脑电源成像结果也应该是稀疏且局部集中的。为此，仍然可以在权值矩阵 W 上做文章，采用重加权（Re-weighting）技术，即所谓的 FOCUSS（Focal Underdetermined System Solution）方法，用迭代的方式不断调整 W 使重建过程朝着符合生理学意义的方向进行。每次权值矩阵的选取在上一次迭代所得到的电流源分布结果的基础上，减小电流密度较弱格点的权值，增加电流密度较强格点的权值，从而达到抑制较小的源活动，增强较大的源活动的目的。将能量集中在较少的几处重建区域，最终得到一个稀疏的解。这样由于重建区域内大部分格点的电流密度为零，也提高了图像的分辨率，达到了去模糊的作用。Gorodnitsky 在分析 FOCUSS 算法的收敛性时指出，对于任意初值，总可以保证上述迭代过程以渐近线的方式收敛到固定的点。但这些点可能是稳定的，也可能是马鞍形点（只有当算法沿某一方向收敛时才能到达的点），还可能是非稳定点（由于干扰而产生的远离稳定解的点）。因此这种方法对初始条件敏感，并不能保证迭代的最终结果是一个有效的解，其收敛点依赖于初始解的选取。另外，由于采用逐步逼近的方法，计算量较大。

4.4.2　基于加权广义逆矩阵的混合加权最小范数解

对脑神经电活动源有几个生理结构上的先验知识：一是相邻神经元更易于协同活动；二是源的空间分布是稀疏的；三是源的活动强度是高度集中的。以此作为前提条件研究基于加权广义逆矩阵的约束方法，而不对逆解的其他性质（如源的数目、分布范围等）做过多的假设，从而实现一个通用的三维脑电源重建技术。

采用的算法主要集中在最小范数解的框架下，由权值矩阵对解的分布特性做出约束，并从现有的有关平滑算子、竞争机制及学习算法上引入一些借鉴，特别是 LORETA 方法侧重于"localization"的 low resolution 思想和 FOCUSS 方法的侧重于"separability"的 high resolution 思想。重点放在对权值矩阵的构造上。

基本过程是首先得到一个解的初步估计,然后利用初解的信息构造一个新的估计,此过程重复进行,直至解在两次估计过程中基本保持不变。为了消除误差的影响,上述过程要纳入适定化技术以取得在数据拟合与数值稳定性之间的折中。

由于权值矩阵不一定是对角阵形式,为了便于实现,取式（4.49）中的 $C_J^{-1} = C$。另外,为了得出不依赖于参考电极的解,引入平均参考算子 $H = I - 1/N$,则式（4.49）等价于

$$\min_{J} J^{\mathrm{T}} CJ \quad \text{（约束条件为 } H\boldsymbol{\Phi} = HKJ \text{）} \tag{4.57}$$

其解为

$$J^{*} = C^{-1} G^{\mathrm{T}} (GC^{-1} G^{\mathrm{T}})^{\dagger} \boldsymbol{\Phi} \tag{4.58}$$

式中,$G = HK$。

为了纠正重建源偏向测量点的现象,需要对权值矩阵 W 进行调整。由 $C = C_J^{-1} = (WW^{\mathrm{T}})^{-1}$ 及式（4.51）可知,此时权值矩阵 W 的形式为

$$W = \mathrm{diag}(\|k_1\|, \|k_2\|, \cdots, \|k_{3M}\|) \tag{4.59}$$

为了获得电活动源在三维解空间中的可靠定位信息,依据相邻神经元存在更强的同步电活动的趋势,引入离散拉普拉斯算子 B,牺牲空间分辨率产生一个"模糊定位"的源重建图像。对于脑体积内规则的立方体网格,若相邻格点间的距离为 d,则拉普拉斯算子 B 可被定义为

$$B = \frac{6}{d^2}(A - I_{3M}) \tag{4.60}$$

式中,$A = A_0 \otimes I_3$,$A_0 = \frac{1}{2}(I_M + [\mathrm{diag}[A_1 I_M]]^{-1})A_1$,$\otimes$ 代表张量积（Kronecker Product）,I_M 是一个元素均为 1 的 M 维列向量,A_1 中的元素 $a_{\alpha\beta}$ 定义为:若编号为 α 的格点与编号为 β 的格点相邻,则其值为 1/6,否则为 0,即

$$A_1 = \begin{bmatrix} a_{11} & \cdots & a_{1M} \\ \vdots & \ddots & \vdots \\ a_{M1} & \cdots & a_{MM} \end{bmatrix}, \text{ 其中 } a_{\alpha\beta} = \begin{cases} \dfrac{1}{6}, & \text{如果 } \|r_\alpha - r_\beta\| = d \\ 0, & \text{其他情况} \end{cases} \quad \forall \alpha, \beta = 1, 2, \cdots, M$$

由式（4.60）定义的拉普拉斯算子 B 是非奇异的,与式（4.59）定义的权值矩阵 W 结合后共同作为式（4.57）的权值矩阵。取 $C = W^{\mathrm{T}} B^{\mathrm{T}} BW = WB^{\mathrm{T}} BW$,代入式（4.58）后可得

$$J^{*} = (WB^{\mathrm{T}} BW)^{-1} G^{\mathrm{T}} (G(WB^{\mathrm{T}} BW)^{-1} G^{\mathrm{T}})^{\dagger} \boldsymbol{\Phi} \tag{4.61}$$

另外,为了提高抗干扰及稳定性,将式（4.57）进行 Tikhonov 适定化,对于给定的适定化参数 λ,据式（4.55）有

$$J^{*} = (WB^{\mathrm{T}} BW)^{-1} G^{\mathrm{T}} (G(WB^{\mathrm{T}} BW)^{-1} G^{\mathrm{T}} + \lambda H)^{\dagger} \boldsymbol{\Phi} \tag{4.62}$$

在权值矩阵 C 中加入具有光滑限制的拉普拉斯算子 B 后，其导致的直接结果是解的分布有扩散性，特别是对于点源的情况，使其附近的点都有值产生。为了反映脑电活动源总体稀疏、局部聚集的特性，其解的一个直观形式应该是只在一些小区域内有值，其余大部分区域内的值为零。为此将式（4.62）得出的 J^* 作为初始信息 J_0，然后采用迭代加权的思想，逐步加强解空间中某些格点上的取值，使能量向感兴趣的区域逐步集中，保证在最终的解中只有少数胜利者被保存下来。使总的源数目尽可能少，而在局部又呈现聚集状态，从而更符合脑神经的活动规律。从数学上讲，这仍然可以通过在权值矩阵中引入有关的限制来得以实现。具体的方法是将第 $k-1$ 步的解 J_{k-1} 作为先验信息来构造第 k 步的权值矩阵 W_k

$$W_k = \mathrm{diag}(J_{k-1}) \tag{4.63}$$

为了适应权值矩阵的奇异性，将式（4.50）推广为 $\min \| W_k^{\dagger} J \|$，则根据式（4.52）第 k 步迭代的解为

$$J_k = W_k(KW_k)^{\dagger} \Phi \tag{4.64}$$

由于对角阵 W_k 中的每一对角元素对应于重建区域中某个格点上的一个电流密度分量，而在第 k 步中极小化的目标为 $\sum_{i=1, w_i \neq 0}^{3M} (j_i/w_i)^2$，这样如果 J_{k-1} 中各较大的元素项在导联场矩阵 K 中所对应的列比其余各列对头皮观测电位 Φ 拟合得更好，那么在此前提下，进行加权最小范数解的计算时，这些较大元素项在 J_k 中的取值将得到加强，反之亦然。此过程逐步进行下去，可使 J 中大部分元素的取值得到抑制而趋向于零，保证迭代算法能够最终收敛到初值附近一个稳定的点集合上。但值得注意的是，在此过程中并不是仅仅简单地增加初值 J_0 中的最大元素项。事实上，J_0 中最大元素项有可能在最后结果中变为零。为了使收敛速度更快且更健壮，即不会产生远离初始电流源分布的定位结果，权值矩阵可以采用以下的累加形式：

$$W_k = \mathrm{diag}\left(\prod_{i=1}^{k-1} J_i \right) = W_{k-1} \mathrm{diag}(J_{k-1}) \tag{4.65}$$

显而易见，算法应在两步迭代之间其三维电流密度的分布图像 J 基本保持不变时结束。

主要参考文献

[1]　饶利芸. 生物医学电磁逆问题的数值计算方法研究 [D]. 天津：河北工业大学，1998.

[2] 吴清. 脑电信号源数值解法的研究 [D]. 天津：河北工业大学，2001.

[3] 徐桂芝. 基于 EIT 技术的脑内电特性与功能成像研究 [D]. 天津：河北工业大学，2002.

[4] 李颖. 脑电逆问题求解的数值计算方法研究 [D]. 天津：河北工业大学，2003.

[5] Wu Qing, Shen Xueqin, Li Ying, et al. Classifying the Multiplicity of the EEG Source Models Using Sphere-Shaped Support Vector Machines[J]. IEEE Trans. on Magn.，2005，41（5）：1912-1915.

[6] 耿跃华. 磁刺激神门穴脑电信号的研究 [D]. 天津：河北工业大学，2010.

[7] 李文文. 基于磁刺激内关穴的诱发脑电源定位分析 [D]. 天津：河北工业大学，2010.

[8] Hongli Yu, Guizhi Xu, Lei Guo, et al. Magnetic Stimulation at Neiguan（PC6）Acupoint Increases Connections between Cerebral Cortex Regions.Neural Regeneration Research，2016，11（7）：1141-1146.

[9] 于洪丽. 磁刺激穴位脑电特征信号提取及分析 [D]. 天津：河北工业大学，2011.

第 5 章　脑网络构建与分析

　　网络是包含大量个体和个体之间相互作用的系统。脑网络属于网络的一种，是由脑区、神经元群或神经元及其之间的交互作用构成的复杂网络系统。脑网络突破了以往将大脑视为离散解剖单元集合的研究方式，而将大脑视为复杂的统一整体来研究不同时空尺度上脑网络拓扑结构、动力学属性等内容。脑网络作为脑功能的基础，是推进脑功能与脑机制研究的一个新方向，将为理解脑的信息加工过程及脑的高级功能提供全新的视角。对脑网络的研究将进一步加深人们对脑的认识，更好地促进脑研究，达到"认识脑、开发脑、改造脑"的目的。脑网络研究目前在神经解剖学、神经发育、电生理学、脑功能成像、认知神经基础等方面发挥着重要的作用，为神经科学的许多领域开辟了新的途径。

5.1　脑网络概述

5.1.1　复杂网络及其图论描述

　　自然界并非如牛顿所说的喜欢简单化，现实世界中的多数系统都是由高度相互作用的动力学系统构成的，其宏观行为表现出介于统计随机与规则之间的复杂性。通过将动力学子系统作为节点，子系统之间的相互作用用"边"表示，可以构建系统的网络模型，从而分析其全局特性。复杂网络模型忽略了子系统本身内部结构等细节，从而实现了对实际系统的合理抽象与简化。一般复杂网络具有以下特征。

　　(1) 网络规模大，节点数可能成千上万，甚至数亿以上。网络结构具有复杂性和多样性，大多数现实世界中的网络结构既非完全规则，也非完全随机，而是随机性与确定性的两种混合结构。

　　(2) 网络的节点各种各样，取决于具体研究对象，特别是涉及非线性的动态演化。节点之间的相互作用错综复杂，体现在权重多样性和结构的非均匀性。

　　(3) 网络具有时空复杂性，可以是静态的，但通常复杂网络是动态的演化。

随着空间和时间而变化，节点不断增加，节点之间的连接方式和权重不断变化，网络的拓扑特性和动力学性质展示出丰富多彩的时空复杂行为。

（4）复杂网络存在不同的层次，既可从微观到宏观，又可从粒子、分子、生理、生态到社会不同层次进行研究。

自然界和人类社会中广泛存在着各种复杂网络，如电力网络、航空网络、交通网络、计算机网络、社交网络及生态网络等。大量研究结果表明，尽管不同复杂系统之间存在着固有的区别，但是大多数的实际网络表现出了很多共同的拓扑结构特征，如小世界特性、无标度特性等。在过去十余年里，复杂网络迅速扩展到不同的科学领域，已成为当今复杂性科学研究中最受关注和最具挑战性的科学前沿课题之一。越来越多的研究开始关注细胞、大脑、生态系统、社会及全球经济等复杂系统的结构、行为和演化过程。为了深入理解这些系统，不仅需要了解系统的基本元素，还需要研究这些元素是以何种方式进行相互联系及相互作用的性质。随着大型数据集和强大的计算机的日益发展与普及，对包含数以千计甚至数以百万计元素的系统进行记录、分析和建模变得更加容易。

研究复杂网络最主要的数学工具是图论。图论最早是由瑞士著名数学家 Euler 在 1736 年解决著名的哥尼斯堡七桥问题时提出的方法。哥尼斯堡是东普鲁士的首都，普莱格尔河横贯其中。18 世纪在这条河上建有七座桥，将河中间的两个岛和河岸连接起来。当时有人提出能不能每座桥都只走一遍，最后又回到原来的位置。这个看似简单却很有趣的问题吸引了很多人尝试了各种走法，然而都没有成功。Euler 用一种独特的方法给出了解答，他将两个岛和两个河岸分别简化成 4 个点，将连接两个岛和两个河岸的七座桥视为连接这 4 个点的七条线，于是七桥问题简化成了"一笔画"问题。Euler 证明了此问题无解，并将七桥问题进行了推广，开创了图论研究的先河。在图论中，一个复杂网络可以表述为一个图。图是对系统中的基本单元集合，以及每两个基本单元间的关系集合之间相互作用的描述，换句话说，是对所有节点和所有边之间是如何连接的进行的描述。

复杂网络是以图为基础的，一个网络可以用 $G(V, E)$ 来表示，它主要由两个集合构成，其中 V 表示网络中所有节点的集合，E 表示网络中所有连接（边）的集合，E 中的元素是节点集合 V 中某两个元素的组合，(i, j) 表示节点 i 和节点 j 之间存在边。若网络中任意节点对 (i, j) 和 (j, i) 表示同一条边，则该网络称为无向网络；反之称为有向网络。若网络中只用 0 和 1 表示是否存在边，则该网络称为无权网络；若给每条边都赋予了相应的权值，则相应的网络为加权网络。

5.1.2　脑网络及其分类

　　人类的大脑是一个出类拔萃的复杂系统。人类大脑经历了几千万年的演变过程，形成了高度复杂的大脑神经网络。据估计，一个成年人的大脑中约有 10^{11} 个神经元细胞，这些数量巨大的神经元细胞通过约 10^{15} 个突触互相连接，形成了一个高度复杂的脑结构网络。虽然大脑的不同区域具有不同的功能，但是任何一项任务的完成都不是靠单个神经元或单一脑区独立完成的，而是通过神经环路内的神经元团（群）或多个不同功能区域之间的相互作用与互相协调来实现的。人脑的复杂性不仅体现在神经元和连接的数量上，而且体现在如何在不同尺度上进行连接，以及连接模式如何产生认知功能、思想、感情及行为上。理解大脑的综合功能需要理解大脑网络结构及其产生的复杂动态模式。早在 1993 年，DNA 双螺旋结构的发现者 Francis Crick 和 Edward James 就指出，没有脑连接图是不太可能理解脑的工作机制的。就像现代遗传学需要基因组学一样，脑科学需要连接组学，这是深入理解脑功能和脑疾病机制的唯一途径。随着脑科学的不断发展，科学家越来越意识到人脑连接网络的重要性，提出了人脑连接组学的概念，致力于在从宏观到微观、从脑区到神经元的各个层次上，全面精细地刻画大脑结构网络图谱，从而得到像基因组学一样对遗传学在生物层面上的"普查"。

　　在微观层面，研究证据表明，人脑的功能是通过不同时间和空间尺度上的神经元之间的相互作用完成的。这样的网络结构和动态的相互作用产生人脑的生理活动，从而最终产生人类的认知行为。在宏观层面，越来越多的神经影像学研究结果表明，大脑的功能可以在由一些脑区组成的网络中得到体现，复杂而庞大的网络是大脑进行信息处理和认知表达的生理基础。大脑的单个神经细胞联系在一起，形成错综复杂、密集连接的网络，以指导行为、塑造思想、形成和检索记忆及创造意识。任何单一的神经细胞是不能执行这些功能的，但是当大量的神经细胞连接成网络形成一个神经系统后，产生行为、思想、记忆和意识就成为可能。大脑网络跨越多个空间尺度，从微观尺度的单个细胞和突触到宏观尺度的认知系统和生物体，换句话说，大脑包含许多紧密集成在一起的不同层级：从基因、蛋白、突触、神经元、神经环路，到脑区和全脑。现代网络的方法可以为研究由简单元素组成的动态模式提供基本途径，从而大大扩展了将单个元素作为个体的研究思路。

　　20 世纪是世界科学界公认的生物科学与脑科学的时代，对各类神经精神疾病的脑机制以及语言、记忆、思维、学习和情绪等高级认知功能进行多学科、多层次的综合研究，已经成为当代科学发展的主流方向之一。脑网络研究不仅具有很高的学术研究价值，对于深入理解大脑在各个层面的脑功能机制具有重要意义，而且在疾病诊断和治疗方面也具有非常重要的临床应用前景。目前以结构磁共振成像、扩散磁共振成像、功能磁共振成像、脑电图、脑磁图等成像方法为基础，脑网络在阿尔茨海默病、精神分裂症、抑郁症、癫痫、多动症、强迫症、脑卒中等疾病方面得到了广泛应用。已有大量研究结果从不同角度揭示了疾病患者的功能性或结构性脑网络出现了不同程度的网络特征与网络属性的变化。研究脑网络的拓扑结构及疾病演化过程中的动力学特征，有望为揭示疾病的病理机制提供新的信息，为脑疾病的早期诊断提供新的思路。此外，脑网络是一个对大脑进行的逆向工程研究，希望研究明白"大脑"是怎么被建造的，而后就可重建模拟"大脑"，类脑计算等人工智能领域有望实现新突破。

脑网络的描述方式大体上可以分为结构性脑网络、功能性脑网络及因效性脑网络三大类，有时也将功能性脑网络及因效性脑网络统称为脑功能网络。

1. 结构性脑网络

大脑结构网络（Structure Network）是反映大脑生理结构的一种网络，主要由神经元之间的解剖性连接构成。结构性脑网络一般是通过对大脑的实体解剖或利用磁共振等影像学的方法来构建的。

2. 功能性脑网络

大脑解剖结构上相对独立的区域可以通过生理节律行为跨越一定的空间距离形成具有一定功能的网络。大脑功能网络可以反映空间上分离的神经元集群或脑区在时间上的相关性及功能活动的统计依赖关系。功能性脑网络是一种无向网络，主要利用脑电、脑磁、功能核磁共振等信号进行构建。功能性脑网络是大脑内部活动的外在表现，有助于探讨信息是如何在大脑复杂网络中进行传递的。

3. 因效性脑网络

大脑因效网络主要描述神经网络各节点之间的相互影响或信息流向，因此是一种有向网络。因效性脑网络通常考查节点之间脑电、脑磁、功能核磁共振等信号相互关系的强弱及方向，可以看作一类特殊的具有方向性的脑功能网络。

5.2　脑网络的基本构建方法

脑网络的构建流程在总体上可分为 4 个主要部分，如图 5.1 所示，即大脑信息的采集、关联关系矩阵的确定、二值 / 权值矩阵的确定，以及脑网络的连接及可视化。

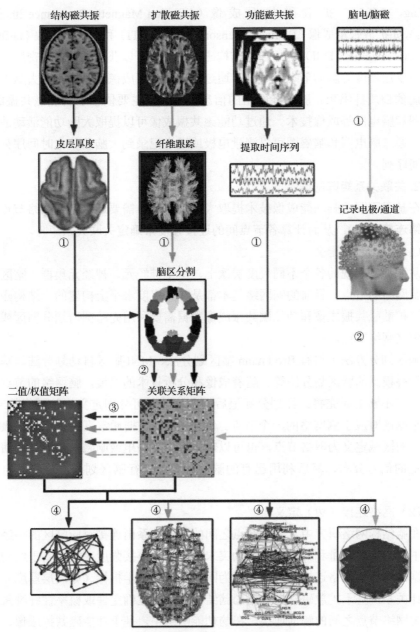

图 5.1　脑网络构建基本流程

1. 大脑信息的采集

脑网络研究是以脑功能成像技术为基础发展起来的。目前由于现有技术的限制，脑结构网络和功能网络的研究主要局限在大尺度水平上。在构建脑结构网络时，大脑信息的采集手段包括：结构磁共振成像（structural Magnetic Resonance

Imaging，sMRI）；扩散磁共振成像（diffusion Magnetic Resonance Imaging，dMRI），如扩散张量成像（Diffusion Tensor Imaging，DTI）和扩散谱成像（Diffusion Spectrum Imaging，DSI）等。通过结构磁共振成像可以获得大脑灰质密度、灰质体积及皮层厚度等脑的形态学数据，通过扩散磁共振成像可以检测到大脑不同脑区之间的白质纤维束。脑功能网络的信息采集手段主要依赖于功能磁共振成像、脑磁图和脑电图等成像技术。通过功能磁共振成像可以提取大脑功能活动的时间序列，通过脑电图和脑磁图可以测量电极或通道记录到大脑的脑电时间序列或脑磁时间序列。

2. 关联关系矩阵的确定

在基于不同的脑功能成像技术提取大脑信息后，需要通过定义网络节点、确定网络连接（边），从而计算各节点间的连接强度来确定关联关系矩阵。

（1）网络节点定义

从微观到宏观的各个不同尺度层次上，单个神经元、神经元集群、脑区都可视为脑网络的节点。目前的脑网络基本都是在大尺度水平上构建的，结构磁共振成像、扩散磁共振成像和功能磁共振成像数据需要利用先验图谱划分脑区或图像体素定义网络节点。

脑区划分方法主要有 Brodmann 脑区划分法、MNI 脑区自动划分法、基于脑沟回折叠模式的脑区划分法等。随着成像和分析技术的发展，脑网络的节点定义方式还在不断更新完善。经划分标记后的各脑区即可分别定义为脑网络的节点，即一个脑区对应于脑网络的一个节点。脑电/脑磁数据通常直接以记录电极或通道覆盖的区域定义为网络节点，也可以首先将头皮脑电或脑磁信号通过反演得到皮层上的信号分布，然后利用已有的脑区划分法进行脑区划分，将脑区定义为节点。

（2）网络连接（边）定义

在脑结构网络研究中，各个节点之间的连接关系由连接对应脑区的神经纤维通路中的轴突的数量和突触与这些轴突末梢之间的连接强度决定。基于结构磁共振数据的脑结构网络连接（边）定义为网络节点形态学指标（如皮层厚度）之间的统计关系，基于扩散磁共振数据的脑结构网络通过确定性或概率性纤维跟踪技术确定网络节点之间的解剖连接。在脑功能网络中，基于功能磁共振成像、脑磁图和脑电图的功能网络连接（边），一般可以通过互相关、互信息、偏相关、相位同步、同步似然等计算方法来度量网络节点的神经活动信号之间的统计关系，通过结构方程模型、动态因果模型、部分有向相干、有向传递函数等方法来估计节点信号之间的因效连接关系。

互相关（Cross-correlation）、互信息（Mutual Information，MI）是两种常见的方法，这两种方法可以分析全频带或特定频带的信号关系，可以用来考查信号的幅度和相位的综合信息。其中，互信息方法更多地用来量化具有较强非线性特征的信号之间的关系。相位同步（Phase Synchronization）法通过希尔伯特变换把信号分解为幅度部分和相位部分，进而分析信号相位信息之间的统计关系，该方法能检测出信号之间的微弱关系，且能排除信号瞬时幅度的影响，已广泛用于分析各种多通道脑电生理信号在特定频带内的信号之间的关系。同步似然（Synchronization Likelihood，SL）法主要从信号的幅值上体现信号之间的同步性，包含线性和非线性对连接强度的影响，目前也在脑电、脑磁等领域得到了广泛应用。此外，能量包络相关（Power Envelope Correlation）法能有效去除由于信号的空间分辨率影响造成的伪相关，在保留不同源产生的能量变化的同时，可以有效去除由于同源造成的能量变化，在脑电和脑磁信号分析方面具有较好的应用前景。

上述方法估计出的节点连接关系是无向的，而节点间的因效连接关系主要可以通过因果关系分析进行量化。格兰杰因果（Granger Causality，GC）是用于分析信号因果关系最普遍的方法之一，最初主要用于金融数据分析，现已被进一步应用到生理信号分析领域。结构方程模型（Structural Equation Modeling，SEM）是一种建立、估计和检验因果关系模型的方法，可同时考虑并处理多个因变量。动态因果模型（Dynamic Causal Modeling，DCM）也是一种效应连通性的分析方法，主要利用双线性微分方程组来近似描述，用贝叶斯的方法来评估模型的各个生理参数。有向传递函数（Directed Transfer Function，DTF）和部分有向相干分析（Partial Directed Coherence，PDC）是基于 GC 方法发展起来的频域因果关系分析方法，这两种方法首先通过对多通道信号进行多变量自回归（Multivariate Auto Regressive，MVAR）建模，然后将估计出的模型参数变换到频域来得到信号间的因果关系。

3. 二值 / 权值矩阵的确定

在量化完各节点之间的连接强度得到关系矩阵后，需要进一步确定一个合适的阈值对关系矩阵进行二值化，以确定各个节点间的二值矩阵。两个节点之间是否存在边取决于节点之间的关系强度，当其关系强度大于阈值时，邻接矩阵对应的元素为 1，反之邻接矩阵对应的元素为 0。为避免网络中出现自连接边，邻接矩阵的对角线元素均设为 0，这样就可以得到一个元素值为 0 或 1 的二值矩阵。若将存在边的节点之间的关系强度赋为相应边的权重，则也可构建相应的权值矩阵。

在确定二值 / 权值矩阵时，阈值选取是非常重要的一项工作。已有研究采用替代数据法来确定阈值，该方法生成的替代数据与原数据具有相同的功率谱，但不具备原数据的线性特性。有文献选取保证网络连通即没有孤立点存在的最大可能值作为阈值，也有文献选取保证网络为稀疏连接的最小可能值作为阈值，还有一些研究选取多个阈值并分别分析各阈值下的网络特征。目前已有多种确定阈值的方法，但并没有一个被普遍接受且广泛应用的阈值选取方法。因此，合适阈值的选取方法在脑网络构建中仍是需要进一步探讨的问题。

4. 脑网络的连接及可视化

得到二值/权值矩阵后，需要将脑网络各节点按照相应的连接关系进行连接。两个节点之间是否存在边取决于对应的脑电信号通道之间的关系强度，当其关系强度大于阈值，即二值或权值矩阵元素不为 0 时，就在对应的节点之间建立一个边。根据节点间关系矩阵的不同，可分别构建并显示不同类型的脑网络，如无权无向脑网络、加权无向脑网络、有向无权脑网络及有向加权脑网络等。在构建出不同形式的脑结构网络或脑功能网络的基础上，可以利用基于图论的复杂网络分析方法对网络的拓扑结构和网络属性进行分析，从而进一步揭示大脑的内部工作机制。

5.3　脑网络性能分析与评价

复杂网络模型忽略了一些技术层面的细节问题，如网络节点的大小、形状、位置以及边的物理距离和几何形状等，这种不依赖于网络节点和网络连线的具体形态与位置的结构称为网络的拓扑结构，相应地，表现出来的网络性质称为网络的拓扑性质。为深入研究复杂网络的拓扑性质，人们提出了许多复杂网络的统计参量和度量方法。脑网络作为复杂网络的一种，进行网络统计量分析非常必要。以下将以无向网络为例，分别对几个比较重要的网络评价指标，如度、聚类系数、最短路径长度、全局效率、中心度及小世界属性进行逐一介绍。

5.3.1　度

度是复杂网络模型节点属性中最简单、最直观，也是最重要的性质之一。在无权脑功能网络中，一个节点 i 的度定义为网络中与之相连接的节点的数目，即节点 i 在网络中的邻居节点的个数，可以用如下公式表示：

$$D_i = \sum_{j=1}^{N} h_{ij} \tag{5.1}$$

式中，N 表示网络中的节点个数；h_{ij} 表示二值矩阵中的元素，$h_{ij}=0$ 时表示节点 j 与节点 i 无连接，$h_{ij}=1$ 时表示节点 j 与节点 i 有连接。

对无权脑网络中所有节点的度求平均值，可以得到网络的无权平均度，即

$$D = \frac{1}{N} \sum_{i=1}^{N} D_i \tag{5.2}$$

在加权脑网络中，一个节点 i 的度也称为该节点的强度，加权度定义为与该节点相连的所有边的权重之和。对脑网络中所有节点的加权度取平均值，即可得到网络的加权平均度，具体可以表示为

$$D^w = \frac{1}{N} \sum_{i=1}^{N} \sum_{j=1}^{N} h_{ij} w_{ij} \tag{5.3}$$

式中，w_{ij} 表示节点 i 与节点 j 之间的权值，当节点 i 与节点 j 无连接时，w_{ij} 取值为 0；当节点 i 与节点 j 存在连接时，w_{ij} 取值为通道关系矩阵中的相应元素。h_{ij} 的定义与无权网络中的相同，表示二值矩阵中的元素。

5.3.2　聚类系数

聚类系数也称为集聚系数，是衡量脑网络内部集团化和连接紧密程度的重要参数，表示网络中某一节点的邻居节点之间又互为邻居的可能性。在无权脑网络中，某一节点 i 的聚类系数表示与之相连接的邻居节点中实际存在的边数目与邻居节点中最多可能存在的边数之比，具体可以表示为

$$C_i = \frac{2E_i}{k_i(k_i - 1)} \tag{5.4}$$

式中，k_i 表示与节点 i 相连的节点个数，E_i 表示与节点 i 相连的 k_i 个节点之间实际存在的边数，$k_i(k_i-1)/2$ 表示与节点 i 相连的 k_i 个节点之间最多可能存在的边数。

复杂网络中节点数很多，因此通常不去详细研究网络中每个节点聚类系数的大小，而是从统计的角度去研究整个网络的平均聚类系数，对无权网络中所有节点的聚类系数取平均值可以得到整个网络的平均聚类系数，即

$$C = \frac{1}{N} \sum_{i=1}^{N} C_i \tag{5.5}$$

在无权网络聚类系数的基础上，定义了加权脑网络的聚类系数：

$$C_i^w = \frac{1}{D_i^w(D_i - 1)} \sum_{j,k}^{N} \frac{w_{ij} + w_{jk}}{2} h_{ij} h_{jk} h_{ki} \tag{5.6}$$

式中，D_i 表示节点 i 的度；D_i^w 表示节点 i 的加权度；$D_i^w(D_i - 1)$ 为归一化系数，确保 $0 \leqslant C_i^w \leqslant 1$；$w_{ij}$ 代表节点 i 和节点 j 之间的权值；w_{jk} 代表节点 j 和节点 k 之间的权值；h_{ij}、h_{jk} 和 h_{ki} 表示节点 i 和节点 j、节点 j 和节点 k，以及节点 k 和节点 i 之间的连接情况，取值为 1 表示有连接，取值为 0 表示无连接。

对加权脑网络中所有节点的聚类系数取平均值，可以得到整个网络的平均加权聚类系数，即

$$C^w = \frac{1}{N} \sum_{i=1}^{N} C_i^w \tag{5.7}$$

5.3.3　最短路径长度

在复杂网络中，从节点 i 出发可以经过几条边到达节点 j，这几条边连接而成的通路称为节点 i 和节点 j 之间的一条路径，所经过的边数称为这条路径的长度。节点 i 和节点 j 之间的路径可能存在多条，但是长度最短的路径往往是比较受关注的，节点 i 和节点 j 间的最短路径是从节点 i 出发到达节点 j 的一条信息传递的最优路径。连接两个节点 i 和节点 j 的最短路径上边的条数，称为两个节点之间的最短路径长度或距离。

脑网络中的平均路径长度是指任意两个节点的最短路径长度的平均值，是描述复杂网络内部信息传输的关键参数。不考虑节点到其自身的距离对平均路径长度的影响，无权脑网络中任意节点间的平均路径长度可表示为

$$L = \frac{1}{N} \sum_{i=1}^{N} \frac{\sum_{j \in V, j \neq i} d_{ij}}{N-1} \tag{5.8}$$

式中，N 表示网络中的节点个数，d_{ij} 表示节点 i 和节点 j 之间的距离。

对于有权复杂网络而言，Dijkstra 于 1959 年提出了求解最短路径长度的算法，定义加权网络中的权值代表传递所消耗的成本或代价，如全球定位系统各设备间的距离、因特网传递信息量所用的时间等都可以用相应的权值来表示。但是，还有多数加权网络中的权值表示节点间的连接强度而非成本消耗。在这种加权网络中，需要对权值先求倒数再应用 Dijkstra 算法来确定最短路径长度。Newman 和 Brandes 分别于 2001 年提出了在求解紧密度和介数时将权值取倒数处理的想法。Newman 和 Brandes 利用 Dijkstra 算法求解节点 i 和节点 j 之间的加权最短路径长度，即找到一条路径使其所经过各边的权值的倒数之和最小，具体可以表示为

$$d_{ij}^w = \min \left(\frac{1}{w_{ik}} + \frac{1}{w_{kf}} + \cdots + \frac{1}{w_{mn}} + \frac{1}{w_{nj}} \right) \tag{5.9}$$

式中，w 代表任意两点间的权值，下标代表节点编号。

对网络中任意两个节点间的加权最短路径长度求平均值，便可以得到加权脑网络中的平均加权最短路径长度，即

$$L_{ij}^w = \frac{1}{N} \sum_{i=1}^{N} \frac{\sum_{j \in V, j \neq i} d_{ij}^w}{N-1} \tag{5.10}$$

5.3.4　全局效率

大脑是一个可以高效处理各种信息的复杂网络，全局效率是衡量信息在脑网络中传递快慢的一个综合指标，在无权脑网络中全局效率具体表示为

$$E = \frac{1}{N} \sum_{i=1}^{N} \frac{\sum\limits_{j \in V, j \neq i} d_{ij}^{-1}}{N-1} \tag{5.11}$$

式中，N 表示网络中的节点个数，d_{ij} 表示节点 i 和节点 j 之间的距离。

全局效率指标的提出除了可以衡量信息在网络中传递的快慢，还具备一个优势，即在有不连通节点的网络中更为适用。生物网络特别是脑网络中难免会有孤立点的存在，在计算最短路径长度时需要去除孤立点的影响，而全局效率的定义则允许有孤立点的存在，不连通节点间的距离取倒数后为 0，因此全局效率可以用来更加全面地描述脑网络的特征。

在无权网络全局效率的基础上，定义了加权脑网络的全局效率：

$$E^w = \frac{1}{N} \sum_{i=1}^{N} \frac{\sum\limits_{j \in V, j \neq i} (d_{ij}^w)^{-1}}{N-1} \tag{5.12}$$

式中，N 表示网络节点个数，d_{ij}^w 表示连接两个节点 i 和 j 的加权最短路径长度。

5.3.5　中心度

中心度可以用来描述所研究的整个网络是否存在以及存在什么样的核心或中枢节点。直观地从网络拓扑结构来看，具有较多连接（边）的网络节点，即具有较高节点度的节点应该具有较高的中心性，但是仅考虑节点的度信息可能会将网络中存在的一些度值较低但在整个网络不同区域间起重要作用的桥接节点忽略。因此，中心度可以从不同的角度来定义，比较常见的几种定义方式包括度中心度、紧密中心度和介数中心度。

1. 度中心度

度中心度是网络中心度定义方式中最简单、最直观的一种。在无权网络中，将各个节点的度值除以其最大可能的邻接点个数作为节点的度中心度，这样可以排除网络规模（节点总数）对度中心度计算结果的影响，同时保证所求得的度中心度在区间 [0, 1] 内，其定义如下：

$$C_D(i) = \frac{D_i}{N-1} \tag{5.13}$$

式中，D_i 表示网络中节点 i 的度，N 表示网络节点的总个数，$N-1$ 表示节点 i 在网络中最大可能的邻接点个数。

加权网络中的度中心度的定义与无权网络在形式上比较相似，即将各个节

点的节点强度除以其最大可能的邻接点个数作为加权网络的度中心度，具体公式如下：

$$C_D^w(i) = \frac{D_i^w}{N-1} \tag{5.14}$$

式中，D_i^w 表示网络中节点 i 的强度，$N-1$ 表示节点最大可能的邻接点个数。

2. 紧密中心度

网络中心度的另一种定义方式是紧密中心度，对于网络中某个固定的节点 i 而言，若网络中所有节点到此节点的总距离最小或者说经过的总边数最少，那么节点 i 即为该网络的中心点。以该方式确定的脑功能网络中心点的度值并不一定是最大的，但却是整个网络的拓扑中心。在无权脑网络中，其定义如下：

$$C_C(i) = \frac{N-1}{\sum\limits_{j=1}^{N} d_{ij}} \tag{5.15}$$

式中，d_{ij} 表示网络中节点 i 和节点 j 之间的距离，也就是节点 i 到节点 j 所经过的总边数；N 表示网络节点的总个数，$N-1$ 表示网络中最大可能的邻接点个数。

加权脑网络中紧密中心度也是依赖最短路径长度来定义的，具体可以表示为

$$C_C^w(i) = \frac{N-1}{\sum\limits_{j=1}^{N} d_{ij}^w} \tag{5.16}$$

式中，d_{ij}^w 表示网络中节点 i 和节点 j 之间的加权最短路径长度，N 表示网络节点的总个数，$N-1$ 表示网络中最大可能的邻接点个数。

3. 介数中心度

介数是由 Freeman 首先提出的，节点的介数越大，说明经过该节点的最短路径越多，在信息传播过程中，通过该节点的信息量就越大。介数中心度指的是网络中所有最短路径中经过该节点的路径的数目占最短路径总数的比例，即更多的最短路径经过的节点具有更好的中心性。以此求得的网络中心点并不一定是度值最大的节点，也不一定是整个网络的拓扑中心，但却应该是网络物质传输、信息传输或能量传输时负载最重的节点。介数中心度反映了节点在整个脑网络中的作用和影响力，它在无权脑网络中的具体定义如下：

$$C_B(i) = \frac{2\sum\limits_{\substack{h<j\in V \\ h\neq i, j\neq i}} g_{hj}(i)}{(N-1)(N-2)g_{hj}} \tag{5.17}$$

式中，V 表示网络中所有节点的集合，g_{hj} 表示从节点 $h(h\in V)$ 到节点 $j(j\in V)$ 之

间所有的最短路径数，$g_{hj}(i)$ 表示从节点 $h(h \in V)$ 到节点 $j(j \in V)$ 之间经过节点 i 的最短路径数，$(N-1)(N-2)/2$ 表示网络中所有节点的最短路径中最大可能的经过节点 i 的条数。无权网络的介数中心度定义可以推广到加权网络中，具体可以表示为

$$C_B^w(i) = \frac{2\sum_{\substack{h<j\in V \\ h\neq i, j\neq i}} g_{hj}^w(i)}{(N-1)(N-2)g_{hj}^w} \tag{5.18}$$

式中，g_{hj}^w 表示从节点 $h(h \in V)$ 到节点 $j(j \in V)$ 之间所有的加权最短路径数，$g_{hj}^w(i)$ 表示从节点 $h(h \in V)$ 到节点 $j(j \in V)$ 之间经过节点 i 的加权最短路径数。

5.3.6　小世界属性

规则网络模型和随机网络模型都曾被用作实际复杂网络的描述工具。规则网络具有很高的平均聚类系数，但是当网络规模较大时，其平均路径长度变得非常大，而随机网络具有很小的平均路径长度，但是当网络规模较大且较为稀疏时，其平均聚类系数变得非常小。现实生活中诸如万维网、因特网、电影演员合作网、科研合作网、新陈代谢网、蛋白质相互作用网、食物链网、论文引用网等实际复杂网络的调查统计研究结果显示，实际网络的距离特性类似于随机网络模型，而集聚特性类似于规则网络模型。

无论是规则网络还是随机网络都不能很好且全面地反映真实网络的重要特征，现实中存在的大部分网络既不是完全规则的，也不是完全随机的。于是，实际复杂网络模型究竟是什么以及如何用一个简单模型把规则网络与随机网络进行恰当地结合，就成为一个重要的科学问题。1998 年，两位年轻的物理学家 D.J.Watts 和 S.H.Strogatz 在 Nature 上发表了一篇关于网络的论文 *Collective dynamics of 'small-world' networks*，提出了著名的小世界网络模型，开创了复杂网络研究的新纪元。

小世界网络模型以规则网络模型为基础，在保证没有自连接和重复连接（边）的前提下对每条边进行随机重连，即选择边的任意一个端点（节点）保持不变，松开另一端，以概率 p 随机选择网络中的另一个节点作为新的端点。于是，当概率 $p = 0$ 时，网络没有任何边随机重连，网络为规则网络模型；当概率 $p = 1$ 时，网络中所有的边均随机重连，网络为随机网络模型；当概率 $0 < p < 1$ 时，网络中一部分边进行了随机重连，网络变为介于规则网络和随机网络之间的模型，即小世界网络模型。

小世界网络模型可以较好地模拟真实网络的距离和集聚特性，当概率 p 从 0 开始增加时，产生的少数随机连接（边）对平均聚类系数的影响很小，然而却大

大降低了平均路径长度。因此，当重连概率位于区间 $0 < p < 1$ 时，小世界网络模型表现出类似于规则网络模型的较大的平均聚类系数以及类似于随机网络模型的平均路径长度，与上述大部分实际网络的统计结果是吻合的。

　　小世界网络模型的提出为量化研究脑网络的拓扑结构、动力学属性以及大脑功能性疾病的诊断和疗效提供了新思路和新手段。Watts 和 Strogatz 提出可以将随机网络模型作为基准来评测网络的小世界属性。如果所研究的网络与相同规模的随机网络相比，具有较大的平均聚类系数以及比较近似的平均最短路径长度，即满足如下条件：

$$\begin{cases} \gamma = \dfrac{C_{real}}{C_{rand}} \gg 1 \\[2mm] \lambda = \dfrac{L_{real}}{L_{rand}} \approx 1 \end{cases} \tag{5.19}$$

那么说明所研究的网络属于小世界网络的范畴。式中，C_{real} 和 L_{real} 分别代表所构建网络的平均聚类系数和平均路径长度，C_{rand} 和 L_{rand} 分别代表相同规模随机网络的平均聚类系数和平均路径长度。

　　Humphries 等建议将式（5.19）提到的小世界属性的两个度量指标统一为一个综合的衡量指标，即

$$\sigma = \frac{\gamma}{\lambda} \tag{5.20}$$

　　通过综合指标 σ 可以判定所研究网络是否具有小世界属性。当 $\sigma > 1$ 时，说明所研究的网络具有小世界属性，且 σ 越大，说明网络的小世界属性越强。

主要参考文献

[1]　尹宁. 基于脑电的磁刺激穴位复杂脑功能网络研究 [D]. 天津：河北工业大学，2013.

[2]　尹宁，徐桂芝，周茜. 磁刺激穴位复杂脑功能网络构建与分析 [J]. 物理学报，2013，62（11）：118704.

[3]　尹宁，徐桂芝，于洪丽，等. 磁刺激穴位对大脑功能网络的影响 [J]. 中国生物医学工程学报，2013，32（2）：184-190.

[4]　唐孝威. 神经信息学与计算神经科学 [M]. 杭州：浙江科学技术出版社，2012.

[5]　何大韧，刘宗华，汪秉宏. 复杂系统与复杂网络 [M]. 北京：高等教育出版社，2009.

[6] Rubinov M，Sporns O. Complex network measures of brain connectivity：uses and interpretations[J]. Neuroimage，2010，52（3）：1059-1069.

[7] Albert R，Barabási A-L. Statistical mechanics of complex networks[J]. Reviews of modern physics，2002，74（1）：47-97.

[8] Watts D J，Strogatz S H. Collective dynamics of 'small-world' networks[J]. Nature，1998，393（6684）：440-442.

[9] 梁夏，王金辉，贺永. 人脑连接组研究：脑结构网络和脑功能网络 [J]. 科学通报，2010，55（16）：1565-1583.

第6章 基于事件相关电位的脑机交互

脑机交互（Brain-Computer Interaction，BCI）是通过计算机等设备为人脑与外界设备之间建立的一条不依赖于外周神经的信息交流通路，它通过解码脑信号获取被试的控制意图并将其转换为外部设备的控制指令，从而实现人脑与机器的交互。BCI 自 20 世纪 70 年代被首次提出以来，获得了广泛的关注并取得了巨大的进展，在神经康复、游戏娱乐、远程控制、疾病检测、高危环境作业等领域具有重要的研究意义。事件相关电位（Event-related Potential，ERP）是 BCI 领域的主流脑电方式之一，其较小的训练成本、较高的辨识准确度及大量的指令等优势，使其被广泛地应用于多个研究领域。

6.1 脑机交互概述

6.1.1 脑机交互的组成和原理

BCI 系统的功能是，通过对脑电信号的采集、特征提取与分类，获得人脑意图的模式信号，并将该信号转化为对外界设备的控制指令。利用 BCI 控制外设称为"脑控"。BCI 系统主要包括脑电信号采集、数据处理环节和控制执行器，如图 6.1 所示。

脑电信号采集是指通过设备获得大脑的活动信号，其中使用较广泛的是脑电图（EEG）。EEG 是用按一定规则分布在头皮上的电极采集的大脑头皮电信号。EEG 的特点是信噪比较小、成本低、无创且易于采集。预处理是指运用相应的分离算法尽可能地分离出源信号，预处理方法主要包括滤波、基线校正、去伪迹等。

模式识别是指通过学习训练数据的特征构造分类器，并利用该分类器预测其他数据的类别，其性能决定 BCI 系统输出被试控制意图的准确率。N200 和 P300 电位的常见分类方法包括线性判别式分类器（Linear Discriminant Analysis，LDA）、支持向量机（Support Vector Machine，SVM）、多层感知器（Multilayer Perceptron，MLP）等。控制执行器是执行 BCI 使用者意图的工具，一般具有操作简单、功能丰富的特点。BCI 系统中常用的外设包括计算机、多自由度机械臂、多功能轮椅等。

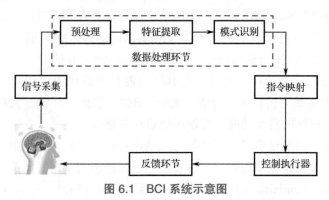

图 6.1　BCI 系统示意图

　　BCI 在控制外设方面取得了广泛应用，控制执行器的功能决定了 BCI 系统完成被试意图的数量。多自由度机械臂具有自由度高、可操控性强、可完成目标多等特点，并且由于工作方式接近人手的操作，容易理解和操作，因此是常用于残疾辅助的 BCI 外设。目前脑控单机械臂系统能够完成物体的抓取、移动，与人交互完成喝水、吃饭等动作。双机械臂具有更高的可操作性，其任务空间高度冗余的特点使其可以完成洗碗等需要双手操控的任务。目前双臂操控被应用于工业、服务、航天、抗援、救灾等多个领域。BCI 技术也常用于控制智能车和智能机器人。在控制智能车方面多应用于军事和航天领域，如脑控扫雷车和航天设备；在控制智能机器人方面，如控制 NAO 机器人，对于治疗自闭症儿童取得了一些疗效。

6.1.2　脑机交互的分类方式

1. 根据脑电采集方式的分类

　　BCI 从电极特点上分为植入式 BCI 和非植入式 BCI。植入式 BCI 主要基于检测神经元的电位变化，该技术需要借助外科手术在大脑中植入电极或植入物。植入式 BCI 包含微电极、细胞内记录（膜片钳记录）、细胞外记录、多电极阵列、皮层脑电图（ECoG）等。其中细胞外记录是最常见的植入式技术，特别是在动物完整大脑上实施的记录是单个神经元的细胞外记录。

　　非植入式 BCI 是一种用于记录神经元集群电位变化的技术，主要包含脑电图（EEG）、脑磁图（MEG）、功能性磁共振成像（fMRI）和功能性近红外成像（fNIR）等。由于非植入式 BCI 具有无创、无其他副作用等特点，因此常用于实验室并应用于健康人群。其中 EEG 是最常用的非植入式技术，它通过放置在头皮上的电极来记录大脑信号。

2. 根据脑电产生方式的分类

从脑电信号产生方式上，BCI 分为自发脑电 BCI 和诱发脑电 BCI。自发脑电是指不通过外界影响或刺激自主产生的脑电信号，具有无依赖性、适用环境广泛等特点。自发脑电包括基于运动想象（Motor Imagery，MI）的 μ 节律和 β 波及慢皮层电位（Slow Cortical Potential，SCP）等。基于 MI 的 BCI 主要应用于运动功能受损人群的康复治疗，通过利用 BCI 检测想象肢体的运动控制意图来控制机械臂带动或刺激受损肢体，形成"大脑—BCI—肢体—环境—大脑"的新型闭环回路，唤起机体的重塑功能，实现神经通路的修复。

诱发脑电是指通过声音、图片等方式经由视听觉刺激大脑产生的电信号，具有信号强、可发出指令多等特点。诱发脑电包括稳态视觉诱发电位（Steady-State Visual Evoked Potentials，SSVEP）和事件相关电位（ERP）等。基于 SSVEP 的 BCI 识别准确率较高，因此在拼写器和脑控机器人领域得到广泛应用，但是该诱发方式较容易引起视觉疲劳。与前两者相比，基于 ERP 的 BCI 系统具有分类准确率较高、指令数量多等特点，因此也在脑控外部设备方面具有广泛的研究；此外，其与心理活动的密切相关性使得其在疾病诊断、脑状态检测方面有独特应用。

3. 根据系统运行方式的分类

BCI 系统按照运行方式分为同步系统和异步系统。在同步 BCI 系统中，使用者在测试系统发出提示信息后固定长度的时间窗口内，利用脑波发出指令控制外部设备，窗口以外的任何思维活动都被认为无意义，因此使用者并不是完全意义上的控制者。在异步 BCI 系统中，使用者发送控制指令的时间是自主支配的，无须系统干预。系统在使用者有控制意图（Intentional Control，IC）时处于控制状态，在无控制意图（No Control，NC）时处于空闲状态。为了实现上述功能，系统需要连续不断地监测使用者的意图，并有效区分控制状态和空闲状态。异步 BCI 系统和同步 BCI 系统的区别如图 6.2 所示。

异步 BCI 的特性，对脑电信号采集、处理的硬件结构及软件算法提出了较高的要求。在一段时间内，相对于同步 BCI 技术被广泛研究的状况，异步 BCI 并未引起人们足够的关注，其研究方式多采用离线、仿真的方法。然而近几年随着人们对 BCI 的用户体验性的要求提高，可以由用户决定控制节奏的异步 BCI 逐渐得到人们的重视，并成为未来推进实用化的重要组成部分。

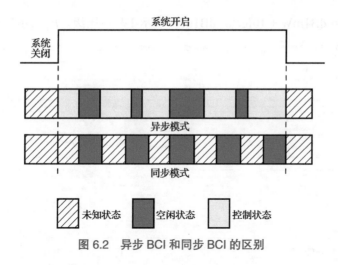

图 6.2　异步 BCI 和同步 BCI 的区别

6.2　听觉事件相关电位的诱发与分析

人类听觉系统的信息处理方式与其他感觉系统相比具有特殊性。人们能够在嘈杂的环境中有选择地注意自己感兴趣的声音，对声音源位置的变化非常敏感。相对于视觉诱发的 ERP 而言，基于空间选择的听觉 ERP 诱发系统，能够降低对刺激呈现时间的要求，从而能够引发较为纯粹的 ERP 信号。

听觉 ERP 分为外源性成分和内源性成分。外源性成分也称生理性成分，受刺激的物理特性影响。内源性成分也称心理性成分，与被试的注意程度和精神状态有关，与刺激的物理特性无关。对于病情严重的闭锁综合症患者，不仅丧失了自主肌肉控制能力，还经常伴有视力减退、注意广度下降等问题。而基于听觉 ERP 的 BCI 能很好地解决这个问题。目前听觉 ERP 常应用于疾病诊断、测谎等方面。

6.2.1　基于单音节诱发的听觉事件相关电位实验

每名被试在实验开始前需要回答一个简单的是非题，例如"足球是圆的吗？""天空是绿色的吗？"。实验时，如果想回答"是"，那么被试需要集中注意其中一种目标刺激，否则被试需要集中注意另一种目标刺激。

为了便于设置实验任务及相应参数，采用 MATLAB 的 GUI 设计了实验界面，如图 6.3 所示。界面包括对声压级（Sound Pressure Level，SPL）、刺激频率、实验任务、问题提示等实验参数的设置，同时保存相关的事件同步时间。文中根据耳机的敏感度，通过调节计算机声卡的输出功率来调节声压级。声压级的计算公式是 dBSPL = dB1mW + 10lgP_d，dB1mW 表示 1W 声压级，P_d 表示功率。

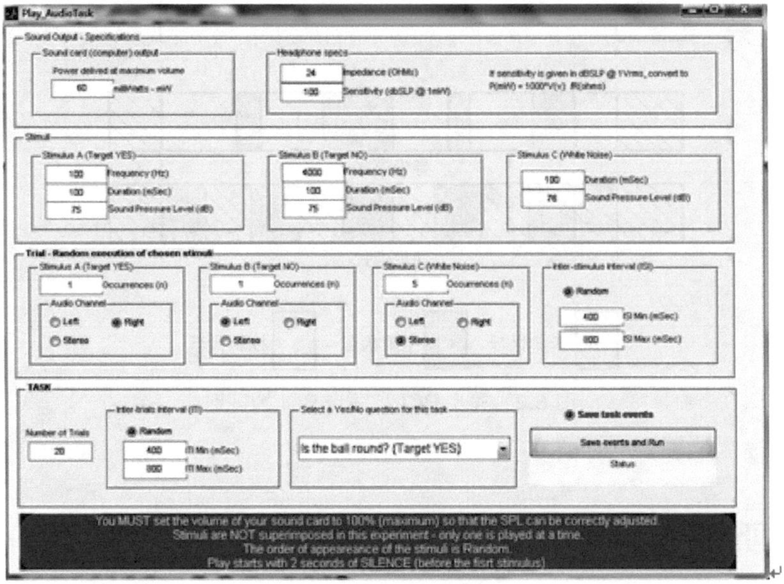

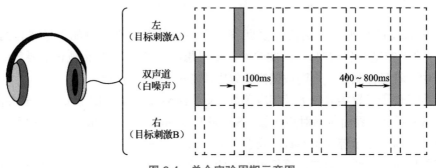

图 6.3　实验界面

根据目标刺激频率的不同设计两个实验任务，对每个实验任务，被试需要参与两次。每个任务包含 20 组实验周期，每组实验周期包含 7 个随机排列的刺激，包括 1 次左声道目标刺激 A、1 次右声道目标刺激 B 及 5 次双声道白噪声，如图 6.4 所示。每个声音刺激持续时间为 100ms，声压为 75dB，声音间隔（Inter-Stimuli Intervals，ISI）为 400 ~ 800ms 之间的随机数。两个实验任务的主要区别在于目标刺激 A 的频率，具体如下。

任务 1：目标刺激 A 的频率为 1000Hz，左声道；目标 B 的频率为 4000Hz，右声道；非目标刺激为白噪声。

任务 2：目标刺激 A 的频率为 100Hz，左声道；目标 B 的频率为 4000Hz，右声道；非目标刺激为白噪声。

图 6.4　单个实验周期示意图

实验前，每名被试首先需要辨别 4 个实验中出现的声音刺激，确保实验过程中可以明确目标刺激。同时会让被试进行一次测试，确保其理解实验任务。

6.2.2　诱发信号的数据预处理

1. 伪迹去除

为了去除工频干扰，对信号采集系统进行 60Hz 陷波设置，并进行 0.05～50Hz 带通滤波。对采集得到的数据，再次使用巴特沃思滤波器进行 0.5～25Hz 的带通滤波。

实验过程中的眨眼等引起的眼电会对脑电信号产生较大干扰，为了去除眼电，首先通过观察去掉有明显伪迹的数据段。然后，设置阈值 ±50μV，去除超过阈值的信号。

2. N2ac 获取

如前所述，采用目标刺激，将对侧电极的事件相关电位减去同侧电极的电位，可以在事件后 200ms 左右得到一个负波，称为 N2ac 响应，具体计算如下。当被试注意目标刺激 A（左声道）时，

$$N2ac_A = [(F_4 + FC_4 + C_4) - (F_3 + FC_3 + C_3)] \qquad (6.1)$$

当被试注意目标刺激 B（右声道）时，

$$N2ac_B = [(F_1 + FC_1 + C_1) - (F_2 + FC_2 + C_2)] \qquad (6.2)$$

为了研究 N2ac 是否会提高分类的正确率，对 $N2ac_A$ 或 $N2ac_B$ 数据段也进行了训练和测试。

3. 分段与基线校正

提取声音刺激前 200ms、刺激后 800ms 作为一个数据段。为了消除基线漂移的影响，以刺激开始前 200ms 的数据为基准对每段数据进行基线校正。每名被试每个实验任务参与两次，每个导电极可以得到 140 个数据段。

之后，对所有数据段进行经验模态分解（EMD），每个数据段会得到一系列的固有模态函数（IMF）。为了选择与刺激相关的特征函数，首先对训练数据中每种类型的刺激进行叠加平均，得到模板信号，然后求出每个 IMF 与模板信号的相关系数，相关系数最大的 IMF 被认为是与事件相关的特征函数。

6.2.3　基于经验模态分解的特征提取

1. 听觉刺激的平均响应

图 6.5 显示了被试回答"是"或"否"时各种刺激的平均响应。两个任务下，白噪声响应幅值均在 300ms 处显示略有升高。图 6.5（a）为被试回答"是"时的响应，可以看出目标刺激 A 的多个电极幅值在 300ms 处有较大的上升，

而且位于中线上的 Fz、FCz 和 Cz 电极的幅值较大。多个电极在 200ms 处的幅值也有所下降。图 6.5（b）为被试回答"否"时的响应，可以看出目标刺激 B 的多个电极幅值在 300ms 处有较大的上升，目标刺激 A 则没有。

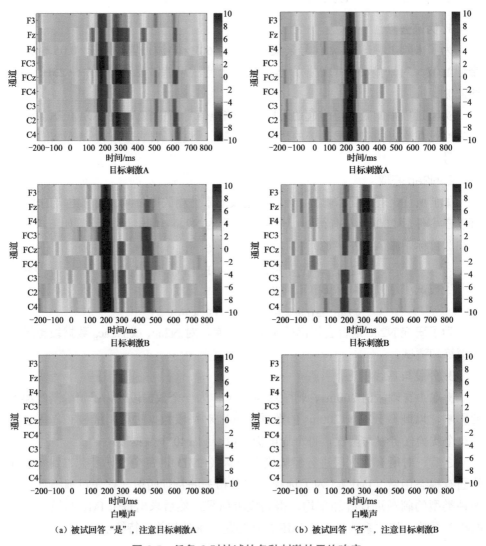

（a）被试回答"是"，注意目标刺激A　　　　　　（b）被试回答"否"，注意目标刺激B

图 6.5　任务 2 时被试的各种刺激的平均响应

　　图 6.6 为任务 1 及任务 2 所有目标刺激、非目标（未选择的另一个目标）刺激及白噪声的平均响应对比图。可以看出，两个实验任务中，在 100 ～ 200ms 时间段均出现负波（N200），在 300 ～ 500ms 时间段则出现较大的正向偏移（P300）。

　　N2ac 组分是指被试注意目标刺激时，刺激对侧的电极 N200 电位的幅值要高于同侧的幅值。图 6.7 显示了当被试注意选择的目标刺激时，对侧电极的平均响应、同侧电极的平均响应及二者之差。t 检验结果（$p<0.01$）表明任务 1 和任务 2 对侧 N200 幅值的绝对值均显著高于同侧 N200 的幅值。

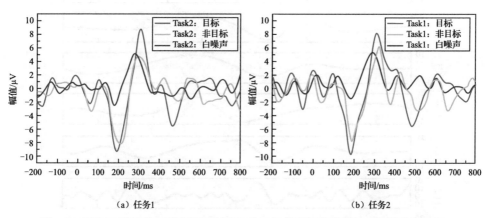

（a）任务1　　　　　　　　　　（b）任务2

图 6.6　任务 1 及任务 2 所有目标刺激、非目标刺激及白噪声的平均响应对比图

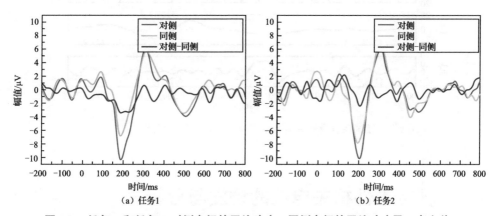

（a）任务1　　　　　　　　　　（b）任务2

图 6.7　任务 1 和任务 2 对侧电极的平均响应、同侧电极的平均响应及二者之差

2. 基于经验模态分解（EMD）的特征提取

对每个数据段进行 EMD 分解得到一系列固有模态函数（IMF），通过求每个 IMF 与模板函数的相关系数，选取相关系数最大的 IMF，用于之后的特征选择和分类，与此同时去除了噪声。图 6.8 是被试注意目标刺激 A（左声道）时，各电极选择的主要 IMF。可以发现，电极 C4、FC3、F3、F4 的波形与模板信号非常相似，具有 N200、P300 偏移，其他电极也包含一些较弱的 N200、P300 偏移。同时，发现位于头部中线的电极 Fz、FCz、Cz 的振荡非常缓慢。

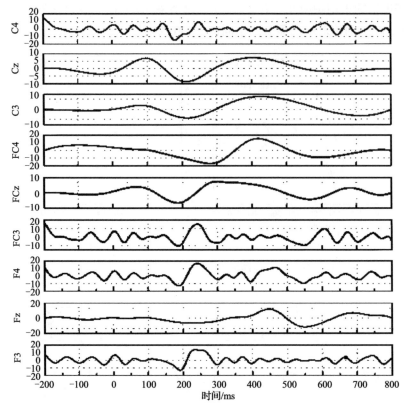

图 6.8　被试注意目标刺激 A（左声道）时，各电极选择的主要 IMF

6.3　视觉事件相关电位的诱发与分析

视觉诱发电位是大脑枕叶视皮层对视觉刺激（闪光或图形刺激）发生反应的一簇电信号，是反映视觉器官、视觉传导通路、视觉中枢功能状态的重要神经生理学指标之一。视觉诱发电位为大脑的短时程反应，只反映大脑对视觉刺激的早期反应。视觉信号自视网膜经外侧膝状体传递到初级视觉皮层（V1），然后分别由两条主要的信息加工皮质通路（称为背侧通路和腹侧通路）做进一步处理。背侧通路包括从枕叶到顶叶的一系列脑区（V1/V2-MT-MST/VIP），主要处理运动和深度相关的视知觉信息。腹侧通路包括从枕叶到颞叶的一系列脑区（V1/V2-V4-TEO/IT），主要处理形状和颜色相关信息。随着图像信息沿视觉通路的层级传递，功能脑区能从视觉图像及其变化中提取出的信息也从简单到复杂、从具体到抽象。例如，V1 神经元能够区分小光棒的朝向、空间位置和运动方向；MT

神经元可以区分多个物体运动方向的一致性，以及它们之间的相对位置关系；在高级视觉皮层的 MST 和 VIP 区，神经元甚至可以通过综合分析感受视野内所有物体的运动状态和眼球的转动，准确推测出观察者自身的运动方向。

视觉诱发电位实验中较为经典的是视觉诱发事件相关电位。通过外加的一种特定视觉刺激，作用于感觉系统或脑的某一部位，在给予刺激或撤销刺激时，大脑皮层产生的电位称为视觉诱发事件相关电位。视觉诱发事件相关电位具有诱发波形明确、分类准确率高、指令多等特点，常应用于控制外部设备和疾病诊断等方面。

6.3.1　基于图片单闪的视觉诱发与数据分析

图 6.9 所示为基于 Oddball 实验范式设计的图片单闪界面，界面由 12 张图片以 3 行 4 列排列的方式构成。图片内容分别为选择左机械臂、选择双臂、选择右机械臂、选择摄像头、机械爪张开、机械爪闭合、机械臂向前、机械臂向后、机械臂逆时针旋转、机械臂顺时针旋转、机械臂向下和机械臂向上。屏蔽图片由黑色背景与中心白色圆形构成，屏蔽图片的作用是与机械臂图片形成反差。

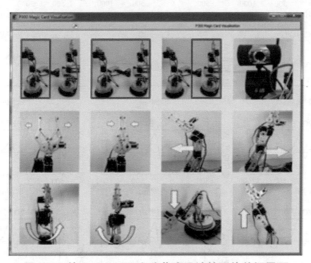

图 6.9　基于 Oddball 实验范式设计的图片单闪界面

单闪界面的闪烁过程为 12 张图片随机地逐一闪烁，当某个视觉刺激由屏蔽图片转换为机器人图片时，其他图片保持为屏蔽图片，该视觉刺激在保持机器人图片一定时长后转换为屏蔽图片。图 6.10 所示为实验时的某张图片正在闪烁的状态。

图 6.11 所示为对 25 名被试的 P300 电位使用叠加平均法得到的各通道的波形，截取事件发生前 500ms 到发生后 1000ms 的数据做叠加平均，其中黑色实线为 target（目标刺激），虚线为 non-target（非目标刺激）。

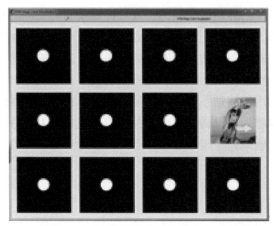

图 6.10 实验时的某张图片正在闪烁的状态

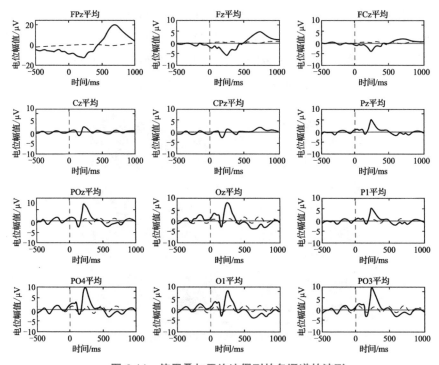

图 6.11 使用叠加平均法得到的各通道的波形

图 6.12 举例说明了 3 名被试和总体的平均波形之间的差异，黑色实线是 25 名被试的平均电位波形，其他 3 条较粗的虚线分别来源于 3 名被试。

（1）本章设计的界面在 185ms 和 250ms 分别诱发出 N200 和 P300 电位，该电位在 Oz 通道较为明显，幅值分别可达 −2.8μV 和 10.7μV，表明本章设计的界面可诱发出较为明显的 N200 和 P300 波形，为电位的辨识提供了较为良好的基础。

（2）3 名被试的电位波形表明 N200 和 P300 存在较大的个体差异。在幅值方面，S3 被诱发出明显的 N200 与 P300，其幅值最高可达 -16.3μV 和 18.2μV；然而，S1 的电位则相对不明显，幅值仅为 -1.6μV 和 4.7μV。在脑区方面，S3 在 PO3 通道具有最大电位，而 S2 的最大电位出现在 Oz 通道。上述结果表明被试的脑电信号具有一定的差异性，导致传统分类器在使用多个被试的数据做训练集的情况下，难以取得较好的分类效果。

（3）被试的 N200 与 P300 具有一定的相似性。虽然诱发电位在幅值、潜伏期、脑区上存在一定的差异，但是仍然具有相近的波动趋势。

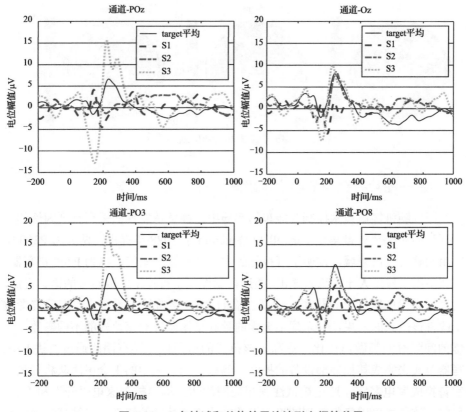

图 6.12　3 名被试和总体的平均波形之间的差异

图 6.13 所示为 25 名被试 target 的脑地形图，其中在 150ms 时脑电电位最高为 0μV，最低为 -3μV，此时枕叶脑区表现为较明显的 N200 电位信号。在 150 ～ 200ms 时脑电电位由负转正，在 200ms 时最高电位为 3μV，在 200 ～ 250ms 时脑电电位继续增高，在 250ms 时电位最高可达 6μV，此时为较明显的 P300 电位信号，在 250 ～ 350ms 时脑电电位持续降低，在 400ms 时脑电电位稳定在 0μV 左右。可以看出，本实验诱发的事件相关电位主要发生在

200 ~ 300ms 区间，其中 250ms 时脑电幅值最高，枕区活动最明显。这与 N200
和 P300 电位的时域波形图相吻合。

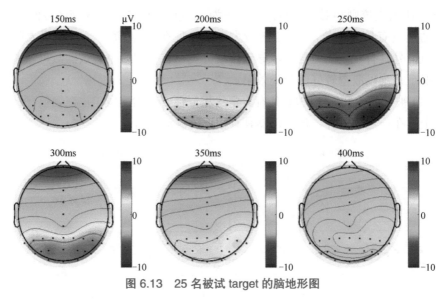

图 6.13　25 名被试 target 的脑地形图

6.3.2　基于图片行列闪的视觉诱发与分析

在通过脑机接口技术控制智能车的实验中，视觉诱发界面采用行列闪烁的方式。行列闪实验范式最早由 Farwell 和 Doncihin 于 1988 年提出，两人将 P300 电位应用到脑机接口领域，发明了可视化的虚拟字符输出系统，称为 P300 拼写器。该范式多用于残疾人士的语言输出，通过视觉控制字符输出完成相应的语言交流，华南理工大学的陈柱兵设计了一款高性能的 P300 字符输入系统；也有研究者致力于改善该范式的效果，华东理工大学的孙红艳团队针对该范式的不同参数，如闪烁的间隔时间等做出优化，提高了该范式的适用性；还有团队通过改进 P300 拼写器范式来完成其他外部设备的控制，例如，燕山大学的王金甲团队将行列中的字符换成家电名字，通过被试注视相应图片达到输出控制家电"开"和"关"的目的。该范式采用每行每列随机闪烁的方式刺激被试的视觉，当被试注视的刺激出现时，可以在大脑顶叶区域诱发出 P300 电位。由于行列闪刺激范式采用行列闪烁的方式，相比于单个闪烁减少了实验时间，缩短了被试发送指令所需要的时间，适用于复杂的环境，便于被试快速做出反应。

图 6.14 所示为行列闪烁 BCI 诱发范式，在计算机屏幕上显示 4×4 的 16 张图片，每张图片的内容代表智能小车的动作指令，相关动作指令如表 6.1 所示。屏蔽图片由中间的白色圆圈和黑色的背景组成。16 张小车动作指令图片按照时间顺序随机行列闪烁，给被试一定的视觉刺激，在一个实验周期（repetition）内，

每张图片仅闪烁 1 次，即被试能够接受 8 种不同的视觉刺激，当被试关注的目标图片闪烁时，即被试接受 target 刺激时，可诱发其脑电产生 P300 电位；而其他图片闪烁对被试进行刺激，即接受 non-target 刺激时，不能诱发其产生 P300 电位，因此系统通过判断 P300 电位的有无来确定被试的目标图片。

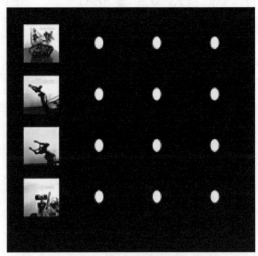

图 6.14　行列闪烁 BCI 诱发范式

表 6.1　相关动作指令

	第 1 列	第 2 列	第 3 列	第 4 列
第 1 行	前进	后退	左转	右转
第 2 行	机械臂向前	机械臂向后	机械臂左转	机械臂右转
第 3 行	机械臂张开	机械臂闭合	摄像头向前	摄像头向后
第 4 行	摄像头右转	摄像头左转	超声波避障	红外避障

在视觉诱发界面中，每行或每列闪烁持续的时间为 200ms，闪烁的时间间隔为 100ms，因此闪烁的刺激频率为 3.3Hz。实验要求被试在每个实验单元内应注视同一个视觉刺激以输出图片所表达的控制意图。为提高识别准确率，实验过程的每个实验单元中包含 10 个实验周期，在一个实验周期中，被试所注视的图片会出现两次，一次为含有 target 的行闪烁，另一次为含有 target 的列闪烁，因此在一个实验单元中被试注视的图片出现 20 次，然后被试观看下一张图片。被试依次观看 16 张图片，共出现 320 个 target。

叠加平均后的 ERP 波形如图 6.15 所示，其中黑色实线为 target，虚线为 non-target，结果表明图片行列闪范式能诱发出 N200 和 P300 电位，并且在行列闪范式中，N200 波形比 P300 波形更加显著，同时 target 波形与 non-target 波形差异明显。

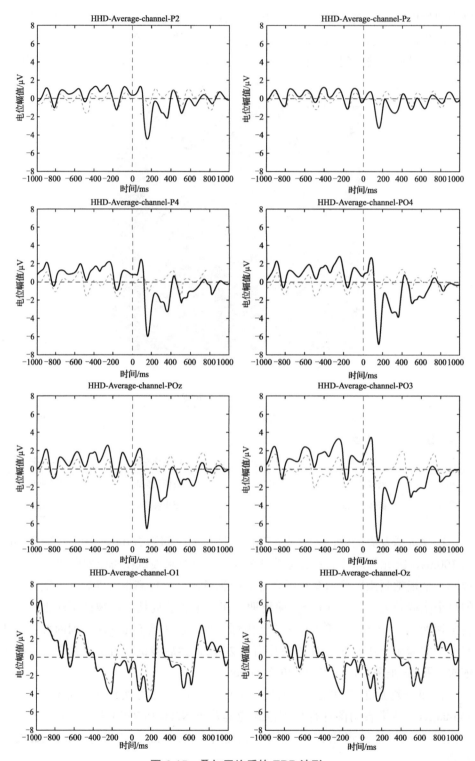

图 6.15 叠加平均后的 ERP 波形

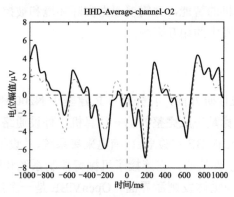

图 6.15　叠加平均后的 ERP 波形（续）

target 的脑地形图如图 6.16 所示。在图 6.16 中，枕叶区域的能量值在 150 ~ 200ms 时间段低于 0μV，在 200 ~ 250ms 时间段逐渐增高，达到 1.5μV；随后在 250 ~ 300ms 时间段能量值持续增高，并在 300ms 时出现峰值，达到 3μV；在 350ms 时，能量值出现下降并逐渐回到 0μV。

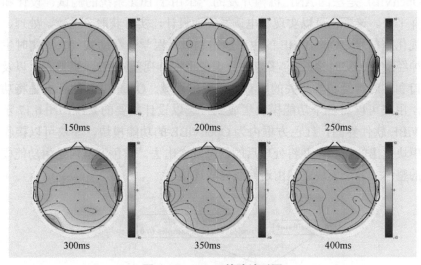

图 6.16　target 的脑地形图

6.4　基于事件相关电位的脑机融合系统平台及应用

人工智能、机器人技术的快速发展推动了 BCI 技术与机器人的智能结合，从而形成了在 BCI 领域的独具特色的脑机融合方向。脑机融合将 BCI 技术应用在机器人的控制方面，涉及多个软硬件的跨平台系统构建，同时更加注重如何融

合人类的智能与计算机的智能，并需要根据实际环境和被控机器人的构造特点来
考虑大脑与机器人交互中的相互影响。

6.4.1　跨多平台的脑机融合系统平台

在对脑控系统进行研究前，首先需要搭建基于 N200 和 P300 电位的脑控外
设系统。此系统的目标是完成完整的脑 – 计算机 – 外设通路，进而完成大脑对外
设的控制。系统由 OpenViBE 实验平台、脑电采集系统、外设控制系统等部分组成。
OpenViBE 是系统的软件核心，它连接了机械臂控制系统和脑电采集系统，并在
OpenViBE 上实现了视觉诱发刺激界面。OpenViBE 是一个用于 BCI 系统的软件
平台，它提供界面制作、数据处理、数据采集等一系列功能。脑电采集系统利用
Neuroscan 实验平台完成对脑电的采集和传输。外设控制系统通过 Arduino 完成
对外设的控制，该系统通过接收 OpenViBE 指令，将指令映射为外设指令。

1. 脑机融合系统的软件平台

1）OpenViBE

OpenViBE 是法国 ANR 机构开发的一个用于 BCI 系统的测试、设计和应用
的软件平台。该平台可以实现脑电诱发界面设计，实时获取、过滤、处理、分类
和可视化脑信号。OpenViBE 的主要应用领域是医学（帮助残疾人、实时生物反
馈、神经反馈、实时诊断），多媒体（虚拟现实、视频游戏），机器人，以及与脑
机接口和实时神经科学相关的所有其他应用领域。OpenViBE 的特点是将功能模
块化，用户可以将各个功能模块集成到一起以设计需要的系统，图 6.17 示意了
OpenViBE 软件界面，红色方框内为 OpenViBE 的功能模块，模块可以接收来自
其他模块发出的信息，并将处理后的信息发送出去。黄色方框内是由功能模块连
接成的整体，各个模块之间由连接线完成连接。

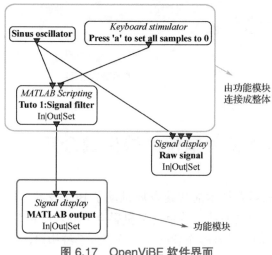

图 6.17　OpenViBE 软件界面

2）MATLAB

MATLAB 是美国 MathWorks 公司出品的商业数学软件，是用于算法开发、数据可视化、数据分析及数值计算的高级技术计算语言和交互式环境，主要包括 MATLAB 和 Simulink 两大部分。在脑机融合系统中，MATLAB 是强大的信号处理器，用于处理采集的脑电信号并且将其分类再转换为控制指令。

3）C++

C++ 是 C 语言的继承，它既可以进行 C 语言的过程化程序设计，又可以进行以抽象数据类型为特点的基于对象的程序设计，还可以进行以继承和多态为特点的面向对象的程序设计。C++ 在擅长面向对象程序设计的同时，还可以进行基于过程的程序设计。

2. 脑电采集系统

脑电采集系统是 Neuroscan 脑电采集分析系统，该系统最大可以采集 128 导的脑电数据，每导采样频率最大可达 20000Hz，可以实时准确地显示并记录脑电状态，在线实时处理数据，绘制时域和频域地形图，重组数据，并同步去除 EKG/EOG 伪迹，还可以通过 TCP/IP 协议将脑电数据实时传输至其他软件。该系统主要包含 SynAmps2 放大器、电极帽和 Curry8 软件系统。本章选取的电极帽为 64 导 Quik-cap 双侧电极帽。图 6.18 为本章所使用的放大器与电极帽。

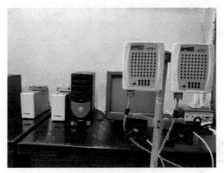 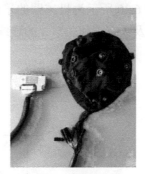

（a）SynAmps2放大器　　　　　　　　（b）64导电极帽

图 6.18　本章所使用的放大器与电极帽

2. 脑机融合系统中的执行机构

1）多自由度机械臂

多自由度机械臂具有自由度高、可操控性强、可完成目标多等特点，并且工作方式接近人手的操作，容易理解和操作，是常用于残疾辅助的 BCI 外设。

机械臂的运动学逆运算是根据机械臂运动轨迹计算舵机旋转角度的运算方法。图 6.19 所示为机械臂平面示意图，图中的 3 个黑色实心圆为 3 个关节，每个关节均为一个自由度。由地面固定点至机械爪的 3 个机械杆长度分别为 L_1、

L_2、L_3。根据机械臂状态建立初始坐标系。设定机械臂的初始姿态：3 个机械杆均处于水平姿态，与世界坐标系（x_0, y_0）的 x_0 轴的夹角为 0°。其中三个坐标轴的方向如下。

x 轴：从关节 i 到关节 $i+1$ 的方向定义为 x 轴，即沿连杆方向。

y 轴：根据 x 轴和 z 轴的方向，以右手螺旋法则确定。

z 轴：沿关节轴方向，即垂直纸面，从里向外为 z 轴正方向。

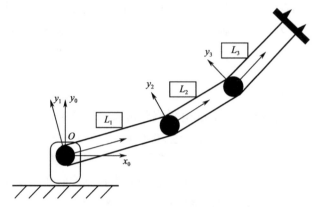

图 6.19　机械臂平面示意图

图 6.20 所示为机械臂的平面几何关系，在世界坐标系（x_0, y_0）下，由连杆 L_1、L_2 及关节 1 和关节 3 的连线构成三角形。

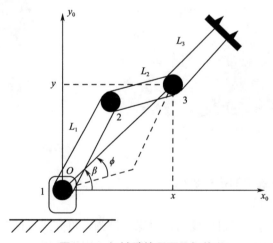

图 6.20　机械臂的平面几何关系

图中，θ_1、θ_2、θ_3 分别为连杆 L_1、L_2、L_3 的旋转角度，β 为关节 1 和关节 3 的连线与 x_0 的夹角，ϕ 为关节 1 和关节 3 的连线与 L_1 的夹角（图中虚折线表示连杆 L_1、L_2 所到的另一个位置）。图中虚线所示为构成三角形的另一种情况。对

于 L_1、L_2、关节 1 和关节 3 的连线构成的三角形，采用余弦定理可得

$$\cos\theta_2 = \frac{x^2 + y^2 - L_1^2 - L_2^2}{2L_1L_2} \tag{6.3}$$

$$x = L_1\cos\theta_1 + L_2\cos(\theta_1 + \theta_2) \tag{6.4}$$

$$y = L_1\sin\theta_1 + L_2\sin(\theta_1 + \theta_2) \tag{6.5}$$

通过求出 β 和 ϕ，可求出 θ_1。根据三角函数与三角形各边的关系，应用反正切公式得

$$\beta = A\tan 2(y, x) \tag{6.6}$$

再利用余弦定理可求出

$$\cos\phi = \frac{x^2 + y^2 - L_1^2 - L_2^2}{2L_1\sqrt{x^2 + y^2}} \tag{6.7}$$

最后得

$$\theta_1 = \beta \pm \phi \tag{6.8}$$

在式（6.8）中，正负号要根据 θ_2 的符号选取，$\theta_2 < 0$ 时取正号，反之取负号。

3 个连杆的旋转角度之和，即为末端连杆的姿态：

$$\theta_1 + \theta_2 + \theta_3 = \phi \tag{6.9}$$

$$\phi = A\tan 2[\sin(\theta_1 + \theta_2 + \theta_3),\ \cos(\theta_1 + \theta_2 + \theta_3)] \tag{6.10}$$

2）履带式智能车

图 6.21 所示为脑机接口系统的外控设备——智能车，智能车为履带式行进，由 12V 电池驱动伺服电机提供运动中的动力，履带式行进比轮式行进更容易翻越障碍物，且不易陷在凹陷处，常见的军事机器人和航空机器人的行进方式多为履带式。智能车前端架设一个 4 自由度机械臂，该机械臂由 4 个数字舵机提供旋转动力，相较模拟舵机，数字舵机具有脉冲频率高、反应速度快等优势。机械臂可向前或向后移动 270°，可抓取前方物体或清理行进过程中的障碍物。

智能车配有一个分辨率为 640 像素 ×480 像素的摄像头，摄像头底座是由 2 个舵机组成的二自由度的旋转云台，可控制摄像头的前后和上下转动，提供全方位的视野，摄像头拍摄的画面可由 XRbot-LINK4.0 Wi-Fi 传输模块实时地传送给控制端计算机屏幕，Wi-Fi 模块的最大传输距离可达 30m，这样操纵者就可以通过摄像头和传输模块远距离控制智能车。

为便于智能车规避障碍物，智能车前端装配有一个超声波传感器和两个红外传感器，超声波传感器的避障原理是传感器发出超声波，遇到障碍物时，传感器接收返回的超声波来检测前方障碍物，反馈到系统并及时做出规避动作。红外传感器通过红外线的反射原理来检测轨迹线路，使智能车可以遵循道路轨迹行进。超声波传感器和红外传感器的可测距离可以调节。

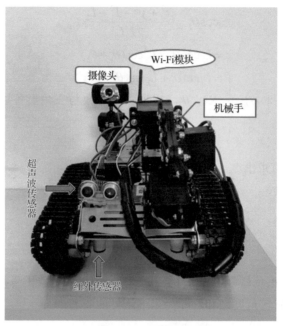

图 6.21　智能车

智能车的主控芯片为 Arduino 芯片，智能车的所有功能均是通过 Arduino 芯片来控制的。Arduino 芯片是一款便捷灵活、方便上手的开源电子原型平台，因其自带软件开发的编辑器，并且功能强大、型号众多、价格亲民，逐渐成为全球流行的开源硬件开发平台。常见的 Arduino 主板型号有 ArduinoUno、ArduinoNano、ArduinoLilyPad、ArduinoMega2560 等，智能车的主控芯片是 ArduinoMega2560，具有 54 路数字输入 / 输出端口，适合需要大量端口开发的设计。

3）仿人机器人 NAO

脑控机器人是脑机接口研究中的另一个重要领域。仿人机器人 NAO 是各种软硬件巧妙结合的独特产物，由大量传感器、电机和软件构成（见图6.22），所有软件由专门设计的操作系统 NAOqi 控制。NAO 虽然目前还尚未进入家庭，但已在教育界成为一颗耀眼的明星。在 70 多个国家中，它走入了中学和大学的信息技术与科技专业课堂，许多大学生借助 NAO，以寓教于乐、学以致用的方式学习编程。NAO 也征服了一大批程序开发人员。在他们眼里，NAO 是一个功能强大、具有惊人表现力的应用程序创建平台，可以让大量设想变为现实，由此开辟出程序开发的新天地，也为日后推出面向大众的机器人铺平了道路。

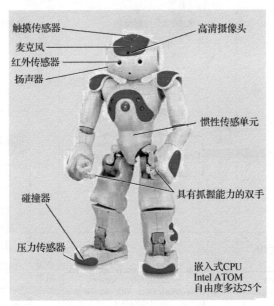

触摸传感器

麦克风

红外传感器

扬声器

高清摄像头

惯性传感单元

碰撞器

具有抓握能力的双手

压力传感器

嵌入式CPU
Intel ATOM
自由度多达25个

图 6.22　仿人机器人 NAO

6.4.2　脑机融合下的双机械臂系统

脑机融合下的双机械臂系统分为单机械臂与双机械臂系统：单机械臂系统能够完成物体的抓取与移动、喝水、吃饭等动作；双机械臂系统具有更高的可操作性，其任务空间高度冗余的特点使其可以完成洗碗等需要双手操控的任务。

1. 双机械臂系统的结构

本书建立了基于 N200 和 P300 电位的脑控双机械臂系统。该系统主要包含实验控制模块、界面模块、脑电在线采集处理模块、机器人控制模块、双机械臂操控平台五部分，图 6.23 所示为系统功能流程图。

（1）实验控制模块由 OpenViBE 实现，该模块的主要功能是接收实验的开始信号开始实验，开始信号由键盘控制。实验开始后，由其中的 Stimulus Order 子模块产生刺激序列。刺激序列通过 OpenViBE 的连线发送至界面模块和实验控制模块中的 Communication with Neuroscan 子模块。VRPN（Virtual Reality Peripheral Network）是一种软件间的通信工具，可以将数据由一个软件发送至另一个软件。Communication with Neuroscan 子模块通过 VRPN 与 Neuroscan 脑电采集系统连接并将刺激序列发送至 Neuroscan。实验控制模块还通过 Communication with robotic arm 子模块接收脑电在线采集处理模块的分类结果，并将结果通过 VRPN 发送至机器人控制模块。

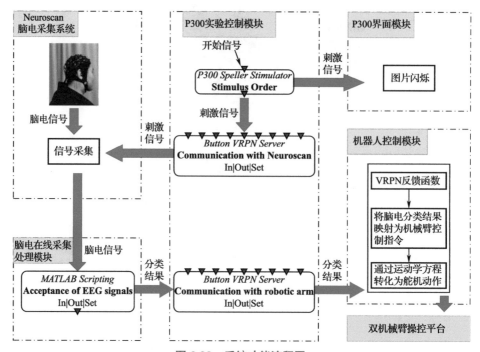

图 6.23　系统功能流程图

（2）界面模块由 OpenViBE 设计实现，它的功能是通过 Interface 功能接收实验控制模块中产生的刺激序列并将数字转换为对应的图片闪烁。ERP interface 功能还生成 N200 和 P300 电位的刺激界面，用于与被试的交互。

（3）脑电在线采集处理模块由 OpenViBE 和脑电采集设备共同组成，该模块的功能是实时采集脑电信号并分析。该模块由 OpenViBE 中的 Acceptance of EEG signals 功能调用 MATLAB，并借由 MATLAB 通过 TCP/IP 协议实时采集脑电信号，将采集到的信号做处理并分类，最后由 Acceptance of EEG signals 功能将处理结果发送至实验控制模块的 Communication with robotic arm 功能。

（4）机器人控制模块由 Arduino 软件实现，该模块的功能是接收分类结果并转化为控制指令。该模块首先从实验控制模块中接收分类结果，然后将实验结果映射为对应的控制意图，由机械臂运动学逆运算将控制意图转换为舵机运动指令，最终由串口通信将运动指令发送至双机械臂操控平台。

（5）双机械臂操控平台由两个相同的六自由度机械臂组成，机械臂可以自由完成前、后、左、右、上、下移动，机械爪可以完成旋转、抓取等动作。

OpenViBE 是系统的核心，图 6.24 所示是设计的 OpenViBE 软件界面，该软件主要包含三个功能：设计视觉诱发刺激界面、调用 MATLAB 实时采集脑电信号并处理、发出控制指令至双机械臂操控平台。OpenViBE 中包含 Start、Stimulus Order、Communication with Neuroscan、Communication with robotic arm、

Acceptance of EEG signals、Interface 6 个子模块。各个子模块间通过连线连接。Start 子模块的功能是接收键盘指令并将键盘指令转换为开始信号，Start 子模块将开始信号发送至 Stimulus Order 子模块并由 Stimulus Order 子模块产生刺激序列，Stimulus Order 子模块将刺激序列发送至 Interface 和 Communication with Neuroscan 两个子模块。Interface 子模块的功能是生成刺激界面，Communication with Neuroscan 的功能是与 Neuroscan 通信。Acceptance of EEG signals 子模块的功能是调用 MATLAB 完成信号采集处理，并将处理结果发送至 Communication with robotic arm 和 Interface，Interface 子模块接收处理结果并在相应的图片位置生成一个红色边框。Communication with robotic arm 子模块则将处理结果发送给 Arduino。

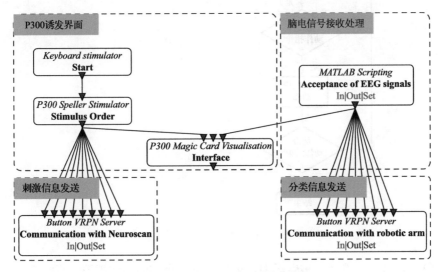

图 6.24　OpenViBE 软件界面

2. 双机械臂系统的逻辑功能

双机械臂控制方法的设计思路是，被试能够通过该系统完成单一机械臂操控和双机械臂同时操控。被试可以通过界面的第一行选定机械臂类型，即左臂、右臂、双机械臂。选定机械臂类型后，被试可以通过界面第二行、第三行的图片选择机械臂动作。本书设计的逻辑功能可以增加指令数量，并且适应环境操控不同类型机械臂。系统逻辑功能图如图 6.25 所示。

实验流程如下：

（1）被试按下键盘开始实验。

（2）被试首先注视第一行，选择指令中的一个。一轮闪烁完成后，脑控双机械臂系统将选择三种机械臂的一种，或将摄像头轻微挪动一下，若机械臂被选择，则机械臂将变为直立状态。若此时分类结果不为选择指令之一，则机械臂不执行任何动作。被试需要再次注视第一行图片。

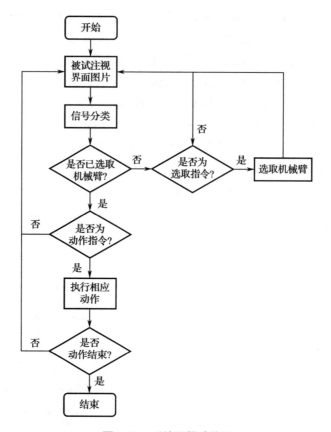

图 6.25　系统逻辑功能图

（3）若被试已选择机械臂类型，被试在下一个实验中注视第二行、第三行的动作指令，一个实验后机械臂将执行计算机判断的动作指令。若此时分类为选择指令，则机械臂不执行任何指令。

（4）被试继续注视第二行、第三行的动作指令，并重复步骤（3），直到机械臂完成被试所需执行的动作，此时被试按下空格键结束实验。

6.4.3　脑机融合下的智能车系统

智能车作为常用的脑机融合系统的外部设备，经常被研究者用作实验平台进行各种 BCI 方面的实验。在 BCI 研究中，系统是一个研究的主流方向。通过对系统的研究，可以改善 BCI 存在的一些问题，例如延迟大等问题都可以通过系统的优化来改善。

1. 基于时频域结合的空闲状态监测方法

视觉诱发界面诱发的脑电信号中含有具有时域特征的 ERP 信号，同时还含有具有频域特征的信号（Frequency Domain Characteristic Signal，FDCS）。当被试没有观看视觉诱发界面而处于空闲状态时，大脑中不含有 FDCS，因此可以通过检测大脑中是否含有 FDCS 来判断大脑的空闲状态。含有 FDCS 时，系统判断大脑处于工作状态，进而通过分类 ERP 来判断 target；检测不到 FDCS 时，大脑处于空闲状态，从而构建异步脑机接口系统。异步系统流程图如图 6.26 所示。

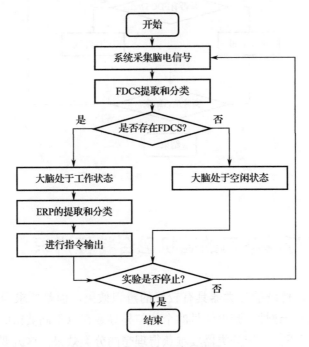

图 6.26　异步系统流程图

2. 智能车的速度控制系统

　　速度控制系统简称速控系统（Speed Control System，SCS），是智能车控制系统中不可或缺的一部分。在智能车的控制过程中，环境的复杂度往往是无法预测的，尤其是在军事领域，智能车在遇到突发情况时往往要迅速做出动作调整，此时速度的控制是很重要的。在脑机接口技术控制智能车系统中，虽然环境没有军事领域中的那么复杂，但是常见障碍物的规避以及遇到弯道方向时及时做出速度调整，避免车辆发生碰撞，是智能车系统必备的功能。

　　本节提出利用 FDCS 作为速度控制的检测标准，速度控制系统流程图如图 6.27 所示。采集脑电信号，判断在信号中是否存在 FDCS，若存在，则表明被试正在观看诱发界面，具有改变当前智能车状态的意图，因此应降低智能车的速度来等待新的控制指令；若不存在，则表明被试正在观看车辆的反馈视频，没有改变当前智能车状态的意图，因此应提高智能车的速度来缩短行驶时间。

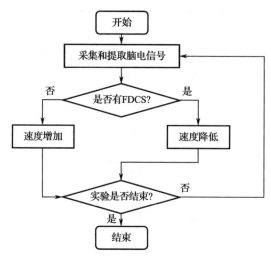

图 6.27　速度控制系统流程图

6.5　基于迁移学习的脑机融合特征辨识

在 BCI 中，传统的分类器具有较好的辨识效果，但是要求训练数据与测试数据的分布具有一致性。脑电信号的个体差异导致在以不同被试的脑电数据作为学习样本的情况下，传统分类器较难获得理想的分类效果。这就要求每位被试进行大量实验以获取足够的学习样本，而这可能会导致被试疲劳，降低系统性能，增加系统的训练成本。

迁移学习是机器学习中的前沿研究领域，是指运用已学习到的知识来学习新知识。通常将已学习的领域称为源域，将需要应用的新领域称为目标域。迁移学习在目标域标注数据较少时，可以从相关领域寻找已标注数据进行训练，主要目标就是将已经学会的知识很快地迁移到一个新的领域中。相比传统的机器学习，迁移学习的优势在于允许源域和目标域的样本、任务或分布有较大的差异，能够节省人工标注样本的时间。迁移学习可以解决数据量小和个性化问题。迁移学习目前应用于自然语言处理、计算机视觉、医疗健康等方面。迁移学习是给定了源域和目标域，利用源域在解决任务中获得一些知识来提升目标任务的一种算法。其中迁移学习中的源域和目标域为不同分布的两个样本空间，但两个领域具有相似性。不同被试之间的 N200 和 P300 电位虽然不可相互辨识，但是它们之间具有相似性，这满足迁移学习的要求。

研究表明，多种迁移学习算法均可用于脑电的多被试间辨识。Waytowich 等提出了信息几何的光谱迁移法识别 P300 电位，该方法对基于多个体训练对象数据的信息几何分类器集合中的未标记样本进行排序和组合。单次叠加下分类准确率为 78%，三次叠加下分类准确率为 82%。Islam 等在运动想象数据的迁移学习研究中，首先将多通道脑电信号分解为多个频段，然后在每个频段上进行特征提取，组合成特征空间进行训练。袁鹏在对稳态视觉诱发刺激脑电做迁移学习时，挖掘被试脑电之间的差异性和互补性来提高分类准确率。Wang 等利用协同投票模式识别运动想象数据，该模式融合了来自多个被试的单次实验脑电图，并通过分布式模式与投票分类器相结合，来提高 BCI 系统的整体性能。

6.5.1　迁移学习的 TrAdaBoost 算法

TrAdaBoost 是一种归纳式迁移学习算法，其基本思路是，训练过程中当目标域中的样本被错误地分类后，增大样本权重；若被正确分类，则降低样本权重。根据样本权重获得多个子分类器的权重，再根据各个子分类器的投票结果获得最终分类结果。TrAdaBoost 主要应用于图像处理、成绩预测等。该算法主要的条件为已知大量不同分布但相似的样本和少量同分布样本，根据这两类样本训练出同分布样本的分类模型。

定义 TrAdaBoost 的模型如下：训练数据由三部分组成，定义 D_s 为源域，D_t 为目标域，V 为校验数据；测试数据为 T_s。D_s 与 T_s 为不同分布但相似的样本空间，D_t 与 T_s 为同分布的样本空间。迁移学习的目标是在给定少量 D_t 和大量 D_s 的情况下，训练获得在 V 上的分类误差最小的分类器。

TrAdaBoost 算法流程图如图 6.28 所示，算法流程如下。

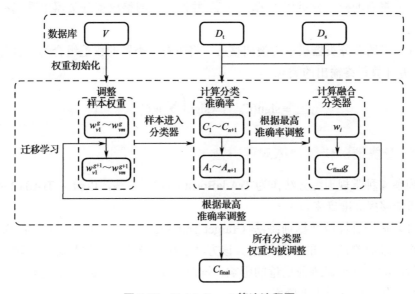

图 6.28　TrAdaBoost 算法流程图

（1）利用 D_s 训练 n 个分类器 $C_1 \sim C_n$，根据 D_t 训练分类器 C_{n+1}；并赋予 $n+1$ 个分类器相同的权重 $w_1 \sim w_{n+1}$，同时给 V 中的全部 m 个样本赋予相同的权重 $w_{s1} \sim w_{sm}$，分类器权重总和与样本权重总和均为 1。

（2）利用 $C_1 \sim C_{n+1}$ 辨识 V，从而获得准确率 $A_1 \sim A_{n+1}$。若准确率不足 50%，则忽略这个分类器，在剩余的准确率中找出最大值 A_i。即分类准确率表示为

$$A_i = \sum_{j=1}^{m} w_{sj} S_k \tag{6.11}$$

式中，S_k 为 S 中被正确分类的样本，由此可知分类器 C_i 在 S 上的准确率 A_i 为 S 中正确分类的样本权值之和。

（3）根据 A_i 调整该分类器 C_i 的权重 w_i，

$$w_i = \frac{1}{2} \ln \left(\frac{A_i}{1 - A_i} \right) \tag{6.12}$$

（4）根据 A_i 调整 D_s 中各个样本的权重 $w_{s1} \sim w_{sm}$，若样本被 C_i 错误分类，则增加该样本的权重；若被正确分类，则降低权重。

$$w_{sj,t+1} = \frac{w_{sj,t} \exp \left[-w_i y_j \right]}{Z_t} \tag{6.13}$$

$$Z_t = 2 \sqrt{A_i (1 - A_i)} \tag{6.14}$$

式中，t 为 S 中样本权重的迭代次数，y_j 为第 j 个样本的分类正误。分类正确时 $y_j = 1$，分类错误时 $y_j = -1$，Z_t 为归一化常数。

（5）将新的样本权重代入 $C_1 \sim C_{n+1}$ 并挑选未调整权重分类器中准确率最高的分类器。

（6）当所有分类器权重均被调整后，将所有分类器的权重组合为融合分类器 C_{final}，并计算最终输出的类 y_{final}。

$$y_{\text{final}} = \text{sign}(C_{\text{final}}) = \text{sign} \left(\sum_{i=1}^{n+1} w_i C_i \right) \tag{6.15}$$

6.5.2　分类器的传统训练对照方法

列举 4 种常规训练方法作为 TrAdaBoost 的对照方法，以验证 TrAdaBoost 算法是否能够提高准确率。

（1）基于目标域数据训练法（Target Training，TT）。该方法以少量 D_t 作为训练集，进而测试 T_s 的分类效果。该方法在传统分类训练的基础上，减小训练数据量，测试减小训练数据量的影响，同时验证 TrAdaBoost 算法能否通过引入相似数据从而提高分类准确率。

（2）基于源域数据训练法（Source Training，ST）。该方法以大量 D_s 作为训练集，进而测试 T_s 的分类效果。ST 方法是跨脑识别的探索，虽然数据量大，但是只用其他被试的数据进行训练。该方法可以通过训练他人数据获得的分类效果，进而体现不同被试之间 N200 和 P300 电位的差异，同时验证 TrAdaBoost 算法能否通过引进 D_t 来提高分类准确率。

（3）基于目标域和源域数据等权重融合训练法（Target and Source Training，TST）。该方法将 D_s、D_t 按等权重进行分类器融合，进而测试 T_s 的分类效果。该方法对 D_s、D_t 单独进行训练并以分类器的投票作为结果。TST 的训练数据包含了同分布和不同分布两种数据，在训练上也采取了训练多个分类器的方法。TST 方法可以验证 TrAdaBoost 算法的分类器权重调整策略能否提高分类准确率。

（4）基于目标域和源域数据混合训练法（Mix Target and Source，MST）。该方法将 D_s、D_t 的样本进行混合后训练分类器，进而测试 T_s 的分类效果。MST 将 D_s、D_t 的样本进行混合并训练一个分类器，虽然训练数据量增大，但是训练数据中包含了同分布和不同分布两种数据。该方法能够检测增大相似数据量能否达到较好的分类效果，也能够验证 TrAdaBoost 算法将训练数据分组训练能否提高分类准确率。

6.5.3　针对脑机融合系统的评价指标

1. 分类准确率

本章的分类准确率表示为分类正确的 trial 个数与总 trial 个数之比。分类准确率代表了实验判断正确的个数，是 BCI 中重要指标之一：

$$accuracy = \frac{trial_{true}}{trial_{total}} \times 100\% \qquad (6.16)$$

式中，$trial_{true}$ 为分类正确的 trial 数量，$trial_{total}$ 为实验的 trial 总数。

2. 信息传输率

信息传输率（Information Transfer Rate，ITR）是单位时间内传输的信息量，信息传输率的计算公式为

$$B = \left[lbN + PlbP + (1-p)lb\left(\frac{1-p}{N-1}\right) \right] \times M \qquad (6.17)$$

$$M = \frac{60 \times 1000}{T_T \times n + t} \qquad (6.18)$$

式中，B 为信息传输率，其单位为比特 / 分钟（bit·min⁻¹）；N 为可发出的指令数，设为 12；P 为分类准确率；M 为 1min 输出的指令数量；n 为一个实验单元中的重复数；T_T 为一次重复的时间，设为 1700ms；t 为切换视角的时间，设为 500ms。

6.5.4 迁移学习与传统训练方法的对比与分析

图 6.29、图 6.30 所示为在 5 种训练方式下，分别采用 FLDA 和 SVM 作为分类器所获得的准确率。横坐标为叠加次数，纵坐标为准确率。随着叠加次数的增多，准确率在 5 种方式下都呈上升趋势。其中，TrAdaBoost 的准确率最高，ST 的准确率最低。

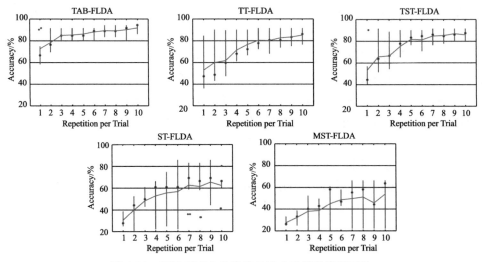

图 6.29 运用 FLDA 分类器 5 种方法的准确率对比

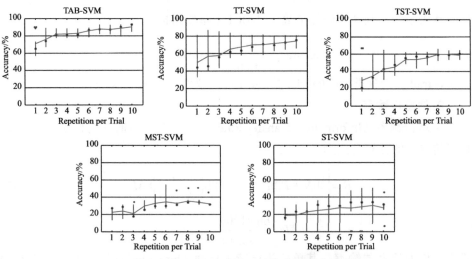

图 6.30 运用 SVM 分类器 5 种方法的准确率对比

（1）TrAdaBoost 和 TT 相比较。TT 在使用 FLDA 分类器单次叠加下的准确率为 53.09%，7 次叠加下的准确率为 80.25%，10 次叠加下的准确率为 85.19%。

TrAdaBoost 在相同次数下的准确率分别为 72.69%、89.26% 和 91.85%。TrAda-Boost 的准确率分别提高了 19.60%、9.01% 和 6.66%。TT 在使用 SVM 单次叠加下的准确率为 50.01%，7 次叠加下的准确率为 70.63%，10 次叠加下的准确率为 74.59%。TrAdaBoost 在相同次数下的准确率分别为 71.29%、88.15% 和 90.70%。TrAdaBoost 的准确率分别提高了 21.30%、17.52% 和 16.11%。

与只利用少量样本 D_t 做训练的 TT 相比，TT 与 TrAdaBoost 的差异是，TrAdaBoost 在 TT 基础上引入大量其他被试的脑电数据 D_s，通过搜索与 V 相近的样本，从而增加训练样本，提高分类准确率。实验结果表明，运用 TrAdaBoost 引入不同分布数据 D_s 能提高分类准确率与信息传输率，并且部分 D_s 在分类 V 时准确率高于 50%，能够达到辅助训练效果，证明不同被试之间的脑电数据具有一定的相似性。TT 由于减小训练样本量，导致 7 次叠加下的分类准确率降低至 80% 左右，难以满足精度需求，因此需要继续诱发被试更多次的电位，从而增加了被试的工作量，可能会导致被试疲劳。

（2）TrAdaBoost 和 TST 相比较。TST 在使用 FLDA 分类器单次叠加下的准确率为 53.24%，7 次叠加下的准确率为 84.83%，10 次叠加下的准确率为 85.96%。TrAdaBoost 在相同次数下的准确率分别为 72.69%、89.26% 和 91.85%。TrAdaBoost 的准确率分别提高了 19.45%、4.38% 和 5.89%。TST 在使用 SVM 单次叠加下的准确率为 29.64%，7 次叠加下的准确率为 55.75%，10 次叠加下的准确率为 59.00%。TrAdaBoost 在相同次数下的准确率分别为 71.29%、88.15% 和 90.70%。TrAdaBoost 的准确率分别提高了 41.65%、32.40% 和 31.70%。

与利用 D_t、D_s 训练分类器等权重组合的 TST 相比，TST 与 TrAdaBoost 的差异是，TrAdaBoost 在 TST 基础上通过校验数据 V 调整优化了融合分类器中各个分类器的权重。实验结果表明，准确率的提高不仅是因为增加了训练数据，并且 TrAdaBoost 权重调整可以提高分类准确率。从最终调整的权值结果发现，TrAda-Boost 将分类准确率高的分类器权重加大，而分类准确率低的分类器权重降低。这使得在融合分类器中，准确率高的分类器更能影响分类结果。TST 虽然增加了训练样本数量，但由于引入了大量不同分布样本，导致分类准确率没有提升到理想的效果。

（3）TrAdaBoost 和 ST 相比较。ST 在使用 FLDA 分类器单次叠加下的准确率为 30.56%，7 次叠加下的准确率为 62.96%，10 次叠加下的准确率为 62.66%。TrAdaBoost 在相同次数下的准确率分别为 72.69%、89.26% 和 91.85%。TrAdaBoost 的准确率分别提高了 42.13%、26.29% 和 29.19%。ST 在使用 SVM 单次叠加下的准确率为 19.64%，7 次叠加下的准确率为 27.50%、10 次叠加下的准确率为 27.66%。TrAdaBoost 在相同次数下的准确率分别为 71.29%、88.15% 和 90.70%。TrAdaBoost 的准确率分别提高了 52.29%、60.65% 和 61.51%。

　　与只利用大量样本 D_s 做训练的 ST 相比，ST 与 TrAdaBoost 的差异是，TrAdaBoost 在 ST 基础上引入了少量被试的脑电数据 D_t 和校验数据 V。准确率的提升说明 TrAdaBoost 通过搜索与 V 相近的样本筛选 D_s，剔除个体差异大的样本，保留差异小的样本做辅助训练，能达到较好的分类效果。ST 的分类准确率低表明，不同被试间 N200 和 P300 电位确实存在差异。

　　（4）TrAdaBoost 和 MST 相比较。MST 在使用 FLDA 分类器单次叠加下的准确率为 27.78%，7 次叠加下的准确率为 50.00%，10 次叠加下的准确率为 54.17%。TrAdaBoost 在相同次数下的准确率分别为 72.69%、89.26% 和 91.85%。TrAdaBoost 的准确率分别提高了 44.91%、39.26% 和 37.68%。MST 在使用 SVM 单次叠加下的准确率为 22.70%，7 次叠加下的准确率为 33.05%，10 次叠加下的准确率为 32.33%。TrAdaBoost 在相同次数下的准确率分别为 71.29%、88.15% 和 90.70%。TrAdaBoost 的准确率分别提高了 48.59%、55.09% 和 58.37%。

　　与将 D_t、D_s 样本融合的 MST 相比，MST 与 TrAdaBoost 的差异是，TrAdaBoost 将同分布数据分组并进行训练。在同样训练样本数量的情况下，TrAdaBoost 准确率远高于 MST。准确率结果说明增加不同分布训练数据样本数量不能达到较高的分类准确率，需要将同分布数据分开并进行训练。

　　图 6.31 和图 6.32 为在 5 种训练方式下，分别采用 FLDA 和 SVM 作为分类器时获得的信息传输率。横坐标为叠加次数，纵坐标为信息传输率。随着叠加次数的增多，信息传输率在 4 种方式下都呈下降趋势。在 5 种方式下，ST 的信息传输率最低，TrAdaBoost 的信息传输率最高。TrAdaBoost 在单次叠加下的信息传输率分别为 $34.45\text{bit} \cdot \text{min}^{-1}$ 和 $33.15\text{bit} \cdot \text{min}^{-1}$，与 TT 相比分别提高了 $15.35\text{bit} \cdot \text{min}^{-1}$ 和 $17.81\text{bit} \cdot \text{min}^{-1}$；与 TST 相比，分别提高了 $13.81\text{bit} \cdot \text{min}^{-1}$ 和 $25.48\text{bit} \cdot \text{min}^{-1}$；与 ST 相比，分别提高了 $28.74\text{bit} \cdot \text{min}^{-1}$ 和 $31.38\text{bit} \cdot \text{min}^{-1}$，与 MST 相比分别提高了 $29.98\text{bit} \cdot \text{min}^{-1}$ 和 $30.32\text{bit} \cdot \text{min}^{-1}$。

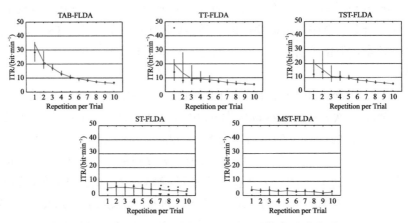

图 6.31　运用 FLDA 分类器 5 种方法的信息传输率对比

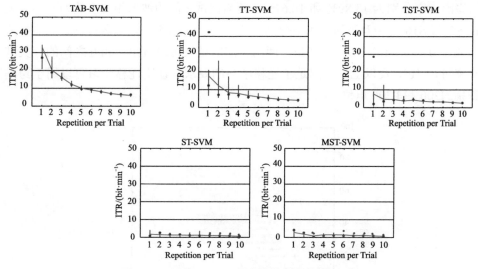

图 6.32　运用 SVM 5 种方法的信息传输率对比

　　FLDA 和 SVM 在 TrAdaBoost 下的信息传输率均高于 TT、ST、TST、MST 四种方法。信息传输率的提升增加了每分钟的指令数量，提高了控制速度；此外，可以在执行相同数量指令时减少脑机交互系统的使用时间，降低被试疲劳，从而提高系统的实用性。

6.5.5　系统性能与电位特征的相关性分析

　　本章计算波形相关性以验证两个信号之间的相似程度。在迁移学习中，数据的相似性是能否进行迁移学习的重要指标。为验证不同被试的 ERP 信号是否具有相似性，实验中引入了波形相关系数的计算公式：

$$\rho_{xy} = \sum_{n=0}^{N-1} x(n)y(n) \left[\sum_{n=0}^{N-1} x^2(n) \sum_{n=0}^{N-1} y^2(n) \right]^{\frac{1}{2}} \tag{6.19}$$

式中，ρ_{xy} 为离散形式的相关系数，可衡量信号 $x(n)$ 和 $y(n)$ 波形在同一采样数据窗 N 内的相似程度，其取值区间为 [-1, 1]，值越大，表示两个信号波形越相似。当 $\rho_{xy} = 1$ 时，表示两个信号波形完全正相关；当 $\rho_{xy} = -1$ 时，表示两个信号完全负相关；当 $\rho_{xy} = 0$ 时，表示两个信号完全不相关，即相互独立。

　　图 6.33 为波形相关系数与准确率的关系。横坐标为两名被试各个通道电位波形之间的波形相关系数的平均值，纵坐标为两名被试相互之间的分类准确率。从图中可以看出，波形相关系数与分类准确率呈正相关分布，伴随波形相关性的提升，分类准确率也在增大。例如，被试 S2 和 S3 之间相互辨识的准确率分别为 83.33% 和 91.67%，而两名被试的波形相关系数达到 0.87。被试 S2 和 S1 的相互

辨识准确率分别为 13.89% 和 16.67%，两名被试之间的波形相关系数为 0.19。被试 S2 和 S16 的相互辨识准确率分别为 50.00% 和 55.56%，两名被试之间的相关系数为 0.45。同时，从 25 名被试两两之间的结果可以看出，相互之间的分类准确率可达 50% 及以上。这满足了迁移学习的要求，证明迁移学习可以用于跨脑识别 N200 和 P300 电位。

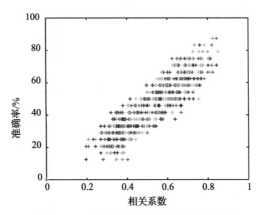

图 6.33　波形相关系数与准确率的关系

主要参考文献

[1] 郭苗苗. 语言任务下脑电时频网络特征提取及在脑机接口中的应用 [D]. 天津：河北工业大学，2016.

[2] 李梦凡. 基于事件相关电位的脑机器人交互系统与认知负荷的解析 [D]. 天津：天津大学，2017.

[3] 林放. 脑控双机械臂系统和基于迁移学习的 N200 与 P300 电位的多个体间辨识研究 [D]. 天津：河北工业大学，2019.

[4] 宫铭鸿. 事件相关电位与视觉诱发电位融合的异步脑机接口 [D]. 天津：河北工业大学，2020.

[5] Li M，Lin F，Xu G. A TrAdaboost method for detecting multiple subjects' N200 and P300 potentials based on cross-validation and an adaptive threshold，International Journal of Neural Systems，2020.02，30（03）：1-18.

[6] Gong M，Xu G，Li M，Lin F，An idle state-detecting method based on transient visual evoked potentials for an asynchronous ERP-based BCI[J]. Journal of Neuroscience Methods，2020，337C：108670.

[7]　Zhang Y，Zhou G，Jin J，et al. Sparse Bayesian Classification of EEG for Brain-Computer Interface[J]. IEEE Trans Neural Netw Learn Syst，2016，27（11）：2256.

[8]　Palva J M，Wang S H，Palva S，et al. Ghost interactions in MEG/EEG source space：A note of caution on inter-areal coupling measures [J]. Neuroimage，2018，173：632.

[9]　徐桂芝，林放，宫铭鸿，等 . 基于 TrAdaBoost 的跨脑辨识 P300 电位研究 [J]. 生物医学工程学杂志，2019.08，36（4）：531-540.

[10] Guo M，Xu G，Wang L，et al. The anterior contralateral response improves performance in a single trial auditory oddball BMI[J]. Biomedical Signal Processing and Control，2015，22：74-84.

第 7 章　磁刺激穴位脑电特征分析与脑电源定位

　　磁刺激以其有效、无痛、无损伤、无须接触电极、易于重复和操作简便等优点，在人体神经功能调控、疾病治疗与康复理疗等方面取得了独特的成效。穴位是中医针灸调控神经系统由体表刺激到体内的切入点。本章利用经颅磁刺激（Transcranial Magnetic Stimulation，TMS）系统和 128 导脑电（EEG）分析仪，在人体不同穴位和非穴位点进行重复脉冲磁刺激，同时提取所诱发的脑电信号，进行特征分析和源定位研究，探讨磁刺激穴位对神经系统的作用效应。

7.1　磁刺激与针灸

　　磁刺激技术是 20 世纪 80 年代以后发展起来的一项无创的检测与治疗技术。该技术利用脉冲磁场作用于神经系统，通过改变神经细胞膜电位，使之产生感应电流，刺激可兴奋细胞，从而影响生物体内诸多的代谢过程及电活动。磁刺激神经系统的应用最早可追溯到 1896 年，法国科学家 d'Arsonval 在观察磁致闪光现象时首次发现了时变磁场能够刺激神经。1965 年，Bickford 和 Fremming 对兔、青蛙进行磁刺激，观察到了骨骼肌的抽动，这是第一次现代模式的经颅磁刺激（TMS）。1985 年，Baker 等将平面线圈置于正常人运动区的头皮上，观察到了手肌的抽动，用表面电极在小指外展肌记录到了运动皮质诱发电位，这是磁刺激技术首次在人体上实现的大脑皮层中枢神经刺激。2008 年，TMS 获得美国食品和药品管理局（Food and Drug Administration，FDA）批准用于抑郁症的治疗，开启了 TMS 临床应用与科学研究的新篇章。目前，TMS 在临床精神病、神经疾病及康复领域获得了越来越多的认可，与 PET、fMRI、MEG 并称为"21 世纪四大脑科学技术"。

　　在中枢神经功能检测和神经肌肉功能恢复的医疗研究中，传统的方法是使用表面电极对组织进行电刺激。由于皮肤、骨骼和脂肪传导性低，电刺激很难刺激到深部的组织和神经，且大的表面电流会使患者产生疼痛感甚至无法忍受。在磁刺激中，由于各生物组织或器官的磁导率基本相同，磁场容易透过皮肤和骨骼而达到深层组织，因而磁刺激技术可无创地应用于脑神经刺激和深部神经刺激中。磁刺激线圈不与被试身体有任何接触，不会引起疼痛，机体与外界无电联系，因而安全性好。

磁刺激以其诸多优点在人体神经功能调控、疾病治疗与康复理疗等方面具有独特的成效，与传统针灸作用有异曲同工之处，主要可以归纳为以下三个方面。

（1）刺激方式

磁刺激与针灸都属于体表刺激。针灸治病没有物质的输入，既不是药物疗法也不是手术疗法，而是一种特殊的信息疗法。磁刺激也没有物质的输入，同样既不是药物疗法也不是手术疗法，也是一种特殊的信息疗法。

（2）作用机理

针灸疗法本质是通过针刺产生的生物信息调整机体的各种功能，信息调控是针刺疗效的基本特征。穴位区是感受器，也可以看作生物换能器，是针刺电信号的产生源，也是针刺转换为动作电位序列的转换器。针刺穴位能够产生化学和电学两种生物信号，由此形成化学和电学两种信息。两种信息既相互独立又相互作用，利用人体极其复杂的信息网络调节机体内的能量和物质代谢，进而调整人体各器官的生理机能。

磁刺激基于电磁感应的基本原理，在外界用时变电磁场以无创的方式对人体可兴奋细胞进行刺激。这种刺激可以直接驱动电流进入组织，对组织用电磁诱发的方式实施，诱发电场会引起生物电流在组织中传导，使神经纤维、神经元和肌肉去极化并产生神经冲动，从而影响组织或神经系统的功能状态。因此，两者均通过体表刺激诱发机体进行信息调控，影响生物组织或神经系统的功能。

（3）作用效应与应用

中医理论认为针灸的基本作用在于疏通经络、调和阴阳、扶正祛邪，主要用于人体机能调整，在疾病的预防和治疗、身体功能康复与保健等方面具有其独特的效果。

磁刺激的作用主要是神经功能的调控，不仅在神经、精神疾病（如癫痫、抑郁症、帕金森病等）的治疗及机体功能康复等方面具有独特的疗效，而且也是脑神经功能、脑认知等研究的有效手段之一。两者均用于机体功能的调控、疾病的治疗、康复，均属于物理疗法，无须手术和药物。

根据刺激脉冲的不同，TMS 可以分为三种刺激模式：单脉冲 TMS（single-pulse TMS，sTMS），双脉冲 TMS（paired-pulse TMS，pTMS）和重复性 TMS（repetitive TMS，rTMS）。sTMS 由手动控制脉冲输出，也可以激发多个刺激，但刺激间隔较长，多用于常规电生理检查；pTMS 在极短时间间隔内在同一个部位连续给予两个不同强度的刺激，多用于研究神经的易化和抑制作用；rTMS 分为高频和低频两种，通常 1Hz 或以下的 rTMS 称为低频 rTMS，1Hz 以上的 rTMS 称为高频 rTMS。有研究表明，低频 rTMS 对皮质有抑制作用，而高频 rTMS 对皮质有激活作用，可增加神经元的兴奋性。目前 rTMS 已被广泛应用于神经科、精神科和认知心理学等领域，利用 rTMS 治疗的精神科疾病主要包括抑郁症、焦虑障碍和精神分裂症等。

相对于中枢神经磁刺激来说，对外周神经磁刺激（Peripheral Magnetic Stimulation，PMS）的应用报道相对较少，主要原因是之前的磁刺激设备线圈聚焦能力和兴奋程度控制能力不如理论研究，阻碍了磁刺激技术的进一步应用。目前已经有了新的处理技术使得外周神经磁刺激技术变得可行，如利用多信道、多线圈、多电极等方法治疗神经肌肉系统疾病的功能性磁刺激（Functional Magnetic Stimulation，FMS）。目前，人们对外周磁刺激在神经康复领域应用的兴趣正日趋增高。

总体而言，目前磁刺激及其应用方面的研究主要以经颅磁刺激在脑认知、脑功能及诊疗作用方面的研究居多。对磁刺激诱发生物体内电信号特征、信号在组织中传导的机理、磁刺激的定量分析等方面的研究较少，尤其是在磁刺激与传统中医穴位功效相结合方面的研究目前尚处于起步阶段。

7.2　磁刺激穴位脑电特征分析

7.2.1　磁刺激穴位脑电时频分析

1. 实验设计

实验采用英国 Magstim 公司的 Rapid^2 重复脉冲磁刺激仪，选取内关穴作为磁刺激的靶点目标，刺激线圈为 8 字形线圈，刺激模式为连续重复刺激，刺激强度为 1.76T，刺激频率为 0.5Hz，刺激时间为 120s。

脑电数据采集采用美国 NeuroScan 公司的脑电记录分析系统，选用 64 导电极帽记录头皮脑电（EEG）信号，参考电极置于双侧乳突（M1、M2），接地电极在 FPz 和 Fz 连线的中点（GND 电极），采样频率为 1000Hz，带通滤波为 0.5 ～ 30Hz，电极阻抗小于 5kΩ，放大倍数为 500。

2. 实验结果及分析

本节采用 Gabor 小波和 Hilbert 变换方法对采集的脑电信号进行特征分析。

（1）脑电数据分段

采集到的脑电（EEG）信号在每个刺激时刻都会有一个小尖波（见图 7.1），为了研究磁刺激内关穴对大脑功能的影响，首先需要将 EEG 信号按照刺激尖波分成若干段，每段包括三个部分：刺激前、刺激中和刺激后。在这一过程中，刺激开始时刻（onset）和刺激结束时刻（offset）的确定十分重要。

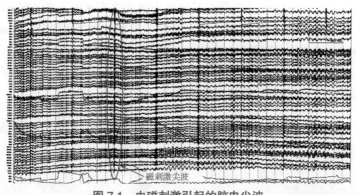

图 7.1　由磁刺激引起的脑电尖波

采用 Gabor 小波时频分析方法对原始 EEG 信号进行处理，结果如图 7.2 和图 7.3 所示。其中，图 7.2 中 $t=0$ 时刻为磁刺激时刻，对应刺激尖波（图 7.3 中第一个正向的小尖波 P1 即为刺激尖波），磁刺激作用一般不会立即消失，往往会持续一小段时间，如图 7.3 所示，刺激尖波 P1 后的一负一正（N1 和 P2）两个尖波也属于刺激期。图 7.2 为原始 EEG 信号经 Gabor 小波分析后得到的时频图，从图中可以精确地确定 onset 和 offset 时间点。对应图 7.3 中的 onset 和 offset 中间部分为刺激期，onset 之前为刺激前，offset 之后为刺激后，后续将以 onset 时刻前 500ms 的 EEG 信号和 offset 时刻后 500ms 的 EEG 信号作为刺激前和刺激后脑电信号的时间长度。

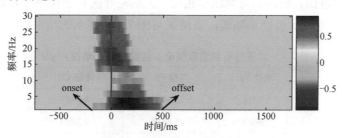

图 7.2　脑电信号时频分析

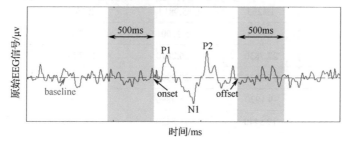

图 7.3　原始脑电信号分段

（2）磁刺激内关穴 α 波脑电地形图分析

将采集到的原始脑电信号首先进行预处理（伪迹去除、分段、线性校正、基线校正、滤波等），之后绘制了静息态下和磁刺激内关穴状态下的 α 波脑电地形图。结果发现，被试安静闭眼状态下 α 波主要分布在大脑枕叶和顶叶区，磁刺激内关穴后 α 波主要分布在大脑额叶和枕叶区。以表 7.1 中被试 6 为例，如图 7.4 所示，可以看出，磁刺激内关穴后额叶和左枕叶 α 波分布明显增强，顶叶区和右枕叶减弱，且 α 波的分布范围大于安静闭眼状态下。

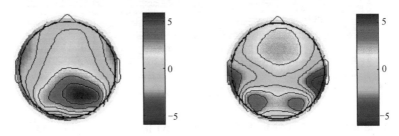

(a) 安静闭眼状态　　　　　　　　　　　(b) 磁刺激内关穴状态

图 7.4　α 波分布的脑电地形图

（3）磁刺激内关穴脑电 α 波时频特性分析

采用 Hilbert 变换计算了图 7.4 中 α 波分布变化较明显的额区电极（前额 FP1、FP2，侧额 F7、F8，额 Fz），顶区电极（P3、Pz、P4）和枕区电极（O1、O2）处的刺激前、后的脑电 α 波能量值，并且将电极 Fz、Pz、O1、O2 刺激后与刺激前的平均能量差列于表 7.1，同时绘制了柱状图，如图 7.5 所示。从表 7.1 和图 7.5 可以看出，刺激后与刺激前相比，大脑额叶区和左枕叶区 α 波能量增强，顶叶区和右枕叶区 α 波能量减弱，该结果与图 7.4 所显示的结果具有一致性。

表 7.1　刺激后与刺激前脑电 α 波能量差（单位：μV^2）

被试	电极 Fz	电极 Pz	电极 O1	电极 O2
1	3.6311	−15.5940	4.7643	−6.0981
2	7.6663	−46.5510	7.5889	−43.4040
3	13.3140	−10.5820	7.3587	−1.0478
4	1.4265	−5.9814	2.7573	0.7124
5	3.4459	5.2500	4.5718	12.4210
6	22.7830	−26.2810	18.3250	−3.1428
7	25.3920	−20.4900	24.2020	−9.6027
8	-9.1920	−15.9890	9.8947	−1.7462
9	19.5440	−11.5430	22.1820	−16.6110

续表

被试	电极 Fz	电极 Pz	电极 O1	电极 O2
10	−23.7120	−2.1260	4.8102	−3.0953
11	5.5044	−2.6090	5.9767	−1.0025
12	10.0940	−0.2593	23.9030	11.0180
13	0.5905	−8.3788	1.6379	−3.3408

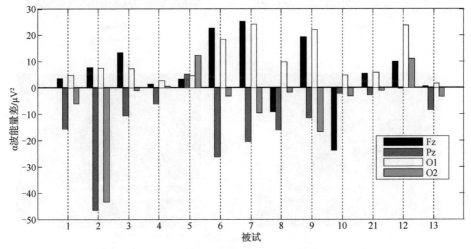

图 7.5　刺激后与刺激前脑电 α 波能量差

同时，采用 Gabor 小波方法计算了表 7.1 中不同电极磁刺激作用前、后的脑电信号平均能量，结果与 Hilbert 变换方法的计算结果一致，磁刺激作用后，大脑额叶区和左枕叶区 α 波能量增强，顶叶区和右枕叶区 α 波能量减弱。以表 7.1 中被试 7 为例，如图 7.6 所示，磁刺激内关穴后，脑电 α 波的能量在额叶区和左枕叶区表现为上升的趋势，在顶叶区和右枕叶区表现为下降的趋势。

α 波是正常成人脑电波的基本节律，在头部任何部位皆可记录到，但以枕区及顶区后部最为明显。有资料称 α 波的出现或增强说明人处于清醒、安静的状态。实验结果发现，磁刺激内关穴后脑电 α 波的分布较静息态下有所增强，说明磁刺激内关穴可以起到清醒和镇定的作用。现代中医理论认为针刺内关穴可在调整心脏功能的同时，增加脑血氧供给，以达到宁心调血安神的目的。由此可以说明，磁刺激内关穴能够取得与针刺类似的作用效果，该结果为磁刺激内关穴的理论研究和临床应用奠定了基础，同时从神经电生理角度验证了磁刺激内关穴治疗方式的可行性。

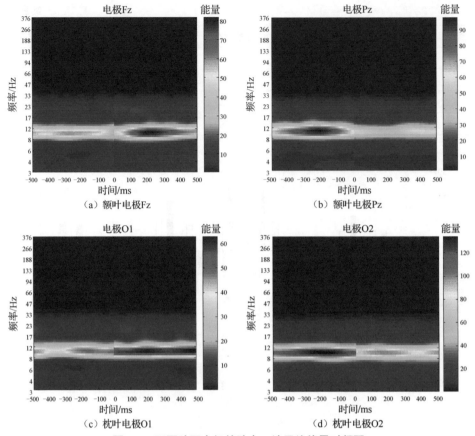

图 7.6　不同脑区电极的脑电 α 波平均能量时频图

7.2.2　磁刺激穴位脑电复杂度分析

1. 实验设计

实验采用英国 Magstim 公司 Rapid^2 磁刺激器，选取足三里、合谷和神门穴作为磁刺激的靶点目标，磁刺激线圈为 8 字形线圈，刺激频率分别为 0.5Hz、1Hz 和 3Hz，磁刺激强度为 1.76T。所选 24 名被试随机分为三组，7 名被试进行磁刺激足三里穴实验，7 名被试进行磁刺激合谷穴实验，10 名被试进行磁刺激神门穴实验。每名被试需完成三次刺激任务，每次刺激频率不同，其他参数保持不变。刺激脉冲波形为连续疏波，每次刺激时长为 2min。为了防止前一次刺激任务对后一次刺激任务的影响，同一被试不同刺激任务之间的时间间隔为 1 周。

采用美国 NeuroScan 公司 128 导脑电记录分析系统采集脑电信号，选用 64 导电极帽记录头皮脑电（EEG），同时记录水平眼电（HEOG）和垂直眼电（VEOG），参考电极置于双侧乳突（M1、M2），接地电极在 FPz 和 Fz 连线的中点（GND 电极），采样频率为 1000Hz，电极阻抗小于 5kΩ，放大器放大倍数为 500。实验过程中，被试坐在舒适的靠背椅上，保持全身放松，闭眼，佩戴耳塞。周围环境绝对安静，室温为 22℃，待被试状态稳定后开始实验，分别记录磁刺激穴位前、中、后脑电信号各 2min。

2. 实验结果及分析

首先对采集到的脑电信号进行预处理，去除眼电等伪迹后，采用样本熵算法进行脑电特征分析，同时采用脑电信息图（Brain Information Mapping，BIM）来观察刺激前后脑电样本熵的变化趋势。

1）磁刺激足三里穴脑电样本熵分析

实验对 7 名被试左侧的足三里穴进行了磁刺激，计算了静息态、0.5Hz 磁刺激状态、1Hz 磁刺激状态和 3Hz 磁刺激状态下采集到的脑电信号样本熵值，结果如图 7.7 所示。

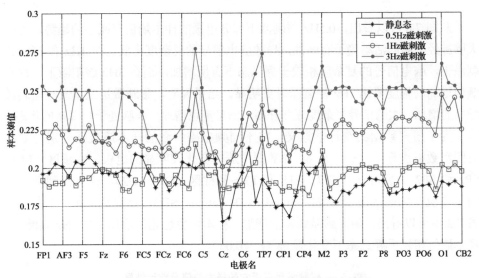

图 7.7　磁刺激足三里穴各个状态的脑电样本熵值

从图 7.7 可以看出，磁刺激足三里穴对大脑非线性动力学特性会产生一定的影响。在 0.5Hz 磁刺激下，样本熵值相较于静息态下无明显变化，然而在 3Hz 磁刺激下，除电极 Cz 外，其余电极处脑电样本熵值均明显增大，说明 3Hz 磁刺激足三里穴时被试脑电信号复杂度增大，信息量增加。将不同频率磁刺激下的脑电样本熵值与静息态下的样本熵值的差值进行对比研究，结果如图 7.8 所示。

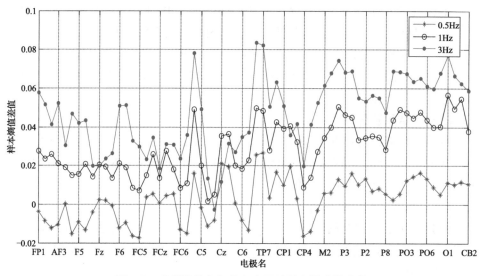

图 7.8　磁刺激状态与静息态下的脑电样本熵差值

从图 7.8 可以看出，0.5Hz 磁刺激下部分电极的样本熵值有减小的趋势，说明大脑神经细胞的活动趋于有序性，导致脑电信号的复杂度降低。在 1Hz 和 3Hz 磁刺激下，脑电信号的复杂度相较于静息态下有所增加，而在 3Hz 磁刺激下，样本熵值增加的幅度要比 1Hz 磁刺激时更明显。结果说明，磁刺激足三里穴时随刺激频率的增加，大脑信号复杂度逐渐升高，信息量也增加，大脑处于较兴奋的状态。

为了研究数据的统计学意义，将不同频率磁刺激的样本熵数据分别与安静对照组数据进行 t 检验。在 64 导数据中选择变化较明显的电极，有额区（FP1、FPz 和 FP2）、颞叶区（FT7、FT8 和 T7）和枕区（Oz 和 O2），计算得到样本熵的平均值（Mean）和标准差（Standard Deviation，SD），结果列于表 7.2 中。从表 7.2 中可以看出，随着刺激频率的增加，样本熵值也相应增加，在 3Hz 刺激下，样本熵值相较于静息态下变化显著（$p < 0.05$）。

表 7.2　磁刺激足三里穴的样本熵值及统计结果

导联	静息态 Mean+SD	0.5Hz 刺激 Mean+SD	p	1Hz 刺激 Mean+SD	p	3Hz 刺激 Mean+SD	p
FP1	0.1961 ± 0.0232	0.2051 ± 0.0346	0.679	0.2397 ± 0.0489	0.158	0.2713 ± 0.0476	0.029*
FPz	0.1967 ± 0.0123	0.1985 ± 0.0383	0.933	0.2348 ± 0.0453	0.156	0.2629 ± 0.0551	0.026*
FP2	0.2027 ± 0.0162	0.2012 ± 0.0416	0.948	0.2438 ± 0.0461	0.143	0.2549 ± 0.0315	0.026*
FT8	0.2016 ± 0.0207	0.1994 ± 0.0370	0.924	0.2295 ± 0.0444	0.297	0.2534 ± 0.0224	0.014*
T7	0.1993 ± 0.0325	0.2353 ± 0.0575	0.317	0.2730 ± 0.0750	0.121	0.3033 ± 0.0631	0.026*
FT7	0.1920 ± 0.0348	0.2383 ± 0.0582	0.221	0.2596 ± 0.0119	0.256	0.2932 ± 0.0451	0.043*

续表

导联	静息态 Mean+SD	0.5Hz 刺激 Mean+SD	p	1Hz 刺激 Mean+SD	p	3Hz 刺激 Mean+SD	p
Oz	0.1883±0.0406	0.2094±0.0508	0.541	0.2502±0.0587	0.133	0.2675±0.0232	0.015*
O2	0.1831±0.0296	0.2100±0.0313	0.259	0.2564±0.0647	0.085	0.2691±0.0604	0.043*

注：$p < 0.05$ 具有统计学意义。

为了更加直观地对比不同状态下脑电样本熵在大脑不同功能区的分布情况，绘制了基于样本熵值的磁刺激足三里穴脑电信息图，如图 7.9 所示。

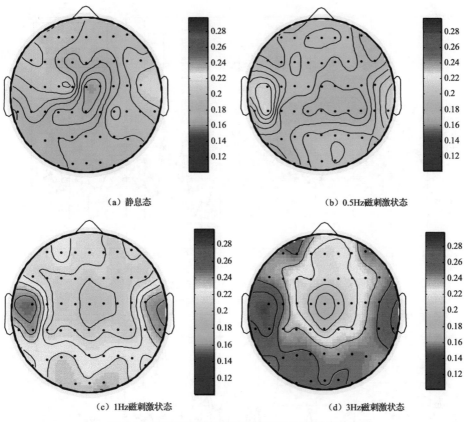

（a）静息态　　　　　　　　　　　　　　（b）0.5Hz磁刺激状态

（c）1Hz磁刺激状态　　　　　　　　　　　（d）3Hz磁刺激状态

图 7.9　基于样本熵值的磁刺激足三里穴脑电信息图

从图 7.9 可以看出，在 3Hz 磁刺激下，除中央区外的整个脑区脑电样本熵均明显增加。先前有研究表明，电刺激左足三里穴显示右半球，尤其是颞叶、枕叶信号刺激期显著升高，左半球颞叶信号升高。从图 7.9 不难发现，大脑各个功能区中右半球颞叶区和枕叶的样本熵值变化最为明显，同时左半球的颞叶区也有较显著的增加，说明磁刺激足三里穴与电刺激结果相似。

2）磁刺激合谷穴脑电样本熵分析

对 7 名健康被试的左侧合谷穴进行了磁刺激,同样计算了脑电信号的样本熵,结果如图 7.10 和图 7.11 所示。从两幅图中可以看出,3Hz 磁刺激下整个大脑功能区的脑电样本熵值与静息态下相比均有所增加。但在 0.5Hz 和 1Hz 磁刺激下,脑电样本熵值与静息态下相比无明显变化。找出变化较明显的几个电极处的脑电样本熵数据进行统计学分析,选定电极 FPz、AF3、F7、F3、T7、C5 和 CP1。计算以上电极样本熵的平均值和标准差,结果列于表 7.3 中。统计分析的结果表明,对合谷穴进行不同频率的磁刺激,0.5Hz 和 1Hz 磁刺激下的脑电样本熵值的减小与 3Hz 磁刺激下脑电样本熵值的增大均不具有显著性。

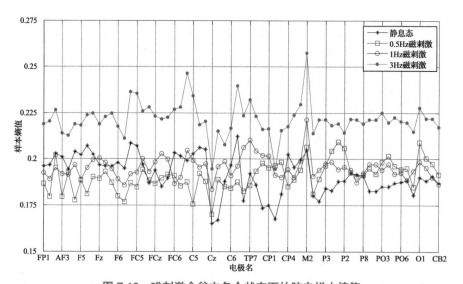

图 7.10　磁刺激合谷穴各个状态下的脑电样本熵值

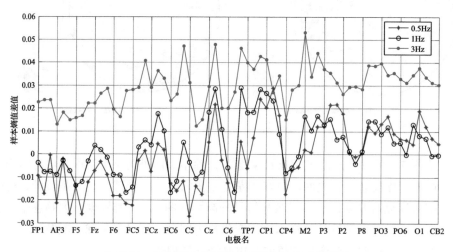

图 7.11　不同状态与静息态下的脑电样本熵差值

找出变化较明显的几个电极处的脑电样本熵数据进行统计学分析，选定电极 FPz、AF3、F7、F3、T7、C5 和 CP1。计算以上电极样本熵的平均值（Mean）和标准差（SD），结果列于表 7.3 中。统计分析的结果表明，对合谷穴进行不同频率的磁刺激，0.5Hz 和 1Hz 磁刺激时的脑电样本熵值的减小与 3Hz 磁刺激时脑电样本熵值的增大均不具有显著性。

表 7.3　磁刺激合谷穴的样本熵值及统计结果

导联	静息态 Mean+SD	0.5Hz 刺激 Mean+SD	p	1Hz 刺激 Mean+SD	p	3Hz 刺激 Mean+SD	p
FPz	0.1967 ± 0.0107	0.1796 ± 0.0431	0.412	0.1891 ± 0.0343	0.647	0.2196 ± 0.0358	0.208
AF3	0.2009 ± 0.0159	0.1795 ± 0.0449	0.346	0.1919 ± 0.0413	0.662	0.2139 ± 0.0395	0.515
F7	0.2040 ± 0.0208	0.1778 ± 0.0395	0.226	0.1966 ± 0.0329	0.684	0.2188 ± 0.0398	0.483
F3	0.2071 ± 0.0191	0.1810 ± 0.0452	0.268	0.1951 ± 0.0348	0.520	0.2238 ± 0.0337	0.363
T7	0.1993 ± 0.0282	0.1875 ± 0.0570	0.688	0.2046 ± 0.0562	0.856	0.2464 ± 0.0641	0.171
C5	0.2027 ± 0.0189	0.1757 ± 0.0348	0.166	0.1993 ± 0.0327	0.842	0.2340 ± 0.0415	0.165
CP1	0.1751 ± 0.0219	0.1953 ± 0.0404	0.353	0.2017 ± 0.0397	0.226	0.2165 ± 0.0424	0.088

图 7.12 为基于样本熵值的磁刺激合谷穴脑电信息图。从图中可以看出，在 0.5Hz 磁刺激下，枕叶区的样本熵值有所增大，而额区和颞叶区的样本熵值有所减小；在 1Hz 磁刺激下，样本熵值无明显变化；在 3Hz 磁刺激下，各个大脑功能区的样本熵值均增大。其中，在 0.5Hz 和 1Hz 磁刺激下，结果中存在部分脑区样本熵值减小，可以认为这与合谷穴的镇静止痛功能有关，一定频率的磁刺激会使大脑的复杂度降低，使大脑处于比较有序的状态。

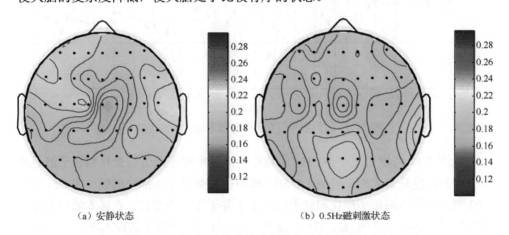

（a）安静状态　　　　　　　　　　　　（b）0.5Hz磁刺激状态

图 7.12　基于样本熵值的磁刺激合谷穴脑电信息图

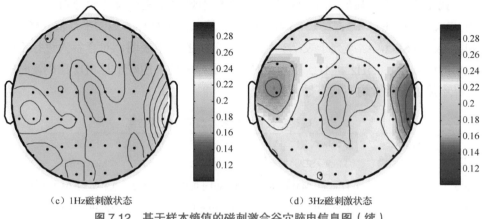

（c）1Hz磁刺激状态　　　　　　　　　　　　　　（d）3Hz磁刺激状态

图 7.12　基于样本熵值的磁刺激合谷穴脑电信息图（续）

3）磁刺激神门穴脑电样本熵分析

对 10 名健康被试的左侧神门穴进行了磁刺激，计算了脑电信号的样本熵，结果如图 7.13 和图 7.14 所示。

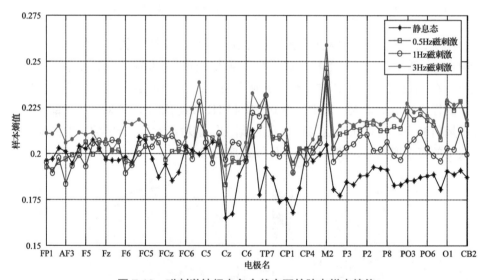

图 7.13　磁刺激神门穴各个状态下的脑电样本熵值

从图 7.13 可以看出，在 3Hz 磁刺激下，脑电样本熵值的变化相较于静息态下升高的幅度是最大的，但是在 0.5Hz 和 1Hz 磁刺激下，部分电极（如 C5、C1、CP2 等）的样本熵值的变化相较于静息态下并无太大的变化。在样本熵值升高的部分电极（如枕叶区的 Oz、O1、O2 等）处，0.5Hz 刺激下的样本熵值比 1Hz 刺激下的样本熵值有更明显的变化。从图 7.13 中还可以看出，部分电极（如额叶区的 AF3、AF4 等）在 0.5Hz 和 1Hz 磁刺激下的样本熵值与静息态下相比降低了，表明大脑的该功能区的复杂度降低。但是从图 7.14 中可以看出，不同频率磁刺激所引起的脑电样本熵值变化的差异并不是很明显，说明神门穴可能对磁刺激频率并不是很敏感。

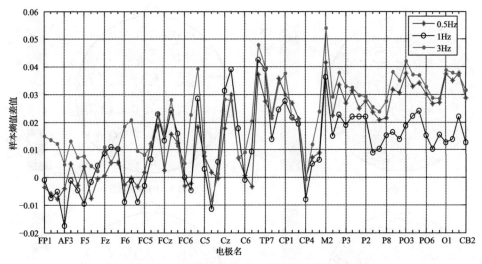

图 7.14　不同状态与静息态下的脑电样本熵差值

找出变化较明显的几个电极进行统计学分析，选定电极 P7、P4、P8、PO3、PO6 和 Oz。计算以上电极样本熵的平均值（Mean）和标准差（SD），结果列于表 7.4 中。统计分析的结果表明，对神门穴进行不同频率的磁刺激，其脑电样本熵值的变化都不具有显著性（$p > 0.05$）。

表 7.4　磁刺激神门穴的样本熵值及统计结果

导联	静息态 Mean+SD	0.5Hz 刺激 Mean+SD	p	1Hz 刺激 Mean+SD	p	3Hz 刺激 Mean+SD	p
P7	0.1803±0.0373	0.2028±0.0270	0.251	0.1953±0.0248	0.417	0.2095±0.0291	0.159
Pz	0.1877±0.0381	0.2128±0.0344	0.299	0.2057±0.0155	0.189	0.2175±0.0341	0.184
P4	0.1924±0.0388	0.2160±0.0312	0.252	0.2013±0.0254	0.620	0.2179±0.0245	0.174
P8	0.1908±0.0379	0.2124±0.0341	0.316	0.2061±0.0235	0.393	0.2184±0.0313	0.191
PO3	0.1851±0.0359	0.2228±0.0406	0.150	0.2037±0.0347	0.414	0.2272±0.0382	0.102
PO6	0.1876±0.0503	0.2177±0.0293	0.156	0.2027±0.0218	0.404	0.2203±0.0209	0.089
Oz	0.1883±0.0381	0.2128±0.0344	0.215	0.2097±0.0155	0.591	0.2175±0.0341	0.194

图 7.15 为基于样本熵值的磁刺激神门穴脑电信息图，三种不同频率磁刺激神门穴时，脑电信息图的变化并不明显。从图中可以看出，磁刺激神门穴时，颞叶的样本熵值有较明显的增大，说明该区域的脑功能复杂度上升。虽然磁刺激足

三里穴时会使脑电信号的样本熵值有明显的增大，但在磁刺激神门穴时，3Hz 磁刺激样本熵值的变化并不明显，尤其是前额区的变化并不显著，可以认为这与神门穴的安神作用有关。

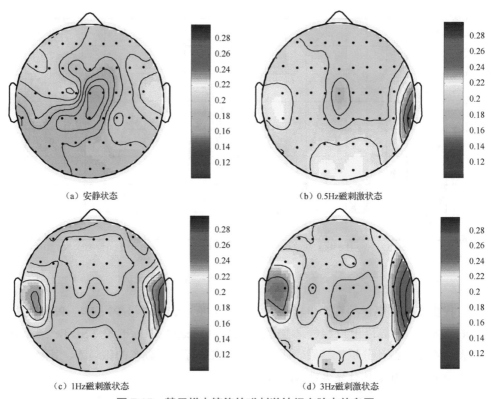

（a）安静状态　　　　　　　　　　（b）0.5Hz磁刺激状态

（c）1Hz磁刺激状态　　　　　　　　（d）3Hz磁刺激状态

图 7.15　基于样本熵值的磁刺激神门穴脑电信息图

7.3　磁刺激穴位脑电源定位分析

在穴位作用效应与作用机理研究中，源定位问题一直是值得深入研究和探索的关键问题之一。磁刺激不同穴位会诱发不同的大脑功能区响应，通过对响应图像的分析与研究可以探知脑功能区与穴位之间的映射关系，为理解穴位作用效应及穴位特异性提供了新思路。本节将借助 Curry5.0 软件进行磁刺激穴位脑电源定位分析。

7.3.1　磁刺激内关穴脑电诱发电位分析

选择右侧内关穴作为磁刺激靶点目标，磁刺激采用 8 字形线圈，刺激强度为

1.76T，刺激频率分别为 0.5Hz、1Hz 和 3Hz，实验采集 64 导脑电信号，参考电极置于双侧乳突（M1、M2），接地电极在 FPz 和 Fz 连线的中点（GND 电极），采样频率为 1000Hz，电极阻抗小于 5kΩ，放大倍数为 500 倍。

利用叠加平均方法对磁刺激状态下的脑电提取诱发电位，结果发现：0.5Hz、1Hz、3Hz 磁刺激右侧内关穴，在刺激后 80ms 和 150 ms 左右，所有被试都能在大脑额叶区和中央区提取到诱发电位。以 0.5Hz 刺激为例进行说明，图 7.16 为叠加平均后静息态和 0.5Hz 磁刺激状态下的 64 导脑电波形图，其中黑色线表示静息态，红色线表示 0.5Hz 磁刺激状态。图 7.17 为 0.5 Hz 磁刺激状态下的 64 导脑电蝶形图和诱发电位脑电地形图。从图 7.16 可以看出，磁刺激状态与静息态相比，额叶区电极 FP1、FPz、FP2、AF3、F7、F5、F3、F1、Fz、F2、F6、FT7、FC5、FC3、FC1、FCz、FC2、FC4、FC6 和中央区电极 C5、C3、Cz、C2、C4、CP1、CPz、CP2 有明显的诱发电位，其中电极 FCz 记录到的诱发电位 N80 和 P150 成分的幅值最大。由图 7.16 和图 7.17 还可以观察到，大脑的左侧电极和右侧电极都记录到了 N80 和 P150 成分，但左侧电极的诱发电位幅值大于右侧电极，可能与大脑对侧性有关。

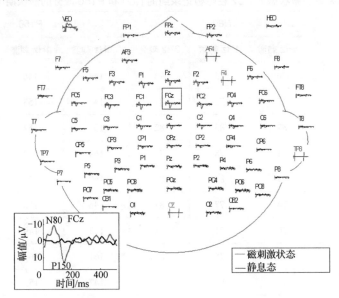

图 7.16　叠加平均后的 64 导脑电波形图

表 7.5、表 7.6 分别为 FCz 电极记录到的不同频率磁刺激状态下 N80 和 P150 成分的潜伏期、幅值对照表。

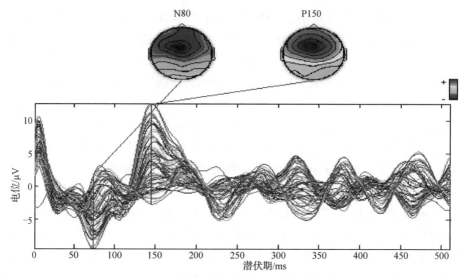

图 7.17 诱发电位蝶形图和脑电地形图

表 7.5 不同频率刺激状态下 FCz 在电极记录到的 N80 和 P150 成分的潜伏期（单位：ms）

被试	N80			P150		
	0.5Hz 刺激	1Hz 刺激	3Hz 刺激	0.5Hz 刺激	1Hz 刺激	3Hz 刺激
1	76	73	78	144	146	155
2	75	76	81	149	153	156
3	87	85	82	157	152	151
4	74	78	76	164	162	158
5	89	87	82	160	155	163
6	74	77	81	146	156	152
7	76	71	78	153	149	150
8	77	75	85	161	164	157
9	76	80	87	147	152	158
10	82	82	80	146	148	150
11	83	86	81	152	157	149
12	86	79	83	155	157	152
13	81	89	85	159	152	155
潜伏期的平均值	79.7±5.3	79.8±5.6	81.5±3.1	153.3±6.6	154.1±5.2	154.3±4.1

从表 7.5 中可以看出，0.5Hz、1Hz、3Hz 三种不同频率刺激下 N80 成分潜伏期范围分别为（79.7±5.3）ms、（79.8±5.6）ms、（81.5±3.1）ms，P150 成分潜伏期范围分别为（153.3±6.6）ms、（154.1±5.2）ms、（154.3±4.1）ms。由此可以看出，不同被试相同状态下 N80 和 P150 成分潜伏期差异性不大，并且不同的频率刺激对于诱发电位 N80 和 P150 成分的潜伏期影响不大。

表 7.6　不同频率刺激状态下 FCz 电极记录到的 N80 和 P150 成分的幅值（单位：μV）

被试	N80			P150		
	0.5Hz 刺激	1Hz 刺激	3Hz 刺激	0.5Hz 刺激	1Hz 刺激	3Hz 刺激
1	−6.23	−5.93	−2.17	10.45	7.85	2.53
2	−18.71	−8.87	−5.00	14.06	9.03	4.79
3	−7.19	−6.32	−3.44	8.23	3.66	1.97
4	−7.14	−5.82	−2.30	5.76	2.20	2.61
5	−12.19	−3.72	−2.27	11.60	6.30	4.12
6	−6.48	−5.52	−2.44	11.15	5.71	4.21
7	−12.49	−5.52	−3.02	7.70	6.87	4.62
8	−15.10	−6.01	−4.51	11.87	5.34	2.29
9	−13.65	−5.54	−3.89	22.70	8.94	5.10
10	−11.47	−4.09	−2.47	10.64	4.96	1.37
11	−7.14	−4.35	−2.02	9.98	7.61	3.00
12	−18.69	−9.84	−5.19	16.94	6.13	5.70
13	−15.98	−8.46	−2.63	12.70	6.26	1.47
幅值的平均值	−11.728±4.581	−6.153±1.851	−3.182±1.12	11.829±4.322	6.220±1.951	3.367±1.457

从表 7.6 中可以看出，同一被试在 0.5Hz、1Hz、3Hz 三种不同频率刺激状态下 N80 和 P150 成分的幅值存在很大差异性，0.5Hz 刺激状态下幅值最大，1Hz 刺激状态下次之，3Hz 刺激状态下幅值最小。不同被试相同状态下 N80 和 P150 成分的幅值具有明显差异性。

图 7.18 为被试 6 在 FCz 电极处记录到的不同状态下的诱发电位波形图，其中 $t=0$ 时刻是磁刺激时刻，从图中可以看出，0.5 Hz 刺激状态下的诱发电位幅值最大，1Hz 刺激状态下次之，3Hz 刺激状态下幅值最小，而诱发电位潜伏期相差不大。

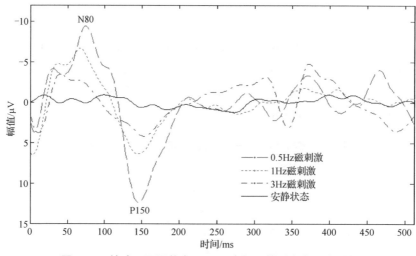

图 7.18　被试 6 不同状态下 FCz 电极处的诱发电位波形图

7.3.2　磁刺激内关穴诱发电位源定位分析

以针刺内关穴 fMRI 定位结果和磁刺激内关穴诱发电位地形图为先验知识，可知磁刺激内关穴的激活区域主要位于大脑的双侧额叶、颞叶、中央区和顶区，而与枕区关联性较小。所以进行源定位分析时，选择大脑前半部分（额、颞、顶区）诱发电位幅值较大、左右对称的电极，而不是以全部 64 导电极作为源定位所选电极，可以大大提高源定位的精确性。同时在定位前采用主成分分析（PCA）确定偶极子个数，对提高偶极子源的准确性有很大帮助。

首先需要确定诱发电位 N80 溯源分析的时间范围，并进行 PCA 分析，如图 7.19 所示。从图中可以看出，80ms 处 MGFP（Mean Global Field Power）达到最大，意味着该点是诱发电位最大能量点，可以将该点作为源定位溯源时间点。从图中还可以看出有 1 个成分的信噪比（SNR）大于 1，所以定位时用 1 个偶极子进行拟合。偶极子定位法中的移动偶极子（Moving Dipole）模型的 3 个定位参数随时间的变化而变化，且它的方向和强度也随时间而变化。有资料显示，移动偶极子是较好的溯源模型，尤其是对于癫痫棘波的溯源。图 7.20 为使用 1 个偶极子，采用移动偶极子模型定位法拟合得到的 N80 源定位结果。从图 7.20 中可以看出，诱发电位 N80 的源位于大脑的额上回。

创建 BEM 模型（10/9/7mm），将等效偶极子定位在大脑头皮的三维视图上，如图 7.21 所示。图 7.21 的定位结果与图 7.20 的结果相同，其中后视图、左视图和顶视图分别对应图 7.20 中大脑 MRI 图的冠状面、矢状面、水平面。

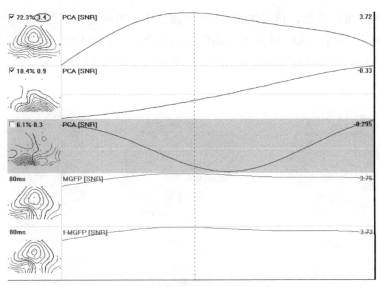

图 7.19　N80 的 PCA 分析结果

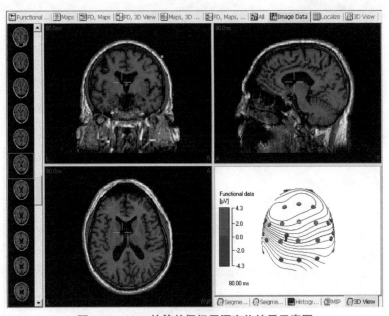

图 7.20　N80 的等效偶极子源定位结果示意图

　　使用与诱发电位 N80 源定位相同的方法和步骤对诱发电位 P150 进行源定位分析。首先确定诱发电位 P150 溯源分析的时间范围，并进行 PCA 分析，如图 7.22 所示。从图中可以看出，在 146ms 处 MGFP（Mean Global Field Power）达到最大，且 1 个成分的信噪比（SNR）大于 1，所以定位时用 1 个偶极子进行拟合。图 7.23 为使用 1 个偶极子，采用移动偶极子模型定位法拟合得到的 P150 源定位结果。

从图 7.23 中可以看出，诱发电位 P150 的源位于扣带回前部。图 7.24 为 P150 的等效偶极子定位在 BEM 模型上不同位置的示意图，其定位结果与图 7.23 相同，其中后视图、左视图和顶视图分别对应图 7.23 中大脑 MRI 图的冠状面、矢状面、水平面。

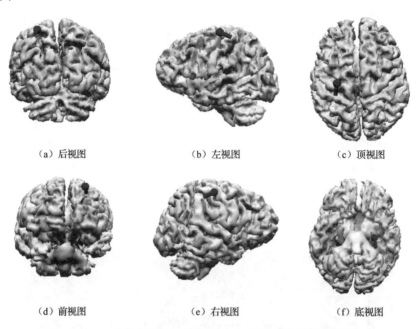

(a) 后视图　　　　　　　　(b) 左视图　　　　　　　　(c) 顶视图

(d) 前视图　　　　　　　　(e) 右视图　　　　　　　　(f) 底视图

图 7.21　N80 的等效偶极子定位在 BEM 模型上的不同位置示意图

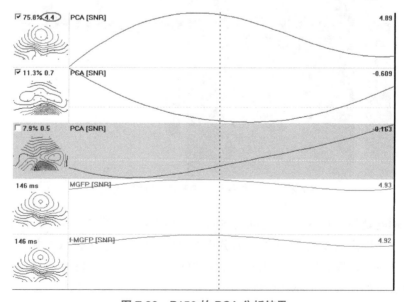

图 7.22　P150 的 PCA 分析结果

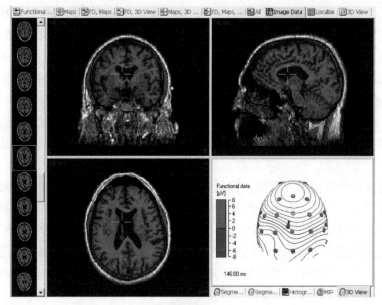

图 7.23　P150 的等效偶极子源定位结果示意图

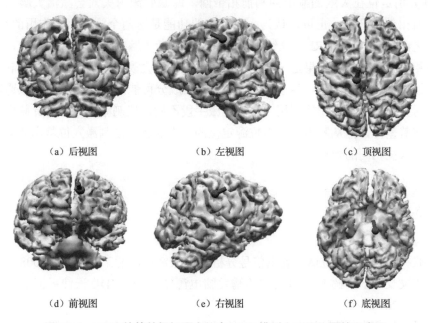

（a）后视图　　　　　　　（b）左视图　　　　　　　（c）顶视图

（d）前视图　　　　　　　（e）右视图　　　　　　　（f）底视图

图 7.24　P150 的等效偶极子定位在 BEM 模型上不同位置的示意图

　　皮层体感区的机能分区存在一定的空间构型，针刺穴位可在皮层相应代表区引起兴奋，即针灸穴位期间，存在着脑功能的变化。近年来，有关特定穴位与相应脑区之间存在相关性的理论，已经得到国内外许多学者的临床研究证实。例如，

Cho 等运用 BOLD fMRI 研究发现运用针灸刺激治疗视紊乱的穴位时，枕叶中线旁视觉皮层区可被激活；Hui 等证实针刺左手或右手的合谷穴能引起双躯体运动区的激活，以影响中枢神经系统，并能更好地理解针灸治疗的机制；Shen 等发现短时间的电针刺激仅仅激活初级躯体感觉（SM1）区，而长时间的刺激不仅激活 SM1 区，还激活边缘区域，如下丘脑和扣带回前部；PET 研究显示，当针刺手三里/合谷穴时，对侧皮质中央前、后回和对侧丘脑局部血流量、局部脑葡萄糖代谢率及局部摄氧分数增高，fMRI 研究证实针刺可调节边缘系统和皮质下结构的活动。

上述的针刺穴位研究表明，针刺同一穴位会引起大脑不同功能区的激活，既有躯体感觉中枢兴奋，又有内脏神经中枢兴奋，两者相互作用，在中枢神经进行信息整合，从而影响调节人体功能。这也表明针刺效果并非通过单一脑功能区，而是通过有功能联系的多个脑功能区所形成的一个复杂网络的相互作用而实现的。在中枢神经系统中，任何脑区的功能都不是单独存在的，任一功能都是由功能密切的脑区相互连接、协调的结果。

本章研究的磁刺激内关穴的结果表明，磁刺激内关穴的诱发电位 N80 和 P150 分别定位在大脑的额上回和前扣带回，即磁刺激内关穴会激活大脑的额上回、前扣带回区域，也可以认为，内关穴的功能是这两个脑区相互作用的结果。这与之前学者们用 fMRI 研究针刺内关穴主要激活大脑的双侧额叶和颞叶，顶叶也有相对激活的研究结果是一致的。神经生理学研究表明，穴位附近分布着丰富的神经末梢和肌腱组织，这表明 N80 和 P150 成分可能反映了体表磁刺激通过内关穴对大脑电活动的调控作用。虽然刺激手段不同，磁刺激内关穴与针刺内关穴也存在着差异，但从脑电诱发电位源定位的结果显示，磁刺激穴位基本能够取得与针刺穴位相同的效果。

主要参考文献

[1] 张秀. 磁刺激穴位诱发脑电信号分析 [D]. 天津：河北工业大学，2008.
[2] 李文文. 基于磁刺激内关穴的诱发脑电源定位分析 [D]. 天津：河北工业大学，2010.
[3] 耿跃华. 磁刺激神门穴脑电信号的研究 [D]. 天津：河北工业大学，2010.
[4] 于洪丽. 磁刺激穴位脑电特征信号提取及分析 [D]. 天津：河北工业大学，2011.
[5] 李颖. 脑电逆问题求解的数值计算方法研究 [D]. 天津：河北工业大学，2003.

[6]　颜威利，徐桂芝，等 . 生物医学电磁场数值分析 [M]. 北京：机械工业出版社，
　　　2006.

[7]　Hongli Yu，Guizhi Xu，Lei Guo，et al. Magnetic Stimulation at Neiguan（PC6）
　　　Acupoint Increases Connections between Cerebral Cortex Regions[J]. Neural
　　　Regeneration Research，2016，11（7）：1141-1146.

第 8 章 磁刺激穴位的
脑功能网络分析

穴位是体表刺激到体内神经系统调控的切入点。脑网络研究的逐步深入为进一步探索穴位刺激效应和揭示其神经调控机理开辟了新途径。本章基于高时间分辨率脑电信号,利用复杂网络分析方法,针对磁刺激穴位和非穴位、磁刺激不同穴位,以及磁刺激穴位对工作记忆影响的脑功能网络进行构建与分析,旨在从网络角度探索磁刺激穴位对大脑不同区域间功能连接的影响,为穴位刺激的作用效应评价提供新手段。

8.1 磁刺激穴位与非穴位的脑功能网络

1. 实验设计

实验选取内关穴(国际标准代号为 PC6)及附近非穴位点作为体表穴位磁刺激的靶点目标。磁刺激实验采用英国 Magstim 公司的 Rapid^2 重复脉冲磁刺激仪,刺激线圈为 8 字形线圈,刺激强度为 1.76T,刺激频率为 3Hz,刺激时间为 120s,刺激模式为重复刺激模式,各参数选择均满足安全性要求。利用美国 NeuroScan脑电记录分析系统同步采集了磁刺激前、中、后几种状态下的 64 导头皮脑电信号,采样频率为 1000Hz。对磁刺激实验过程中采集的脑电信号进行剔除明显漂移的数据、去除眼电伪迹、带通滤波等预处理。

2. 脑电数据互信息分析

实验采集到的脑电信号是多导联的时间序列,各通道脑电信号或多或少地存在来自同一区域神经元信号的贡献,因此各通道脑电时间序列之间必然存在重要的相互关联关系。从信息论的角度来讲,某个电极通道采集的脑电信息中含有其他电极通道采集的脑电信息,即通道间存在脑电信息的传递。互信息作为一种非线性分析方法,广泛应用于脑电分析处理领域,可以用来衡量任意两电极测量通道间脑电信号的相互关联关系。关联关系中,随机变量 X 和 Y 表示任意双通道脑电信号，$H(X)$ 和 $H(Y)$ 分别表示随机变量 X 和 Y 的信息熵，$H(XY)$ 表示随机变量 X 和 Y 之间的联合熵，它们之间的互信息可以表示为

$$I(X;Y) = H(X) + H(Y) - H(XY) \tag{8.1}$$

任意双通道脑电信号 X 和 Y 的信息熵以及 X 和 Y 之间的联合熵可以表示为

$$H(X) = -\sum_{i=1}^{b} p_{x_i} \lg p_{x_i} \tag{8.2}$$

$$H(Y) = -\sum_{j=1}^{b} p_{y_j} \lg p_{y_j} \tag{8.3}$$

$$H(XY) = -\sum_{i=1}^{b}\sum_{j=1}^{b} p_{x_i y_j} \lg p_{x_i y_j} \tag{8.4}$$

式中，p_{x_i} 和 p_{y_j} 分别表示随机变量 X 和 Y 的概率密度函数。以离散随机变量 X 为例，用直方图法对其概率密度函数 p_{x_i} 进行估计，即将 X 分为 b 个区域，统计 X 落在各个区域的概率。$p_{x_i y_j}$ 表示随机变量 X 和 Y 的联合概率密度函数。

通过上述方法可以分别计算每个通道脑电信号的信息熵，以及任意两个通道脑电信号之间的联合熵，从而可以得到各通道脑电信号间的互信息矩阵。为统一度量标准，将所得的互信息进行了归一化，归一化互信息值的大小反映了通道间信号关联程度的高低，归一化互信息值越接近 1，表示信号间的关联程度越高，反之表示关联程度越低。

3. 脑网络构建与分析

采用互信息方法对磁刺激内关穴同步采集的脑电信号进行时域关联特性分析，从而得到了反映通道间脑电信号关联特性的关系矩阵。参照大脑头皮表面的电极分布情况，直接选取每个电极所测量的大脑区域作为网络节点，并通过对不同状态下的互信息值进行统计对比分析，选取了合适的阈值，得到了多通道脑电信号之间的二值矩阵和权值矩阵，构建了不同状态下的脑功能网络。

作为基准态的刺激前状态下的脑功能网络特征量随阈值 T 的变化曲线，如图 8.1 所示。当阈值 $T < 0.2$ 时，各个状态下的脑功能网络近似为全连接状态，且特征参数基本趋于一致，不具有比较意义；当阈值 $T > 0.5$ 时，脑功能网络的孤立点大量增加，也失去了相应的研究意义。因此，图中给出了从阈值 $T = 0.2$ 逐步递增到 $T = 0.5$ 的过程中的特征参数变化结果。从图中可以看出，脑功能网络的平均度 D、平均聚类系数 C、全局效率 E 均随着阈值 T 的逐步增大而减小，而平均路径长度 L 随着阈值 T 的逐步增大而增大。

考虑到阈值对脑功能网络特征量的重要影响，在阈值选取过程中主要兼顾以下因素：尽可能保证脑功能网络连接的稀疏性，尽量减少孤立点的个数。阈值 $T = 0.4$ 时，不同磁刺激状态下脑功能网络的平均度 D、平均聚类系数 C、平

均路径长度 L 和全局效率 E 四个特征量的对比分析结果如图 8.2 所示。从图中可以看出，3Hz 非穴位刺激时脑功能网络的特征量也出现了与穴位刺激时相似的变化趋势，这可能是由于体表刺激导致大脑产生的应激反应带来的影响。但是，非穴位刺激的效果却并不显著，非穴位刺激时的平均路径长度显著高于穴位刺激时的平均路径长度，而平均度、平均聚类系数和全局效率均显著低于穴位刺激时的网络特征量，换句话说，非穴位刺激时几个特征量的变化幅度显著小于穴位刺激引起的变化，产生这一结果的原因可能是由于穴位点具有更丰富的神经递质，穴位磁刺激引起的中枢神经系统反应更为强烈，这可能也是穴位刺激作用效果特异性的一种表现。

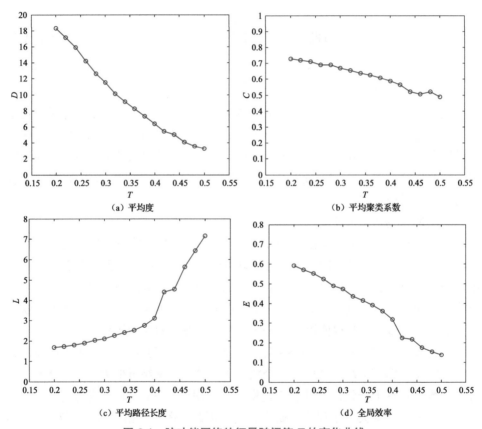

图 8.1　脑功能网络特征量随阈值 T 的变化曲线

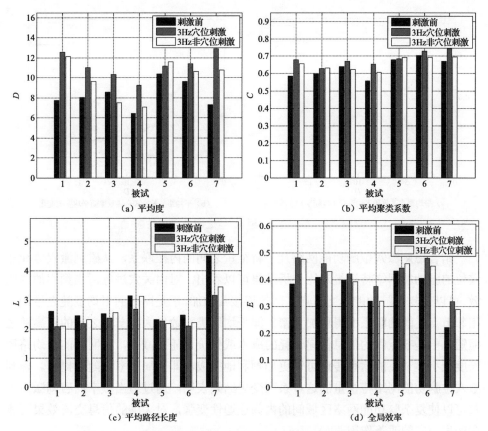

图 8.2　穴位刺激和非穴位刺激下大脑功能网络的特征量对比图

　　脑功能网络平均聚类系数的大小反映了脑功能网络内部集团化和连接的紧密程度，平均聚类系数越大，脑功能网络内部节点之间的连接越紧密；平均路径长度的大小反映了脑功能网络结构的连通性，平均路径长度越短，网络的结构越紧凑，网络的连通性越好；全局效率的大小反映了脑功能网络中信息传递的速度，全局效率越高，网络中信息传递的速度越快。实际上，所构建的脑功能网络的几个特征量并不是孤立存在的，它们之间存在着非常紧密的内在联系。平均聚类系数 C 和平均路径长度 L 随平均度 D 的变化曲线如图 8.3（a）所示，平均路径长度 L 和全局效率 E 随着平均度 D 的变化曲线如图 8.3（b）所示。从图中可以看出，平均聚类系数 C 和全局效率 E 随着平均度 D 的逐步增加呈现明显的上升趋势，而平均路径长度 L 则随着平均度 D 的增加而递减，表明更高的边密度导致网络中更多的节点聚集到了一起，从而使节点间的距离缩短，节点间的信息传递消耗的成本或代价也随之减小，节点间的信息传递可以很快完成。

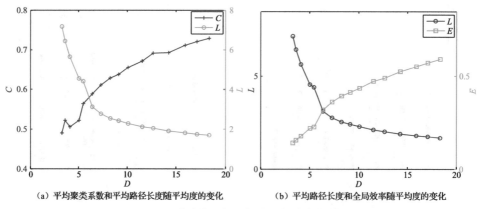

（a）平均聚类系数和平均路径长度随平均度的变化　　　（b）平均路径长度和全局效率随平均度的变化

图 8.3　脑功能网络特征量之间的内在联系

　　结合磁刺激穴位脑功能网络几个特征量之间的内在联系，从磁刺激穴位和非穴位的脑功能网络特征量对比分析结果可以看出，对内关穴进行适当频率的磁刺激，可以使复杂脑功能网络节点之间的连接数增加，于是网络的平均度随之增加；相邻节点之间的联系变得更加紧密，即平均聚类系数增大；节点之间的距离随之缩短，于是节点间的信息传递消耗的成本或代价也随之减小，即网络的平均路径长度减小；节点的信息传递可以更加顺利地完成，即全局效率会随之提高。磁刺激穴位脑功能网络特征量的这一系列变化结果表明，通过适当频率的磁刺激内关穴可以使复杂脑功能网络区域间的内部连通性变强，对大脑的信息交流效果可能会产生一定的改善作用。

8.2　磁刺激不同穴位的脑功能网络

1. 实验设计

　　实验分别选取外关穴（国际标准代号为 SJ5）、合谷穴（国际标准代号为 LI04）及神门穴（国际标准代号为 HT7）作为刺激靶点。为避免因频率不同给数据分析带来的影响，刺激频率统一选取为 1Hz，刺激强度均为最大刺激强度的 80%（即 1.76T）。静息态、磁刺激外关穴、合谷穴、神门穴，每个状态的脑电信号采集时间均为 150s。

2. 脑电数据相关性分析

　　对每个被试选取 50 个周期共约 50s（50000×59 个数据点）多通道时间序列，利用皮尔逊相关系数公式做关联特性分析，求取 50 次关联矩阵，最后取平均得到最后的关联矩阵 A，用于表征各个通道之间的同步性及紧密程度，其中皮尔逊相关系数公式为

$$r_{ij} = \frac{\sum\limits_{t=1}^{T}\left[x_i(t)-\overline{x_i}\right]\cdot\left[x_j(t)-\overline{x_j}\right]}{\sqrt{\sum\limits_{t=1}^{T}\left[x_i(t)-\overline{x_i}\right]^2}\sqrt{\sum\limits_{t=1}^{T}\left[x_j(t)-\overline{x_j}\right]^2}} \tag{8.5}$$

式中，x_i 和 x_j 分别表示通道 i 和通道 j 的时间序列，$\overline{x_i}$ 和 $\overline{x_j}$ 分别表示通道 i 和通道 j 时间序列的均值，由此可以得到一个 59×59 的时间序列关联矩阵。

3. 脑网络构建与分析

采用互相关对磁刺激不同穴位时同步采集的脑电信号进行时域关联特性分析，得到反映通道间脑电信号关联特性的关联矩阵。图 8.4、图 8.5 和图 8.6 分别给出了外关穴、合谷穴、神门穴组某被试在磁刺激前及磁刺激穴位状态下的脑功能网络连接情况。

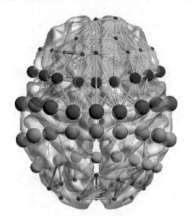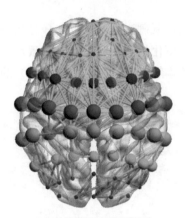

（a）磁刺激外关穴前脑连接图　　　　　　　　（b）磁刺激外关穴时脑连接图

图 8.4　磁刺激外关穴组某被试脑功能连接图

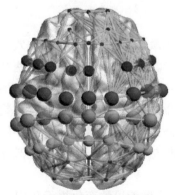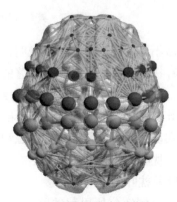

（a）磁刺激合谷穴前脑连接图　　　　　　　　（b）磁刺激合谷穴时脑连接图

图 8.5　磁刺激合谷穴组某被试脑功能连接图

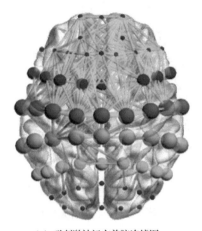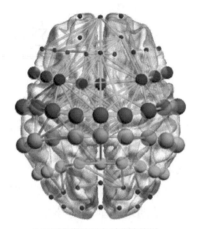

（a）磁刺激神门穴前脑连接图　　　　　　　（b）磁刺激神门穴时脑连接图

图 8.6　磁刺激神门穴组某被试脑功能连接图

为研究磁刺激不同穴位与静息状态所对应脑功能网络激活模式在各个被试组中的整体变化趋势，对每个磁刺激穴位组所有被试的关联矩阵值进行了统计学分析，并将具有统计学差异（$p < 0.05$）的关联值转化为脑网络连接，如图 8.7 所示。

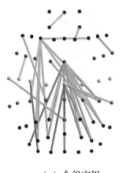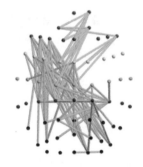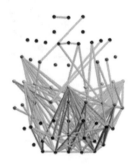

（a）合谷穴组　　　　　　　（b）外关穴组　　　　　　　（c）神门穴组

图 8.7　具有统计学差异的脑网络连接

磁刺激不同穴位的研究结果表明，磁刺激合谷穴与磁刺激外关穴所影响的脑功能区既存在相同之处，又存在显著的差异。相同之处在于，刺激两个穴位均影响了额叶、顶叶、枕叶节点的关联强度，并且显著影响的连接对均包括左额叶与顶叶及枕叶的连接。不同之处在于，磁刺激外关穴显著改变的连接对数要多于磁刺激合谷穴显著改变的连接对数；磁刺激外关穴显著影响的连接对不仅包括左额叶与顶叶及枕叶的连接，而且包括右额叶与左中央区的连接。磁刺激神门穴显著影响了顶叶及枕叶的脑功能连接。

磁刺激不同穴位所引起的脑区之间的连接差异性变化提示我们，要正确认识穴位所具有的特异性，以及磁刺激不同穴位时对大脑神经调节功效的异同，即磁刺激不同穴位时脑功能网络连接在不同功能区上的不同变化。但是，所有脑功能连接的变化都不仅仅局限于一个脑功能区，而是多个脑功能区相互协同作用的结果。

图 8.8 给出了阈值从 0.3 逐步递增到 0.85（稀疏度为 0.05）的过程中，磁刺激前和磁刺激外关穴时脑功能网络平均聚类系数、平均最短特征路径长度的变化结果。图 8.9 和图 8.10 分别是磁刺激合谷穴和磁刺激神门穴时特征量的变化结果。

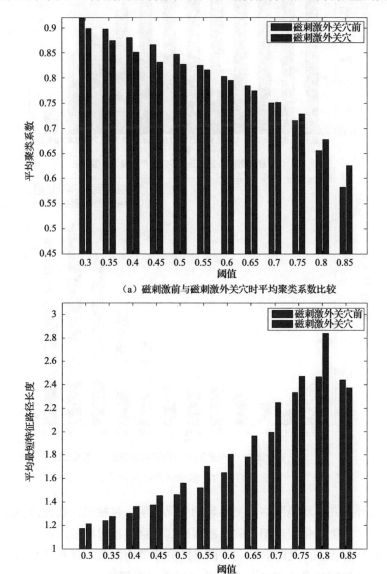

（a）磁刺激前与磁刺激外关穴时平均聚类系数比较

（b）磁刺激前与磁刺激外关穴时平均最短特征路径长度比较

图 8.8　磁刺激外关穴组脑功能网络的特征量变化

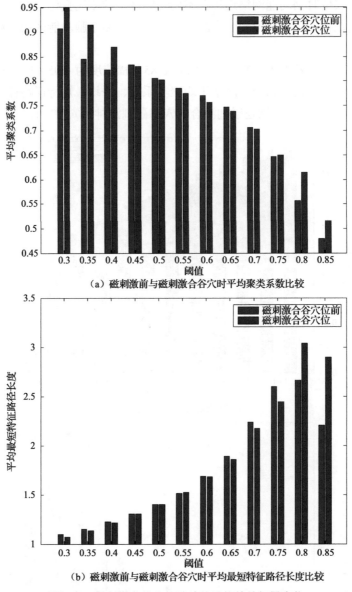

（a）磁刺激前与磁刺激合谷穴时平均聚类系数比较

（b）磁刺激前与磁刺激合谷穴时平均最短特征路径长度比较

图 8.9 磁刺激合谷穴组脑功能网络的特征量变化

磁刺激外关穴脑功能网络聚类系数的变化说明，包括弱连接在内的脑功能网络在磁刺激时的集团化程度相比磁刺激前减弱，强连接时的脑功能网络集团化程度相比磁刺激前加强，此时的脑功能网络的同步能力加强。最短特征路径长度的变化说明脑功能网络各个节点间信息传递得更远，消耗的成本或代价随之增加。阈值 0.85 时发生的逆变，可能是脑网络由全局脑网络向局部脑网络过渡所致。这时脑功能网络中节点间的距离变短，网络结构紧凑，连通性变好，形成小的集团结构，信息传递的成本和代价也就减少。

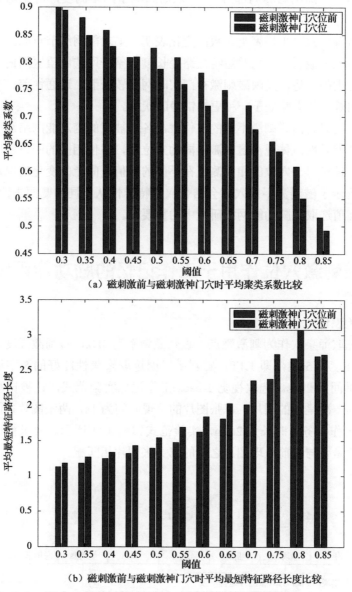

（a）磁刺激前与磁刺激神门穴时平均聚类系数比较

（b）磁刺激前与磁刺激神门穴时平均最短特征路径长度比较

图 8.10　磁刺激神门穴组脑功能网络的特征量变化

　　磁刺激合谷穴时平均聚类系数的变化说明，在两端阈值区间内构建的脑功能网络的集团化程度增强，表明磁刺激合谷穴对弱连接时和强连接时脑功能网络会产生同样的作用功效。此时的脑功能网络更趋向于建立一种严密的组织关系，网络的同步能力加强。而在其他阈值上平均聚类系数几乎无明显变化。平均最短特征路径长度的变化表明，磁刺激使得脑功能网络在过渡阈值前后形成了两种不同规模的网络（全局网络和局部网络），从而影响了网络测度，可见阈值的选取对脑功能网络分析的重要性。

磁刺激神门穴时平均聚类系数的变化表明，脑功能网络节点间的集团化程度降低，同步能力减弱。平均最短特征路径长度在整个所选阈值区间内相比磁刺激前有一致变大的趋势，反映磁刺激神门穴时网络较松散、连通性差、节点之间信息交流较困难，使大脑处于一种更加镇静的状态。

从研究结果看出磁刺激不同的穴位时，各组被试的脑功能网络测度变化趋势具有很大的差异性，体现在磁刺激不同的穴位时，即使相同的网络测度其变化规律不一致，针对同一穴位的相同测度在不同的阈值区间上的变化情况也是不一致的。结果揭示了磁刺激不同穴位会结合穴位特异性从不同的侧面去改善脑功能，也体现了阈值选取在脑功能网络研究中的重要性。

8.3　磁刺激穴位作用于工作记忆的脑功能网络

1. 实验设计

实验选取涌泉穴作为刺激靶点。磁刺激频率为 3Hz，磁刺激强度为磁刺激仪最大输出强度的 50%，即 1.1T。磁刺激线圈选取聚焦性能好的 8 字形线圈。磁刺激持续时间为 200s。选取视觉 2-back 工作记忆实验范式，让被试观察显示屏上的一系列一次呈现的图片，每张图片的呈现时间为 1s，两张图片之间的时间间隔为 1s，工作任务总时长为 2min，实验范式如图 8.11 所示。要求被试判断出现的每张图片是否与当前呈现图片之前的第 2 张图片相匹配。

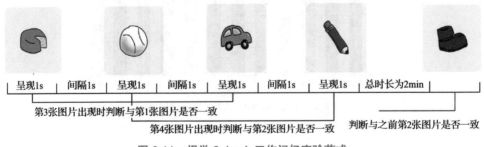

图 8.11　视觉 2-back 工作记忆实验范式

实验开始前，提前告知被试实验的流程，让被试了解视觉 2-back 工作记忆实验范式，屏幕上会依次呈现图片，从第 3 张图片开始，每张图片呈现时判断当前图片与之前的第 2 张图片是否一致，若一致，则按鼠标左键；若不一致，则按鼠标右键。本实验结合磁刺激穴位实验与工作记忆实验，研究磁刺激穴位对工作记忆的作用效果。实验步骤如下：

（1）在磁刺激前，被试做视觉 2-back 工作记忆任务，同步采集任务过程中的脑电信号，任务时长为 2min。

（2）磁刺激穴位，同时被试做视觉 2-back 工作记忆任务，并同步采集任务过程中的脑电信号，任务时长为 2min。

（3）在磁刺激后，被试做视觉 2-back 工作记忆任务，同步采集任务过程中的脑电信号，任务时长 2min。

2. 脑电数据 Granger 因果分析

Granger 因果分析基于时间序列因果性的定义，即如果一个时间序列 $X_2(n)$，$n=1, 2, \cdots, t$ 引起时间序列 $X_1(n)$ 的发生或对 $X_1(n)$ 有影响，那么有关 $X_2(n)$ 的信息知识就可以用来预测 $X_1(n)$ 将来的值。因此，因果性或影响是以预测性的形式来表示的，即如果使用 $X_1(n)$ 和 $X_2(n)$ 的过去值来预测 $X_1(n)$ 现在值的效果比单独使用 $X_1(n)$ 的过去值要好，那么就认为 $X_2(n)$ 和 $X_1(n)$ 具有 Granger 因果关系。Granger 提出利用线性自回归模型来实现上述运算，得到 $X_1(n)$ 的预测值。Gewek 采用向量自回归模型将上述因果关系推广到测量两组时间序列间的定向线性因果关系。假设两个时间序列 $X_1(t)$ 和 $X_2(t)$ 用自回归模型（受约束回归模型）和双变量互回归模型（不受约束回归模型）来描述：

$$X_1(t) = \sum_{j=1}^{p} A_{11,j} X_1(t-j) + \xi_{1R}(t) \tag{8.6}$$

$$X_2(t) = \sum_{j=1}^{p} A_{22,j} X_2(t-j) + \xi_{2R}(t) \tag{8.7}$$

$$X_1(t) = \sum_{j=1}^{p} A_{11,j} X_1(t-j) + \sum_{j=1}^{p} A_{12,j} X_2(t-j) + \xi_{1U}(t) \tag{8.8}$$

$$X_2(t) = \sum_{j=1}^{p} A_{21,j} X_1(t-j) + \sum_{j=1}^{p} A_{22,j} X_2(t-j) + \xi_{2U}(t) \tag{8.9}$$

式中，p 为自回归模型阶数，即滞后期长度；矩阵 A 包含回归系数；ξ_{1R}、ξ_{2R}、ξ_{1U}、ξ_{2U} 为回归模型的残差，即预测误差。求得回归模型的残差方差（矩阵）为

$$\rho_1 = \mathrm{var}(\xi_{1R}) \tag{8.10}$$

$$\rho_2 = \mathrm{var}(\xi_{2R}) \tag{8.11}$$

$$\Sigma = \begin{bmatrix} \mathrm{var}(\xi_{1U}) & \mathrm{cov}(\xi_{1U}, \xi_{2U}) \\ \mathrm{cov}(\xi_{2U}, \xi_{1U}) & \mathrm{var}(\xi_{2U}) \end{bmatrix} = \begin{bmatrix} \Sigma_{11} & \Sigma_{12} \\ \Sigma_{21} & \Sigma_{22} \end{bmatrix} \tag{8.12}$$

若不受约束模型的残差（ξ_{1U}）方差比受约束模型的残差（ξ_{1R}）方差小，则说明加入时间序列 $X_2(t)$ 可以提高时间序列 $X_1(t)$ 回归模型的拟合精度，故认为时

间序列 $X_2(t)$ 是时间序列 $X_1(t)$ 的因，Granger 因果关系模型的表达式为

$$F_{2\to1} = \ln\frac{\rho_1}{\Sigma_{11}} = \ln\frac{\text{var}(\xi_{1R})}{\text{var}(\xi_{1U})} \tag{8.13}$$

同理，时间序列 $X_1(t)$ 对时间序列 $X_2(t)$ 的 Granger 因果关系模型表达式为

$$F_{1\to2} = \ln\frac{\rho_2}{\Sigma_{22}} = \ln\frac{\text{var}(\xi_{2R})}{\text{var}(\xi_{2U})} \tag{8.14}$$

在三维或三维以上的多维数据中，存在多变量多条件，通过两两比较二元 Granger 因果关系模型很难辨别两序列之间的因果关系是直接的还是间接的。Geweke 将二元 Granger 因果关系模型改进为条件 Granger 因果关系模型，使 Granger 因果关系模型可以准确辨别高维数据之间的两两因果联系。其基本思想是，存在其他变量条件 $(X_3, \cdots, X_n)$ 时，若加入 X_2 共同预测 X_1 的未来值依然能够减小误差，则 X_2 和 X_1 具有 Granger 因果关系，且 X_2 是 X_1 的因。以三个变量的系统为例，时间序列用多元自回归模型（MVAR），即不受约束回归模型描述如下：

$$X_1(t) = \sum_{j=1}^{p}A_{11,j}X_1(t-j) + \sum_{j=1}^{p}A_{12,j}X_2(t-j) + \sum_{j=1}^{p}A_{13,j}X_3(t-j) + \xi_{1U}(t) \tag{8.15}$$

$$X_2(t) = \sum_{j=1}^{p}A_{21,j}X_1(t-j) + \sum_{j=1}^{p}A_{22,j}X_2(t-j) + \sum_{j=1}^{p}A_{23,j}X_3(t-j) + \xi_{2U}(t) \tag{8.16}$$

$$X_3(t) = \sum_{j=1}^{p}A_{31,j}X_1(t-j) + \sum_{j=1}^{p}A_{32,j}X_2(t-j) + \sum_{j=1}^{p}A_{33,j}X_3(t-j) + \xi_{3U}(t) \tag{8.17}$$

式中，$X_3(t)$ 为条件序列，ξ_{1U}、ξ_{2U}、ξ_{3U} 为不受约束回归模型的残差，即预测误差。将不受约束回归模型的残差方法矩阵表示为

$$\Sigma = \begin{bmatrix} \text{var}(\xi_{1U}) & \text{cov}(\xi_{1U},\xi_{2U}) & \text{cov}(\xi_{1U},\xi_{3U}) \\ \text{cov}(\xi_{2U},\xi_{1U}) & \text{var}(\xi_{2U}) & \text{cov}(\xi_{2U},\xi_{3U}) \\ \text{cov}(\xi_{3U},\xi_{1U}) & \text{cov}(\xi_{3U},\xi_{2U}) & \text{var}(\xi_{3U}) \end{bmatrix} = \begin{bmatrix} \Sigma_{11} & \Sigma_{12} & \Sigma_{13} \\ \Sigma_{21} & \Sigma_{22} & \Sigma_{23} \\ \Sigma_{31} & \Sigma_{32} & \Sigma_{33} \end{bmatrix} \tag{8.18}$$

在考虑 $X_2(t)$ 对 $X_1(t)$ 的 Granger 因果关系的情况下，去掉不受约束回归模型中的 $X_2(t)$，用时间序列 $X_1(t)$ 和 $X_3(t)$ 的受约束回归模型进行描述：

$$X_1(t) = \sum_{j=1}^{p}A_{11,j}X_1(t-j) + \sum_{j=1}^{p}A_{13,j}X_3(t-j) + \xi_{1R}(t) \tag{8.19}$$

$$X_3(t) = \sum_{j=1}^{p}A_{31,j}X_1(t-j) + \sum_{j=1}^{p}A_{33,j}X_3(t-j) + \xi_{3R}(t) \tag{8.20}$$

式中，ξ_{1R}、ξ_{3R} 为去掉时间序列 $X_2(t)$ 的受约束回归模型的残差，即预测误差。受约束回归模型的残差方差矩阵表示为

$$\rho = \begin{bmatrix} \text{var}(\xi_{1R}) & \text{cov}(\xi_{1R},\xi_{3R}) \\ \text{cov}(\xi_{3R},\xi_{1R}) & \text{var}(\xi_{2R}) \end{bmatrix} = \begin{bmatrix} \rho_{11} & \rho_{12} \\ \rho_{21} & \rho_{22} \end{bmatrix} \tag{8.21}$$

按照 Granger 因果关系模型思想，在条件序列 $X_3(t)$ 下，序列 $X_2(t)$ 对 $X_1(t)$ 的条件 Granger 因果关系模型表达式为

$$F_{2\rightarrow 1|3} = \ln\frac{\rho_{11}}{\Sigma_{11}} = \ln\frac{\mathrm{var}(\xi_{1R})}{\mathrm{var}(\xi_{1U})} \tag{8.22}$$

式中，若受约束回归模型的残差方差（ρ_{11}）大于不受约束回归模型的残差方差（Σ_{11}），则 $F_{2\rightarrow 1|3}>0$，说明模型中加入序列 $X_2(t)$ 可以提高序列 $X_1(t)$ 的拟合精度，序列 $X_2(t)$ 和序列 $X_1(t)$ 有直接因果关系；若受约束回归模型的残差方差（ρ_{11}）等于不受约束回归模型的残差方差（Σ_{11}），则 $F_{2\rightarrow 1|3} = 0$，说明序列 $X_2(t)$ 和序列 $X_1(t)$ 无直接因果关系，而有间接因果关系。

3. 脑网络构建与分析

利用 Granger 因果关系模型的方法得到脑电信号各通道与其余通道脑电信号的 Granger 因果关系后，为便于对比分析，将被试的脑功能网络效应连接的 Granger 因果关系数据进行叠加平均，得到反映各通道间因果关系的 Granger 因果关系矩阵，如图 8.12 所示。图中横坐标和纵坐标表示脑电信号节点序列号，色彩值表示 Granger 因果关系的强度，Granger 因果关系越强，红色越深；Granger 因果关系越弱，蓝色越深。Granger 因果关系为横坐标节点到纵坐标节点的值，为有向因果关联，可以反映节点间的因果关联性。实验结果表明，磁刺激涌泉穴时工作记忆的大脑顶叶的 C5 节点对顶叶脑区和枕叶脑区的节点，以及枕叶脑区的 O1 节点对额叶脑区的节点的 Granger 因果关系值明显增大；磁刺激涌泉穴后工作记忆的大脑枕叶脑区 O1 节点和 O2 节点对枕叶脑区内部节点的 Granger 因果关系值明显增大。实验说明，磁刺激涌泉穴增强了 Granger 因果关系脑功能网络的网络连接，改变了 Granger 因果关系脑功能网络的信息流，增强了顶叶脑区和枕叶脑区对整个 Granger 因果关系脑功能网络的因果关联性。

磁刺激涌泉穴不同状态下工作记忆任务的 Granger 因果关系脑功能网络如图 8.13 所示。图中绿色为单向因果关系连接，红色为双向因果关系连接。由 Granger 因果关系脑功能网络图可以更直观地观察到脑功能网络效应连接的网络信息流向的变化，磁刺激涌泉穴时工作记忆的 Granger 因果关系脑功能网络中顶叶脑区和枕叶脑区的连接增加，说明磁刺激涌泉穴时工作记忆的 Granger 因果关系脑功能网络中枕叶脑区的信息流增加。枕叶脑区主要负责处理视觉信息，在视觉工作记忆任务中对工作记忆有重要作用。顶叶脑区与数字和逻辑相关，也是记忆过程中的重要脑区之一。磁刺激涌泉穴时视觉工作记忆的 Granger 因果关系脑功能网络顶叶和额叶的信息传递性增加，说明磁刺激涌泉穴对工作记忆具有增强的作用。

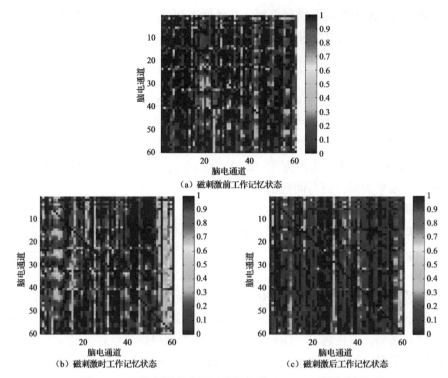

（a）磁刺激前工作记忆状态

（b）磁刺激时工作记忆状态　　　　　　　　　（c）磁刺激后工作记忆状态

图 8.12　不同刺激状态下工作记忆的 Granger 因果关系矩阵

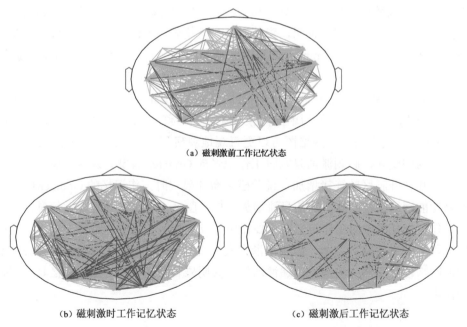

（a）磁刺激前工作记忆状态

（b）磁刺激时工作记忆状态　　　　　　　　　（c）磁刺激后工作记忆状态

图 8.13　不同刺激状态下工作记忆的 Granger 因果关系脑功能网络

通过 Granger 因果关系脑功能网络的拓扑性质，从因果效应网络特征的角度分析磁刺激涌泉穴对工作记忆的作用机制。因果流向性是复杂网络效应连接的一个重要性质。具有高度正因果流的节点对整个系统产生强烈的因果影响，可以称为因果源。具有高度负因果流的节点可以称为因果汇。通过 Granger 因果关系脑功能网络的节点度，得到 Granger 因果关系脑功能网络的因果流向性，如图 8.14 所示。

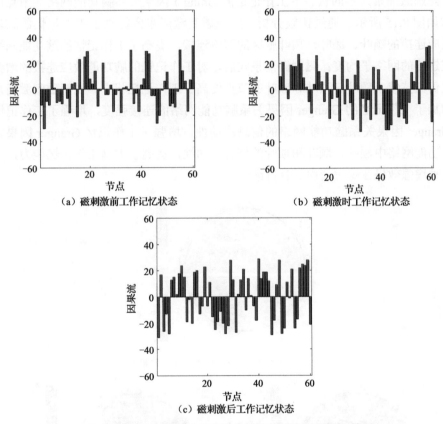

(a) 磁刺激前工作记忆状态　　　　　(b) 磁刺激时工作记忆状态

(c) 磁刺激后工作记忆状态

图 8.14　不同刺激状态下的脑功能网络因果流向性

图 8.14 中，横坐标表示脑功能网络效应连接的节点序号，纵坐标表示脑功能网络效应连接的因果流向性。其中，数值为正的节点为正因果流节点，是脑功能效应连接网络的因果源，信息从该节点流出；数值为负的节点为负因果流节点，是脑功能效应连接网络的因果汇，信息流入该节点。实验结果表明，磁刺激前，工作记忆的脑功能网络的额叶脑区主要为负因果流节点，额叶脑区主要受脑功能网络的影响，顶叶脑区和枕叶脑区均有较高正因果流的节点，顶叶脑区和枕叶脑区对其他脑区产生影响；磁刺激时，工作记忆的脑功能网络额叶脑区和枕叶大多

节点具有高正因果流，额叶脑区和枕叶脑区主要体现对脑功能网络的影响，顶叶脑区和颞叶脑区的大多节点具有高负因果流，顶叶脑区和颞叶脑区主要受网络其他脑区节点影响；磁刺激后，工作记忆的脑功能网络枕叶脑区含有较多的正因果流节点，枕叶脑区主要对其他脑区节点产生影响。磁刺激涌泉穴增强了额叶脑区和枕叶脑区在整个工作记忆脑功能网络中的因果影响，增强了工作记忆脑功能网络的信息流动性。

    磁刺激涌泉穴不同状态下工作记忆的 Granger 因果关系脑功能网络的节点度分布如图 8.15 所示。通过比较分析，发现磁刺激涌泉穴提高了工作记忆的脑功能效应连接的额叶、颞叶、顶叶脑区的网络连接，提高了工作记忆的脑功能网络效应连接的网络平均度；磁刺激涌泉穴后，对工作记忆的脑功能效应连接的增强效果仍然持续，额叶、顶叶和颞叶的节点度高于工作记忆状态。说明磁刺激涌泉穴增加了工作记忆的 Granger 因果关系脑功能网络的连接强度，增强了工作记忆的 Granger 因果关系脑功能网络的信息流动性，增强了工作记忆 Granger 因果关系脑功能网络中额叶、颞叶和顶叶的信息流动性，提高了大脑工作记忆能力，并且这种增强效果在短时间内具有持续性。

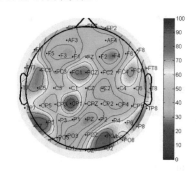

（a）磁刺激前节点度分布（$D = 52.81$）

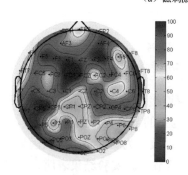

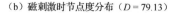

（b）磁刺激时节点度分布（$D = 79.13$）

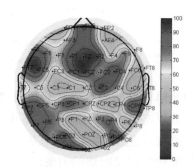

（c）磁刺激后节点度分布（$D = 60.77$）

图 8.15　不同磁刺激状态下工作记忆的脑功能网络的节点度分布

    大脑的工作记忆任务是大脑中与工作记忆相关的几个脑区或节点紧密联系的

作用结果，所以工作记忆任务中脑功能网络的聚类系数越大，反映网络的局部传输效率越高，大脑工作记忆功能越强。磁刺激涌泉穴不同状态下工作记忆的脑功能网络的聚类系数分布如图 8.16 所示。从图中可以看出，磁刺激涌泉穴时脑功能网络效应连接的聚类系数明显升高，主要提高了额叶和顶叶脑区的聚类系数。磁刺激涌泉穴后脑功能网络的聚类系数仍然比磁刺激前高，说明磁刺激穴位的增强作用短时间内没有消失。综上说明，磁刺激涌泉穴提高了工作记忆的 Granger 因果关系脑功能网络的局部传输效率，增强了工作记忆 Granger 因果关系脑功能网络的局部集团化程度，提高了大脑的工作记忆能力。

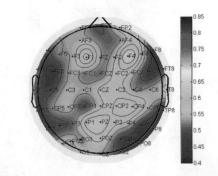

（a）磁刺激前聚类系数分布（$C = 0.47$）

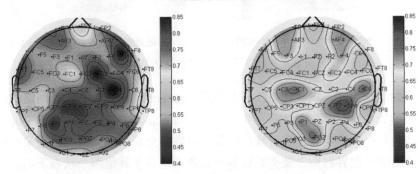

（b）磁刺激时聚类系数分布（$C = 0.60$）　　　　（c）磁刺激后聚类系数分布（$C = 0.53$）

图 8.16　不同磁刺激状态下工作记忆的脑功能网络的聚类系数分布

磁刺激涌泉穴不同状态下工作记忆的脑功能网络全局效率分布如图 8.17 所示。从图中可以看出，磁刺激涌泉穴提高了工作记忆的脑功能网络额叶、顶叶和颞叶脑区的全局效率。磁刺激涌泉穴三种状态下工作记忆的 Granger 因果关系脑功能网络均具有较高的全局效率。磁刺激涌泉穴时的工作记忆的 Granger 因果关系脑功能网络的全局效率大于磁刺激前工作记忆的 Granger 因果关系脑功能网络的全局效率。由此可以看出，大脑进行工作记忆时，各脑区间相互联系、共同作用。磁刺激涌泉穴提高了工作记忆的 Granger 因果关系脑功能网络的网络信息传输效率，并且增强了额叶、顶叶和颞叶脑区对整体大脑的信息传输效率。

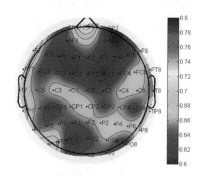

（a）磁刺激前全局效率分布（E_{glob}= 0.72）

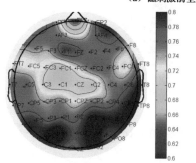

（b）磁刺激时全局效率分布（E_{glob}= 0.79）

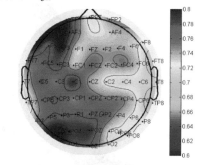

（c）磁刺激后全局效率分布（E_{glob}= 0.76）

图 8.17　不同磁刺激状态下工作记忆的脑功能网络的全局效率分布

磁刺激涌泉穴不同状态下工作记忆的 Granger 因果关系脑功能网络的网络拓扑性质如表 8.1 所示。从表中可以看出，磁刺激前、中、后三种状态下的脑功能网络均具有小世界属性，具有较高的聚类系数和全局效率。磁刺激涌泉穴时的脑功能网络的小世界属性、聚类系数和全局效率均高于其他两个状态下的。结果说明，磁刺激涌泉穴提高了工作记忆脑功能网络效应连接的局部传输效率和全局传输效率，具有较高的小世界属性。从网络信息传递效率的角度，反映磁刺激涌泉穴对工作记忆脑功能网络效应连接的提升作用。

表 8.1　磁刺激涌泉穴不同状态下工作记忆的 Granger 因果关系脑功能网络的拓扑性质

状　　态	平均聚类系数	全局效率	最短路径长度	小世界属性
磁刺激前	0.4668	0.7240	1.3813	2.4651
磁刺激时	0.6001	0.7902	1.2656	3.4592
磁刺激后	0.5260	0.7584	1.3185	2.9102

主要参考文献

[1] 尹宁.基于脑电的磁刺激穴位复杂脑功能网络研究 [D].天津：河北工业大学，2013.

[2] 付灵弟.磁刺激不同穴位脑功能网络研究 [D]. 天津：河北工业大学，2015.

[3] 王瑶.基于脑功能网络的磁刺激涌泉穴对大脑作用机制研究以及对工作记忆的影响 [D].天津：河北工业大学，2019.

[4] 尹宁，徐桂芝，周茜.磁刺激穴位复杂脑功能网络构建与分析 [J].物理学报，2013，62（11）：118704.

[5] 尹宁，徐桂芝，于洪丽，等.磁刺激穴位对大脑功能网络的影响 [J].中国生物医学工程学报，2013，32（2）：184-190.

[6] 付灵弟，徐桂芝，郭苗苗，等.基于脑电和磁刺激的脑功能网络研究 [J].纳米技术与精密工程，2015，13（5）：359-365.

[7] Fu L，Xu G，Yu H. Effect of Transcranial Magnetic Stimulation of Acupuncture Point on Brain Network [J]. IEEE Transactions on Magnetics，2017，53（11）：5000504.

[8] Fu L，Xu G，Zhang S. Electroencephalogram Characteristics Induced by Different Magnetic Stimulation Modes of Acupuncture Point [J]. IEEE Transactions on Magnetics，2019，55（6）：1-4.

第 9 章　脑疲劳的脑功能网络分析

现代社会，由于科学技术的迅猛发展，工作日益紧张，生活节奏加快，激烈竞争中的压力不断增大，使得越来越多的人长期处于脑疲劳状态。脑疲劳是指在工作或学习过程中，由于长时间从事脑力劳动、睡眠不足或昼夜生物节律紊乱而导致人们作业机能暂时障碍、作业能力下降的现象。脑疲劳会引起瞬间的注意力分散、反应迟缓或协调性不够，大脑长期处于脑疲劳状态可引发许多身心疾病，在工作中，特别是车辆驾驶、高风险作业等行业中导致极为严重的事故。也有人因脑疲劳过度而死亡。因此，脑疲劳受到了学者们的广泛关注。本章针对脑疲劳前后以及脑疲劳磁刺激后的脑电信号构建了脑功能网络，并进行了网络特征的对比分析。

9.1　脑疲劳概述

疲劳是一种非常复杂的生理心理状态，可分为体疲劳和脑疲劳。体疲劳主要是指高强度体力负荷后所产生的肌肉能量降低的一种生理心理状态。脑疲劳主要是指由于劳动者持续进行高需求认知活动而导致的一种脑机能下降的生理、心理状态。长时间持续工作、睡眠不足和精神心理等因素的影响都会导致脑疲劳的发生。当代社会的主流劳动力群体已经发生了根本性变化，脑力劳动者成为主体。社会节奏的加快导致脑力劳动者们长时间进行高负荷脑力活动的现象早已司空见惯，随之而产生的脑疲劳也成为了在现代人群中覆盖面较大、关注度较低的一种现象。

脑疲劳的评估主要分为主观评定方法和客观评定方法。主观评定方法主要通过调查问卷，让被试在不同实验状态下填写主观疲劳量表，对量表中不同的问题进行自主评分。目前普遍使用的主观疲劳量表包括卡罗林斯卡嗜睡量表（Karolinska Sleepiness Scale，KSS）、Samn-Perelli 疲劳量表（Samn-Perelli Fatigue Scale，Samn-Perelli）和多维疲劳量表（Multiple Fatigue Inquiry，MFI）等。主观评定方法具有便于操作、成本低、对实验任务的执行无干扰等优点，是一种被广泛使用的脑疲劳评定方法，现多将其用于脑疲劳的辅助判定中。

　　脑疲劳的客观评定方法是采用相关辅助测评工具实时地监测和记录人脑处于不同实验状态下的生理、心理及生化指标，然后对其进行比较分析并评定出疲劳程度的方法。根据脑疲劳评定中检测指标的不同，可将客观评定方法分为心理学和行为学指标评定、生化指标评定、生理学指标评定方法等。

　　心理学和行为学指标评定方法是指在预先设计好的实验任务的基础上，分析被试在实验过程中的心理和行为方面的变化情况，进而对脑疲劳进行评定的方法。由于实验任务设计形式各异，缺乏统一性标准，因此研究结果之间的可比性相对较弱。

　　生化指标评定方法是指根据被试由于大脑状态的改变而导致的唾液、尿液和血液中一些成分含量的变化情况及这些成分的生理意义来评定脑疲劳状态的方法。但是由于尿液和唾液极易受到其他因素的影响，使得找到与疲劳直接相关的物质变得较为困难。

　　生理学指标评定方法是指通过采集被试相关电生理指标提取能够表征脑疲劳状态的特征参数，并根据这些特征参数进行评定的方法，常见的电生理指标有眼电、心电及脑电信号等。早期相关研究表明，正常眨眼动作的消失和瞬目次数的增多可能是脑疲劳状态出现的最早标志。对驾驶员进行相关疲劳驾驶的研究时发现，随着驾驶时间的增加，疲劳程度加大，心率呈现下降的趋势，心率变异性（Heart Rate Variability，HRV）增加。脑电（EEG）信号一直被认为是客观评定脑疲劳的生理学方面的"黄金标准"。EEG 信号的振幅、相位变异、动力学特性等信号特征蕴含了与人体大脑认知能力相关的丰富信息，能够很好地反映中枢神经系统的变化。事件相关电位（ERP）中的许多成分与注意、感知、分析判断、决策等认知过程相关联，而认知能力的下降是脑疲劳状态的一个最大特点，有研究表明，脑疲劳后，非随意注意能力和脑信息自动加工能力均有受损。而对自发脑电信号研究较多的是从功率角度出发，分析脑疲劳状态各频段信号的功率谱，例如，将 α、θ 节律的功率之和与 β 节律功率的比值作为评定脑疲劳的检测指标。对由脑疲劳引起的大脑各功能区间的相互协同工作的连接性关系研究得较少。本章通过对被试正常态和脑疲劳态的脑网络特征参数进行分类对比研究，并分析磁刺激穴位对脑疲劳状态下脑网络的影响，探索脑疲劳的监测和干预手段。

9.2　脑疲劳实验设计

　　实验分为脑疲劳诱发实验和磁刺激穴位实验两部分。脑疲劳诱发前为正常态，脑疲劳诱发后为疲劳态，脑疲劳诱发后进行磁刺激穴位实验，刺激后状态为磁刺激后状态。

　　脑疲劳诱发实验采用持续认知任务诱发疲劳，要求被试持续长时间阅读英文科技文献，并对其进行总结归纳，直至主观感觉大脑疲劳。通过问卷的形式让被试在不同状态下对量表中的问题进行自主评分。本实验选用两种主观疲劳量表确认疲劳状态：卡罗林斯卡嗜睡量表（KSS）和 Samn-Perelli 疲劳量表。KSS 共有 10 个等级的分值，Samn-Perelli 疲劳量表共有 7 个等级的分值，均为得分越高，主观感觉疲劳程度越高。对 14 名被试正常态与疲劳态、疲劳态与磁刺激后状态的主观疲劳量表分值分别做配对样本 t 检验，统计结果如图 9.1 所示。

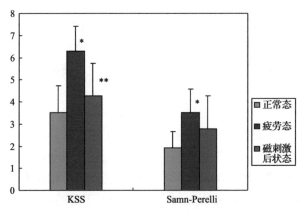

注：* 表示正常态和疲劳态相比，$p<0.05$；** 表示疲劳态和磁刺激后状态相比，$p<0.05$

图 9.1　主观疲劳量表统计结果

　　磁刺激穴位实验部分选取了三个穴位作为刺激靶点，分别为神门穴（国际标准代号为 HT7）、合谷穴（国际标准代号为 LI4）和劳宫穴（国际标准代号为 PC8）。本实验采用英国 Magstim 公司生产的 Magstim Rapid^2 磁刺激器，选用 8 字形线圈，刺激模式为重复刺激模式，刺激频率为 1Hz，刺激强度为最大强度（2.2T）的 80%，依次对神门穴、合谷穴和劳宫穴进行刺激，每个穴位的刺激时间为 90s，相邻穴位刺激间隔为 60s，各参数选择均满足安全性要求。

　　实验利用美国 Neuroscan 公司的 EEG 记录系统采集了正常态、疲劳态和磁刺激后状态的 EEG 信号。由于 EEG 信号很微弱，为尽可能地降低及避免实验进行过程中的干扰因素，整个实验是在安静、舒适、温度适宜的实验环境中进行的。在数据采集的过程中，要求被试均保持闭目放松且头脑清醒的状态，同时尽可能地减少手脚动作，避免由于肌电和电极移动而产生伪差。电极帽选用的是 64 导 Quik-cap 双侧电极帽。采样频率为 1000Hz，参考电极为双侧乳突，电极与头皮的接触阻抗小于 5kΩ。

9.3　脑疲劳脑功能网络的构建

　　脑疲劳脑功能网络采用互相关方法来构建。通过求取任意两导联 EEG 信号的互相关系数来获得相应两导联 EEG 信号间的关联程度，得到相应的互相关系数矩阵，即节点关联关系矩阵。正常态、疲劳态和磁刺激后状态的脑功能网络节点关联关系矩阵如图 9.2 所示。

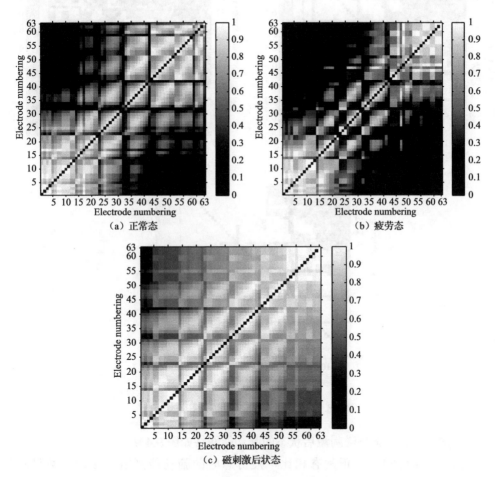

（a）正常态　　　　　　　　　　　（b）疲劳态

（c）磁刺激后状态

图 9.2　三种不同状态的脑功能网络节点关联关系矩阵

　　得到关联关系矩阵后，需要选取一个合适的阈值来将其转化为二值矩阵。一个合适的阈值对于脑功能网络的构建非常重要。Sophie Achard 等将其对能耗和价值的理解应用到阈值的设定中，把网络密度 S 作为确定阈值的指标。同时，在网络中应保持脑功能网络的连通性。当两节点间的互相关系数值大于所选取的阈值时，二值矩阵对应位置的元素为 1，即相应的两节点之间有一条连接边；反之为 0，即两节点之间没有连接边。此外，由于大脑各脑区自身不存在关联关系，因此通常将二值矩阵的对角线元素设为 0，这样构建的网络为 0-1 二值网络。本章构建的脑功能网络所选取的阈值 $T = 0.68$，得到三种不同状态的互相关二值矩阵，如图 9.3 所示。

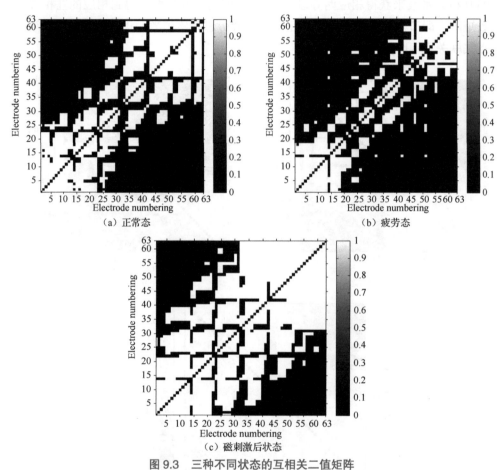

（a）正常态　　　　　　　　　　　（b）疲劳态

（c）磁刺激后状态

图 9.3　三种不同状态的互相关二值矩阵

正常态、疲劳态与磁刺激后状态的脑功能网络如图 9.4 所示。

由图 9.4 可知，与正常态相比，疲劳态时的脑功能网络连接边的数目减少，脑功能网络的复杂程度降低。磁刺激后状态的脑功能网络连接边的数目比疲劳态的增加，脑功能网络的复杂程度增强，各脑区间的相关程度有大幅度提高。

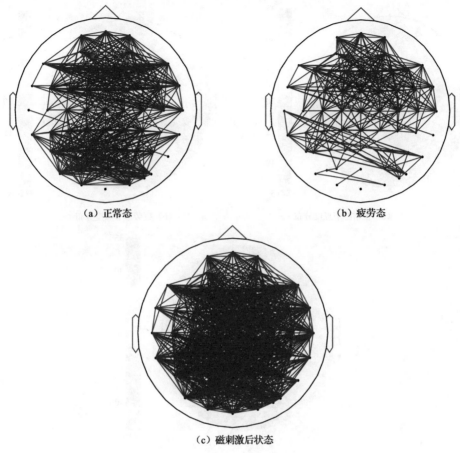

（a）正常态　　　　　　　　　　　　（b）疲劳态

（c）磁刺激后状态

图 9.4　三种不同状态的脑功能网络

9.4　脑功能网络特征参数分析

9.4.1　脑功能网络局部特征参数分析

为了更加直观地比较、分析脑功能网络的局部特征参数（节点度、节点聚类系数及节点平均路径长度）在正常态、疲劳态和磁刺激后状态的差异，本节绘制了 3 种状态下头皮表面每个节点的 3 个局部特征参数平均分布脑电信息图，具体分布结果如图 9.5 至图 9.7 所示。

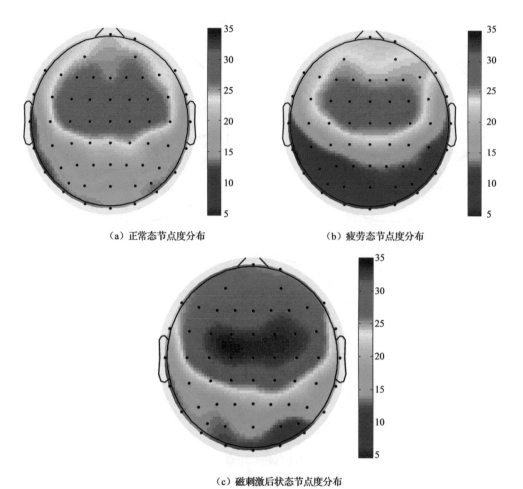

（a）正常态节点度分布　　　　　　　　　　（b）疲劳态节点度分布

（c）磁刺激后状态节点度分布

图 9.5　不同状态下的平均节点度脑电信息图

　　由图 9.5 可以看出，3 种状态下的节点度分布趋势大体相同，数值较大的节点度主要分布在额叶、中央区及顶叶的部分区域，这些脑区主要负责记忆、语言、精神与思维，以及各脑区间的通信和调控、注意力的集中与监控等高级认知功能。

　　与正常态相比，疲劳态时额叶、中央区及顶叶的部分节点的平均节点度值 K_i 有所减小，表明疲劳态脑功能网络节点间的连接度降低，各脑区间的相互关联性减弱。在磁刺激后状态，额叶、中央区及顶叶的大部分节点度值 K_i 比疲劳态时增大，表明经磁刺激后，高级认知功能脑区间的相互关联性明显增强。

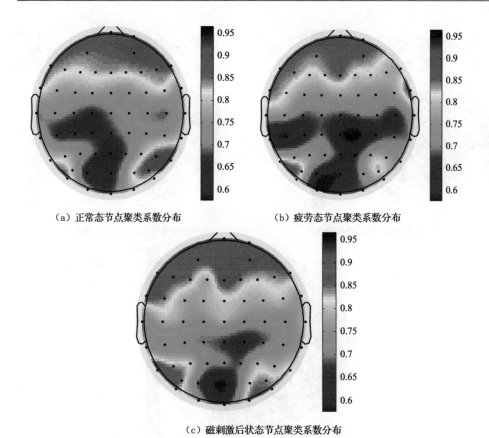

（a）正常态节点聚类系数分布　　　　　　　（b）疲劳态节点聚类系数分布

（c）磁刺激后状态节点聚类系数分布

图 9.6　不同状态下的平均节点聚类系数脑电信息图

由图 9.6 可以看出，不同状态的节点聚类系数在分布形式上基本一致。节点聚类系数较高的节点主要位于前额叶和颞叶区。

与正常态相比，疲劳态的节点聚类系数在前额叶和右侧颞叶区减小，同时各脑区节点间的聚集程度减弱，出现了多个小范围内的集团。相比于疲劳态，磁刺激后状态的节点聚类系数在前额叶和颞叶区增大，脑功能网络中节点间的"抱团"趋势增强，连接边分布更为紧密和集中。

脑功能网络的节点平均路径长度 L_i 反映的是网络中节点的信息传输效率。由图 9.7 可以看出，疲劳态大脑中节点的信息传输效率降低，前额叶、颞叶和枕叶等脑区的节点平均路径长度值增大，网络的连通性变差。在磁刺激后状态，前额叶、颞叶和枕叶脑区的节点平均路径长度值明显减小，节点的平均路径变短，表明信息传输变得更加快捷。

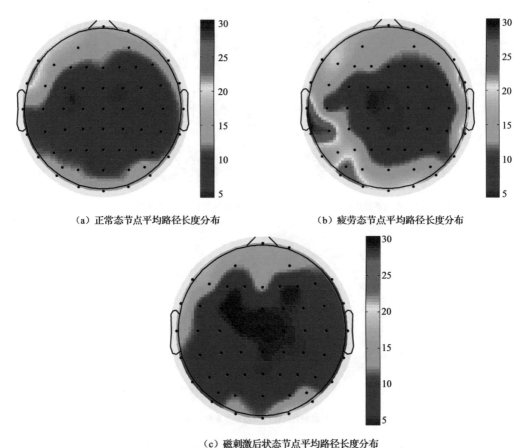

（a）正常态节点平均路径长度分布　　　　　（b）疲劳态节点平均路径长度分布

（c）磁刺激后状态节点平均路径长度分布

图 9.7　不同状态下的节点平均路径长度脑电信息图

9.4.2　脑功能网络全局特征参数分析

　　为深入理解脑疲劳状态对大脑连接性的影响，以及进一步研究磁刺激对脑功能网络的影响，本节求取了 14 名被试正常态、疲劳态、磁刺激后状态的 4 个脑功能网络全局特征参数（平均度、网络密度、聚类系数和平均路径长度），利用 SPSS 19.0 对这 4 个特征参数在正常态与疲劳态、疲劳态与磁刺激后状态分别做配对样本 t 检验，相应的统计结果如图 9.8 至图 9.11 所示。

　　由图 9.8 至图 9.11 可以看出，与正常态相比，疲劳态的平均度 K 显著减小，表明疲劳态脑功能网络节点间的连接减少，网络中的平均连接度降低，各脑区间的相互关联性减弱。脑功能网络的连接密度降低，网络变得稀疏，网络密度 S 显著减小。而在磁刺激后状态，平均度 K 的数值显著增大，表明经磁刺激穴位后，脑功能网络节点间的连接度得到提高，各脑区间的关联性显著增强。脑功能网络的连接密度随之增大，网络密度 S 显著增大。进一步比较正常态与磁刺激后状态下的 K 和 S 后发现，磁刺激后状态下的 K 和 S 比正常态时的数值更大，表明磁刺激穴位能够增强脑功能网络的平均连接度和网络紧密程度。

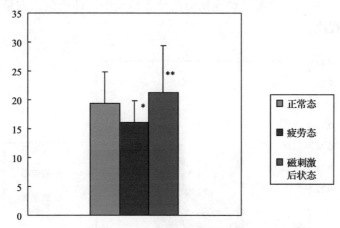

注：* 表示正常态和疲劳态相比，$p < 0.05$；** 表示疲劳态和磁刺激后状态相比，$p < 0.05$

图 9.8　平均度 K 统计结果

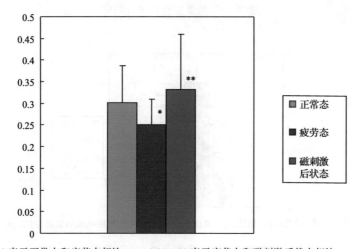

注：* 表示正常态和疲劳态相比，$p < 0.05$；** 表示疲劳态和磁刺激后状态相比，$p < 0.05$

图 9.9　网络密度 S 统计结果

正常态脑功能网络的聚类系数 C 显著高于疲劳态时的，这或许是因为正常态大脑中的思维认知、精神等特殊功能脑区没有被过多地调用，连接边的分布集中、网络中的节点形成紧密集团的可能性较大，即网络的聚集程度强。疲劳态时，高级思维认知脑区被过多地调用，连接边的分布变得分散，大脑活跃度降低，进入疲劳态,脑功能网络的集团化程度减弱,局部传输效率降低。而在磁刺激后状态,聚类系数 C 显著高于疲劳态,大脑活跃度得到提高,连接边的分布集中,脑功能网络的聚集程度增强。同时,通过比较三种状态的聚类系数还能够看到,磁刺激后状态的 C 最大,也就是说连接边的分布最集中,即磁刺激穴位能够提高大脑的集团化程度。

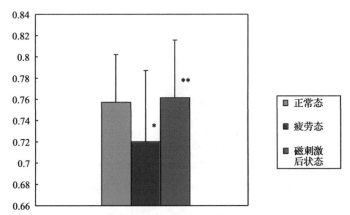

注: * 表示正常态和疲劳态相比,$p < 0.05$;** 表示疲劳态和磁刺激后状态相比,$p < 0.05$

图 9.10　聚类系数 C 统计结果

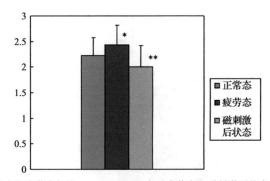

注: * 表示正常态和疲劳态相比,$p < 0.05$;** 表示疲劳态和磁刺激后状态相比,$p < 0.05$

图 9.11　平均路径长度 L 统计结果

平均路径长度 L 反映的是网络结构的弥散性和大脑的工作效率,其值越小,表明信息传输效率越高,网络分布得越紧凑。显然,与正常态相比,疲劳态时大脑的活跃度降低,工作效率随之降低,网络的连通性变差,平均路径长度 L 显著增大。在磁刺激后状态,平均路径长度 L 显著减小,表明磁刺激穴位使网络的平均路径变短,脑功能网络的连通性明显增强,大脑的信息传输效率提高。

主要参考文献

[1] 艾娜. 基于 EEG 的脑网络特征的脑疲劳状态分类研究 [D]. 天津：河北工业大学，2017.

[2] 尹宁. 基于脑电的磁刺激穴位复杂脑功能脑网络研究 [D]. 天津：河北工业大学，2013.

[3] 张崇，郑崇勋，欧阳轶，等. 基于脑电功率谱特征的脑力疲劳分析 [J]. 航天医学与医学工程，2008，21（1）：35-39.

[4] Åkerstedt T，Gillberg M. Subjective and Objective Sleepiness in the Active Individual[J]. International Journal of Neuroscience，1990，52（1-2）：29-37.

[5] Cosgrave J，Wu LJ，van den Berg M，et al. Sleep on Long Haul Layovers and Pilot Fatigue at the Start of the Next Duty Period[J]. Aerospace Medicine and Human Performance，2018，89（1）：19-25.

[6] Achard S，Bullmore E.Efficiency and Cost of Economical Brain Functional Networks[J]. Plos Computational Biology，2007，3（2）：174-183.

[7] 尤佳. 基于 fMRI 的不同状态下脑功能网络的研究 [D]. 天津：河北工业大学，2015.

[8] 杨硕，艾娜，王磊，等. 脑疲劳状态的脑功能网络特征分类研究 [J]. 生物医学工程学杂志，2018.04，35（2）：171-175.

[9] 杨硕，冀亚坤，李润泽，等. 基于 theta-gamma 相位幅值耦合的脑疲劳信息传递整合机制研究 [J]. 生物医学工程学杂志，2018.10，35（5）：672-678.

[10] 杨硕，李润泽，丁建清，等. 基于 EMD 去趋势波动的脑疲劳模糊熵分析 [J]. 中国生物医学工程学报，2020，39（01）：33-39.

第10章 亚健康失眠的脑功能网络分析

随着社会生活节奏的加快，越来越多的人面临着失眠的困扰。据世界卫生组织调查结果显示，全球范围内约有 1/3 的人存在失眠症状或睡眠障碍。在我国，各类睡眠障碍患者人数约占总人口数的 38%。睡眠不足和睡眠质量问题已成为世界性的健康问题。本章针对亚健康失眠者，选取临床中具有改善失眠作用的穴位进行低频脉冲磁刺激，通过多通道脑电信号同步性分析，研究失眠对脑功能网络的影响，探讨磁刺激穴位对亚健康失眠的作用效应。

10.1　亚健康失眠概述

亚健康又名"第三状态"，处于健康与疾病之间，其表现为仪器检查无阳性及器质性病变，但又频繁出现不健康的生理状态，具有发生某种疾病的高危倾向。国内外研究表明，现代社会除完全健康者和确诊患病者以外，处于亚健康状态的人数占人口总数的 70% 以上，并且发生率呈逐年增长且年轻化的趋势，亚健康问题已成为 21 世纪医学研究的关注点之一。

失眠是亚健康状态最为常见的证候，发生率高，是大脑机能平衡失调引起的功能性疾患。亚健康失眠主要表现为持续超过 1 个月的低质量睡眠，且严重影响到生活及工作，但尚未达到疾病状态失眠症的诊断标准。亚健康形成原因复杂，主诉症状繁多，将失眠作为研究亚健康状态的侧重点，采取合适的研究方法和手段，实行有效的干预和评价，可能会成为目前亚健康研究的突破口，从而推动对亚健康状态的进一步深入研究。

对于失眠的治疗，国外大多从西方医学角度查找致病原因，例如从感染病毒、免疫下降和代谢失调等方面寻求方案对策。在我国，除采用西医治疗外，多集中在中医领域，其中针灸是常用的方法之一，此外，电针（Electro Acupuncture，EA）和经皮穴位电刺激（Transcutaneous Electric Acupoint Stimulation，TEAS）

由于可以通过精确改变刺激参数来确定最佳刺激方案，目前已广泛应用于临床。

关于失眠的诊断，目前国际上主要有 3 个标准，即睡眠障碍国际分类（ICSD）、精神障碍诊断和统计手册第 4 版（DSM-IV）、ICD-10 精神与行为障碍分类。我国根据国际标准及国内实际，于 2001 年 4 月制定了失眠的诊断标准《中国精神障碍分类与诊断标准》（CCMD-3），该标准包括诊断标准、症状标准、严重标准、病程标准等内容。

失眠是人体的一种主观体验，而主观感受常常与客观表现存在较大差异，有研究发现失眠患者往往会倾向于低估睡眠时间、高估睡眠潜伏期等。因此，人体是否真正存在失眠状况以及失眠程度如何等，往往需要借助现代科学技术手段来进行客观的评估。随着睡眠医学的发展，其检查手段和客观评估方法日趋丰富和完善，目前主要有量表和仪器两大类。量表主要有匹兹堡睡眠质量指数量表（Pittsburgh Sleep Quality Index，PSQI）、睡眠行为量表、唤醒倾向量表、睡眠状况自评量表和中医临床诊断量表等。仪器类主要有多导睡眠图、肢体活动电图、唤醒标记仪、夜帽等。近几年，随着医学影像技术（如 EEG、fMRI 等）的不断发展，借助各种成像技术研究睡眠障碍疾病对脑结构和脑功能的影响已经成为可能。已有研究发现失眠患者存在脑结构和脑功能的异常，且涉及多个脑区。大脑皮层与丘脑皮层间的相互作用可能与睡眠的产生有关，同时大脑皮层作为中枢神经系统，其产生的意识活动对睡眠觉醒节律也有一定的影响。近几年，非线性动力学分析方法特别是脑复杂网络理论的提出，为失眠与脑结构和功能关系的研究提供了新思路。

10.2　亚健康失眠实验数据获取

1. 实验方案

实验选取传统中医理论中对失眠有明显改善作用的双侧神门穴、内关穴和三阴交穴共 6 个穴位作为磁刺激的靶点目标。磁刺激频率为 1Hz，刺激强度为 1.76T。刺激模式为重复刺激模式，每个穴位刺激时间为 60s。实验过程中，亚健康失眠被试（以下简称失眠被试）坐在舒适的靠背椅上，闭眼，保持全身放松，实验流程如图 10.1 所示。每名被试连续刺激 3 天，每天进行一次刺激实验，每次实验采集刺激前、后脑电数据各 120s，脑电采样频率为 1000Hz，放大倍数为 500。为了进行对比分析，实验选取了健康不失眠被试（以下简称健康被试）作为对照组，采集了静息状态下的脑电信号。实验所采集的脑电数据，经预处理后采用相关系数算法计算了多通道脑电信号之间的相关性，构建了脑功能网络，并进行了网络特征参数的对比分析。

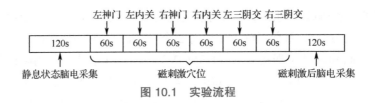

图 10.1　实验流程

2. 失眠问卷评价

匹兹堡睡眠质量指数（PSQI）量表是匹兹堡大学医学中心精神科睡眠和生物节律研究中心睡眠专家 Buysse 等编制的睡眠质量自评量表。该量表包含 18 个计分条目，被划分为 7 个成分 A～G，具体的成分内容如表 10.1 所示。每个成分均按 4 个等级 0、1、2、3 分来计分，各成分得分总和即为 PSQI 总分，总分范围为 0～21 分，得分越高，表示睡眠质量越差。由于匹兹堡睡眠质量指数量表的信度和效度较高，而且简单易用，因此在国外广泛用于睡眠的研究和临床评定。在国内，有大量的学者对匹兹堡睡眠质量指数量表是否适用于我国人群进行了大量研究，结果表明 PSQI 也适合我国精神科临床和睡眠质量评价研究。实验中要求被试必须在 10min 内完成匹兹堡睡眠质量指数量表的作答，全部条目必须填写，不能出现空缺和遗漏。

表 10.1　匹兹堡睡眠质量指数量表成分

	成　分	Element
A	睡眠质量	Sleep quality（SQ）
B	入睡时间	The time to fall asleep（TFA）
C	睡眠时间	Bedtime（BT）
D	睡眠效率	Sleep efficiency（SE）
E	睡眠障碍	Somnipathy（SP）
F	催眠药物	Hypnotic
G	日间功能障碍	Daytime function（DF）

3. 脑功能网络阈值的选取

构建网络时，首先需要对计算得到的相关系数矩阵进行二值化处理。在这一过程中，阈值的选取至关重要，需要保证所构建脑功能网络的完整性，在尽量没有孤立节点或孤立部分的同时，保证不同状态下的网络差异性不被抹杀。实验为确定阈值，对健康被试与失眠被试不同状态下的脑电相关系数分布情况进行了概率统计，结果分别如图 10.2 和图 10.3 所示。

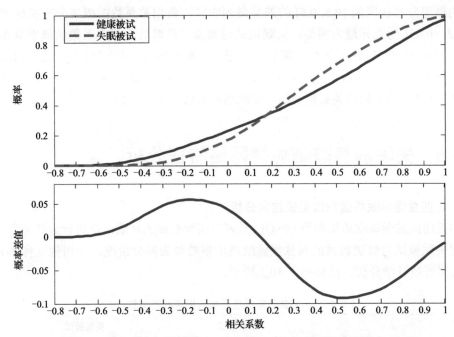

图 10.2　静息状态下健康被试与失眠被试脑电相关系数概率分布对比图

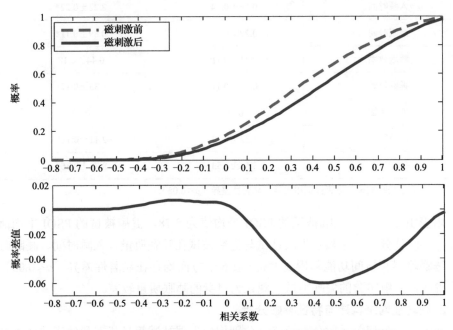

图 10.3　磁刺激前、后失眠被试脑电相关系数概率分布对比图

从图 10.2、图 10.3 中可以看出，静息状态下健康被试与失眠被试正相关系

数的概率分布在区间 [0.5, 0.6] 的差异最为明显，负相关系数的概率分布在区间 [−0.2, −0.05] 的差异最为明显；失眠被试磁刺激穴位前后正相关系数的概率分布在区间 [0.45, 0.55] 的差异最为明显，负相关系数的概率分布在区间 [−0.2, −0.05] 的差异最为明显。综合上述统计分析，选取基于正相关系数的脑功能网络的阈值为 $T = 0.55$，基于负相关系数的脑功能网络的阈值为 $T = -0.05$。

10.3　失眠静息态脑功能网络特征分析

1. 匹兹堡睡眠质量指数量表结果分析

采用匹兹堡睡眠质量指数（PSQI）量表对实验被试的睡眠情况进行定性测评。对比失眠被试与健康被试的匹兹堡睡眠质量指数量表得分情况，采用独立样本 t 检验进行统计学分析，结果如表 10.2 所示。

表 10.2　匹兹堡睡眠质量指数量表统计结果

	健康被试	失眠被试
睡眠质量	0.56±0.18	1.78±0.15*
入睡时间	0.56±0.24	2.22±0.22*
睡眠时间	0.22±0.15	0.89±0.11*
睡眠效率	0.11±0.11	0.44±0.18
睡眠障碍	0.89±0.11	1.33±0.17*
催眠药物	0.00	0.00
日间功能障碍	1.22±0.32	2.11±0.11*
PSQI 值	3.56±0.53	8.78±0.36*

注：* 表示失眠被试与健康被试相比具有显著性差异（$p < 0.05$）。

由表 10.2 可知，失眠被试的 PSQI 平均值为 8.78，健康被试的 PSQI 平均值为 3.56。统计分析结果显示失眠被试与健康被试在睡眠质量、入睡时间、睡眠时间、睡眠障碍和日间功能障碍及 PSQI 值 6 个方面均存在显著性差异（$p < 0.05$）。结果说明，入组实验的失眠被试主观认为自身的睡眠质量较差。

2. 脑功能网络构建与特征参数分析

基于正、负相关系数分布矩阵，分别构建失眠被试静息状态和健康被试静息状态下的脑功能网络连接图，如图 10.4 和图 10.5 所示，其中 N 为连接边数。

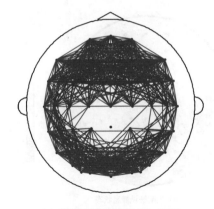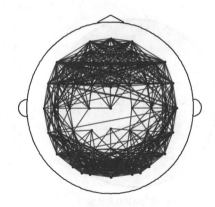

（a）健康被试静息状态（$N = 1494$）　　　　　（b）失眠被试静息状态（$N = 1294$）

图 10.4　基于正相关系数的脑功能网络连接图

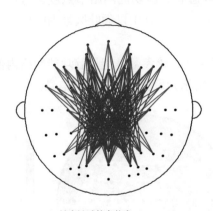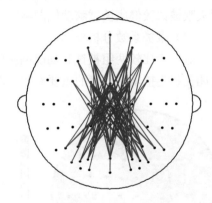

（a）健康被试静息状态（$N = 372$）　　　　　（b）失眠被试静息状态（$N = 190$）

图 10.5　基于负相关系数的脑功能网络连接图

由图 10.4 可以看出，失眠被试静息状态脑功能网络连接边数（$N = 1294$）少于健康被试（$N = 1494$）。进一步比较图 10.5，发现基于负相关系数的失眠被试静息状态脑功能网络连接边数（$N = 190$）同样少于健康被试（$N = 372$）。该结果说明，失眠被试脑功能网络连接弱于健康被试，可能会影响脑功能网络的信息传输效率。

为进一步研究失眠被试与健康被试静息状态脑功能网络的差异性，本节选取节点度、聚类系数、最短路径长度、小世界属性 4 个网络特征参数对所构建的脑功能网络进行分析。

（1）节点度分析

度是复杂网络模型节点属性中最简单、也是最重要的性质之一。对于无权脑功能网络，节点度定义为网络中与该节点相连接的节点数目。失眠被试与健康被试静息状态脑功能网络节点度的脑电信息图如图 10.6 所示。

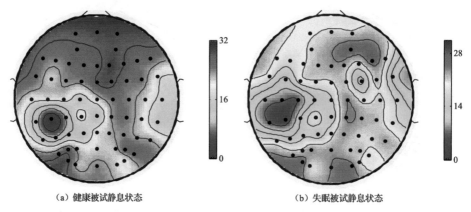

（a）健康被试静息状态   （b）失眠被试静息状态

图 10.6   节点度的脑电信息图

由图 10.6 可以看出，整体上失眠被试静息状态脑功能网络节点度偏低，说明失眠被试较健康被试脑功能网络的节点连接变少，其中以额叶区最为明显。

（2）聚类系数分析

进一步比较两组被试脑功能网络的聚类系数，该参数是衡量脑功能网络内部集团化和连接紧密程度的重要参数。图 10.7 所示为聚类系数的脑电信息图。

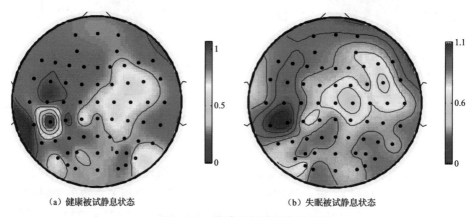

（a）健康被试静息状态   （b）失眠被试静息状态

图 10.7   聚类系数的脑电信息图

由图 10.7 可以看出，整体上失眠被试静息状态聚类系数略小于健康被试，说明失眠被试静息状态的脑功能网络集团化程度整体较弱。但具体到脑功能区，却发现失眠被试静息状态左顶区节点的聚类系数高于健康被试静息状态时的，提示该脑区节点集团化程度增强，具体机理有待进一步研究。

（3）最短路径长度分析

脑功能网络中的最短路径长度能够反映大脑中的信息传输效率，图 10.8 所示为两组被试脑功能网络最短路径长度的脑电信息图。

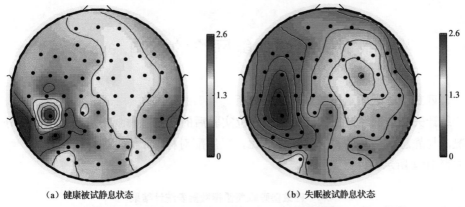

（a）健康被试静息状态　　　　　　　　　（b）失眠被试静息状态

图 10.8　最短路径长度的脑电信息图

由图 10.8 可以看出，失眠被试静息状态脑功能网络的最短路径长度整体上大于健康被试，说明失眠状态下的脑功能网络连通性变差。具体到脑功能区，发现失眠被试静息状态和健康被试静息状态脑功能网络最短路径长度的差异性主要体现在左顶区和左中央区，其中失眠被试左顶区和左中央区的节点最短路径长度值要明显大于健康被试，说明失眠状态下该区域脑功能网络连通性变差，可能会导致节点之间的信息传输效率降低。

（4）小世界属性分析

两组被试脑功能网络的小世界属性如表 10.3 所示。

表 10.3　两组被试脑功能网络的小世界属性

	健康被试	失眠被试
平均聚类系数（C）	0.825	0.799
平均路径长度（L）	1.811	1.937
Γ	2.357	2.279
λ	1.132	1.156
σ	2.082	1.971

由表 10.3 可以看出，两组被试静息状态脑功能网络均具有小世界属性。相比较而言，失眠被试静息状态脑功能网络的平均聚类系数相对较小，平均路径长度相对较大。这一结果说明失眠状态下脑功能网络的小世界属性相对较弱，信息在大脑区域间的传递效率较低。

10.4　磁刺激对失眠脑功能网络的影响

1. 匹兹堡睡眠质量指数量表结果分析

统计失眠被试经过三天的磁刺激穴位实验后的匹兹堡睡眠质量指数量表得分情况，与静息状态时的得分情况做对比，采用配对样本 t 检验进行统计分析，结果如表 10.4 所示。

表 10.4　匹兹堡睡眠质量指数量表统计结果

	磁刺激穴位前	磁刺激穴位后
睡眠质量	1.78±0.15	1.44±0.18
入睡时间	2.22±0.22	1.56±0.18
睡眠时间	0.89±0.11	0.44±0.18**
睡眠效率	0.44±0.18	0.00**
睡眠障碍	1.33±0.17	1.11±0.11
催眠药物	0.00	0.00
日间功能障碍	2.11±0.11	1.56±0.18**
PSQI 值	8.78±0.36	6.11±0.42**

注：** 表示失眠被试磁刺激穴位前后相比具有显著性差异（$p<0.05$）。

由表 10.4 可以看出，失眠被试磁刺激穴位前的 PSQI 平均值为 8.78，磁刺激穴位后的 PSQI 平均值为 6.11，与刺激前相比 PSQI 平均值降到 7 以下（普遍认为 PSQI > 7 为失眠）。经配对样本 t 检验统计分析发现，失眠被试磁刺激穴位前后在睡眠时间、睡眠效率、日间功能障碍及 PSQI 值 4 个方面存在显著性差异（$p<0.05$）。该结果说明磁刺激穴位对失眠具有一定的改善作用。

2. 脑功能网络构建与分析

本节分别构建了失眠被试磁刺激穴位前、后的脑功能网络，结果如图 10.9 和图 10.10 所示，其中 N 为连接边数。

由图 10.9 和图 10.10 可以看出，磁刺激穴位后失眠被试脑功能网络连接边数较刺激前增多，且负相关脑功能网络差异性较正相关更为显著。磁刺激穴位后失眠被试脑功能网络连接趋向于健康被试，说明磁刺激穴位可改善失眠状态下的脑功能网络连接。

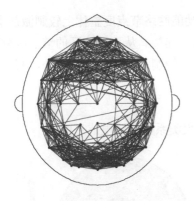 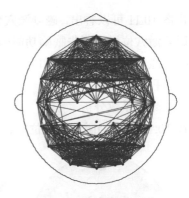

（a）失眠被试磁刺激前（N=1294）　　　　　（b）失眠被试磁刺激后（N=1584）

图 10.9　基于正相关系数的脑功能网络

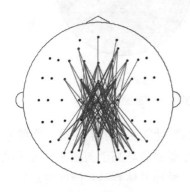 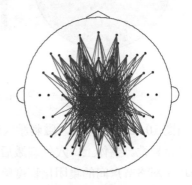

（a）失眠被试磁刺激前（N=190）　　　　　（b）失眠被试磁刺激后（N=612）

图 10.10　基于负相关系数的脑功能网络

本节同样选取了节点度、聚类系数、最短路径长度、小世界属性 4 个网络特征参数对所构建的脑功能网络进行分析。

（1）节点度分析

失眠被试磁刺激穴位前、后节点度的脑电信息图如图 10.11 所示。

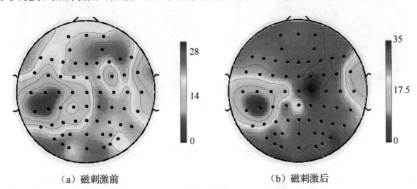

（a）磁刺激前　　　　　　　　　（b）磁刺激后

图 10.11　节点度脑电信息图

由图 10.11 可以看出，磁刺激穴位后脑功能网络节点度整体上较刺激前增加，说明磁刺激穴位增强了失眠脑功能网络的节点连接。从不同脑区的节点度分布来看，磁刺激穴位后除左顶区和左中央区节点度较刺激前变化较小之外，其他脑区均有不同程度的增加。

（2）聚类系数分析

图 10.12 所示为磁刺激穴位前、后节点聚类系数的脑电信息图。

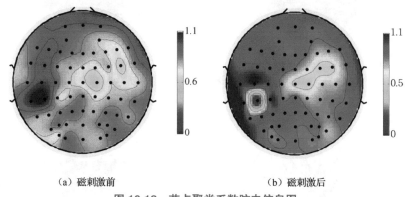

（a）磁刺激前　　　　　　　　　　　（b）磁刺激后

图 10.12　节点聚类系数脑电信息图

由图 10.12 可以看出，磁刺激穴位前、后脑功能网络节点聚类系数的分布具有明显差异性。整体上，穴位刺激后脑网络聚类系数略高于刺激前，说明磁刺激后脑功能网络节点间的集团化程度整体增强。然而具体到脑功能区时却发现两者之间的差异性主要反映在左顶区，磁刺激穴位后左顶区聚类系数较刺激前减小，说明磁刺激穴位后左顶区节点间的集团化程度减弱，具体机理有待进一步研究。

（3）最短路径长度分析

图 10.13 所示为失眠被试磁刺激穴位前、后最短路径长度的脑电信息图。

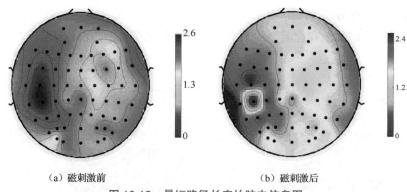

（a）磁刺激前　　　　　　　　　　　（b）磁刺激后

图 10.13　最短路径长度的脑电信息图

由图 10.13 可以看出，整体上，磁刺激穴位后脑功能网络最短路径长度较刺激前变小，说明磁刺激穴位整体上提高了失眠脑功能网络节点之间的信息传输效率。具体到脑区，发现磁刺激穴位前、后最短路径长度的差异性主要体现在左顶区，磁刺激穴位后左顶区节点最短路径长度较刺激前明显减小，说明磁刺激穴位后左顶区网络连通性增强，节点之间的信息传输效率提高。

（4）小世界属性分析

失眠被试磁刺激穴位前、后脑功能网络的小世界属性如表 10.5 所示。

表 10.5　不同状态下的失眠被试脑功能网络小世界属性

	失眠磁刺激前	失眠磁刺激后
平均聚类系数（C）	0.799	0.850
平均路径长度（L）	1.937	1.772
γ	2.279	2.361
λ	1.156	1.127
σ	1.971	2.095

由表 10.5 可以看出，磁刺激穴位前、后失眠被试脑功能网络均具有小世界属性。磁刺激穴位后的脑功能网络与刺激前相比，网络平均聚类系数增大，平均路径长度减小，说明磁刺激穴位后失眠被试脑功能网络的小世界属性有所增强，大脑区域间的信息传递效率得到改善。

主要参考文献

[1] 翟越. 针对亚健康失眠的磁刺激穴位脑功能网络分析 [D]. 天津：河北工业大学，2016.

[2] 吴霞. 穴位磁刺激亚健康失眠脑网络整体与个体差异性分析 [D]. 天津：河北工业大学，2016.

[3] Hongli Yu，Wei Zheng，Mengmeng Liu，et al. Effects of Magnetic Stimulation on Insomnia Based on Brain Functional Networks[J]. IEEE Transactions on Magnetics，2018，54（11）：5101404.

[4] Hongli Yu，Guizhi Xu，Lei Guo，et al. Magnetic Stimulation at Neiguan（PC6）Acupoint Increases Connections between Cerebral Cortex Regions[J]. Neural Regeneration Research，2016，11（7）：1141-1146.

[5] 　Wei Zheng，Hongli Yu，Weiguo Ding，et al. Changes in Brain Functional Networks of Insomniacs Induced by Magnetic Stimulation at Acupoints[J]. IEEE Transactions on Applied Superconductivit，2019，29（2）：0500104.

[6] 　Lingdi Fu，Guizhi Xu，Hongli Yu，et al. Effect of Transcranial Magnetic Stimulation of Acupuncture Point on Brain Network[J]. IEEE Transactions on Magnetics，2017，53（11）：500504.

[7] 　郑威，于洪丽，丁为国，等 . 基于格兰杰因果关系磁刺激穴位对亚健康失眠的脑功能网络分析 [J]. 中国医学物理学杂志，2018，35（2）：228-235.

[8] 　于洪丽，徐桂芝，付灵弟，等 . 基于脑电图的不同频率磁刺激内关穴脑网络分析 [J]. 中国生物医学工程学报，2016，35（6）：749-753.

第 11 章　语言认知的脑功能网络分析

    语言是人类思维和文化的重要工具，包含复杂的高级心理过程和认知过程。长期以来，对语言的认知主要基于对各类失语症的研究，近年来随着脑成像技术的发展，对语言认知过程脑基础的研究取得了较大进展。但是，大脑中的语言功能区广泛分布于顶叶、颞叶、额叶等，只有多个区域相互连接才能完成对语言的认知、理解及表述等任务。因此，本章基于时变动态贝叶斯网络构建音节朗读任务时的脑功能网络连接，并进行网络中心度的分析，探索语言的实时认知过程。

11.1　大脑的语言加工与功能定位

11.1.1　语言功能区

    大脑可以分成多个功能区（也称神经中枢），包括视觉区、听觉区、躯体运动区、躯体感觉区等。对于语言，人体的两侧大脑半球具有不同的高级功能优势，绝大多数人的左侧大脑半球为语言活动功能的优势半球。科学家研究发现，人左侧大脑皮层额叶损伤，可导致失语症，而右侧相应区损伤仍能保持语言功能完整。此后，大量的临床观察表明，左侧大脑皮层的额叶和颞叶的某些区域与语言有关，称之为语言区，这些区域的损伤可造成失语症。语言中枢负责控制人类的思维和意识等高级活动，并进行语言的交流，主要包括运动性语言中枢、听觉性语言中枢、视运动性语言中枢、视觉性语言中枢等。

    （1）运动性语言中枢：又称布洛卡区（Broca's Area），紧靠中央前回下部，额下回后 1/3 处。该区能够本能地区别正确和错误的语法规则，如果大脑中的布洛卡区发生病变，那么便会失去理解任何语法的能力，无法进行语言的表达，临床上称为运动性失语症。

    （2）听觉性语言中枢：又称韦尼克区（Wernicke's Area），位于颞上回后部。该区能调整自己的语言及听取、理解别人的语言，该区受损后，能讲话，但较为混乱；能听到别人讲话，但不能理解讲话的意思，对别人的问话经常答非所问，临床上称为感觉性失语症。

（3）视运动性语言中枢：位于额中回的后部，该区受损后，虽然其他的运动功能仍然保存，但是写字、绘画等精细运动发生障碍，临床上称为失写症。

（4）视觉性语言中枢：位于顶下叶的角回，靠近视中枢。该区受损后，患者视觉无障碍，但原来识字的人变为不能阅读，失去对文字符号的理解，称为失读症。

11.1.2　语言处理过程

语言功能区广泛分布于大脑皮层的顶叶、颞叶、额叶等，多个区域相互连接，完成对语言的认知、理解及表述等任务。各语言功能区不是孤立存在的，它们之间有着密切的联系，语言能力需要大脑皮质有关区域的协调及配合才能完成。语言的生理学模型最早在 19 世纪被提出，该模型认为：韦尼克区的主要作用是对语言的理解，将声音信息转换为语音及词汇表达等；布洛卡区用于语言的生成及理解；语言运动区用于语言的生成，控制唇、舌、颚、喉肌运动，形成语言并表达出来等。Indefrey 等综合分析了 82 个单词产生实验的文献，总结了图片命名时的单词产生过程，包括词汇选择、语音检索、音节划分及发音准备等过程中激活的脑区及对应的时间。Gregory Hickok 和 David Poeppel 描述了语言处理的双通路模型，模型指出腹侧通路需要双侧大脑相互组织，用于对语言的理解；而背侧通路由左半脑主导，用于将声音信号传递到发音网络。

早在 1959 年，Foerster 和 Penfield 就采用皮层电刺激得到了基本的各个发音器官的映射图，唇、颚、舌、喉沿着背侧到腹侧的中央沟的方向分布。电刺激一次仅刺激单个发音器官，诱发简单运动，人类流利的语言需要唇、颚、舌、喉等多个发音器官快速且精确的配合。Bouchard 利用皮层脑电（ECoG）研究了元音 / 辅音音节发音过程中感觉运动皮层的组织活动，如图 11.1（a）所示。发现腹侧感觉运动皮层主要控制（ventral Sensorimotor Cortex，vSMC）发音器官，它们会伴随音节的发音进行暂时的合作。空间模式的瞬态改变代表了音节的元音与辅音的不同，揭示了说话时多个发音器官的运动在感觉运动皮层的动态组织特性。在发音之前中央回也被激活，反映了说话过程中为了快速反馈，运动控制与感知信息的整合。通过对各电极激活状态及单词发音所需的器官进行分析，得到各发音器官的空间分布图，如图 11.1（b）所示。可以看出，各发音器官的顺序与 Penfield 电刺激所得的结果一致，不同的是，喉的分布在两个区域，分别位于 vSMC 的背侧和腹侧，而且各发音器官之间重叠的区域增多。

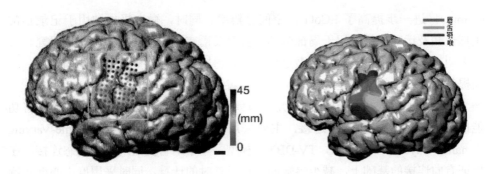

（a）皮层脑电电极分布　　　　　　（b）发音器官的空间分布

图 11.1　皮层脑电得到的语言运动区各发音器官的空间分布

11.1.3　语言功能定位研究现状

癫痫和脑部肿瘤的神经外科手术所面临的一大难题是，如何在切除病灶的同时不破坏正常的脑功能区。由于语言功能区在大脑皮层中分布复杂，个体差异大，因此在手术规划时确定关键语言功能区显得尤为重要。在临床神经外科手术方案的制定中，医生需要考虑两个重要的因素：一方面要保证通过手术将病灶彻底切除，另一方面也要确保患者的正常脑功能不受损伤。传统手术依赖脑解剖形态学识别脑功能区，但是该方法受到患者个体化差异、解剖结构变形、空间分辨率差及患者的主观判断等因素影响，使精确定位脑功能区存在困难。目前临床上用来进行脑功能定位的金标准，是 Penfield 等提出的皮层电刺激技术。但皮层电刺激存在很多不足：电刺激可能诱发术后放电，具有风险性；需要对电极的排列组合进行逐对刺激，非常耗时；需要操作者具有丰富的临床经验和患者的高度配合。

深度 ECoG 及硬膜下 ECoG 为癫痫病的手术及功能区检测提供了有利的辅助作用，相比于表皮 EEG，ECoG 具有更高的空间分辨率、灵敏性及信噪比，尤其是对高频的脑电活动记录。Crone 等在人类皮层脑电的研究中发现，大脑皮层功能的激活与高频神经振荡（大于 60Hz）功率的增加相关。一般认为，事件相关的伽马响应频率范围为 60 ~ 200Hz，国内外多项研究表明，大脑的语言、运动、听觉功能区都存在事件相关的高伽马现象，并且认为高伽马振荡现象可能反映了事件相关的局部场电位变化。与低频 α、β 波的事件相关性相比，高伽马波具有更加精确的时间匹配和空间定位性，对它的研究能够辅助临床应用、脑区定位、脑机接口及神经生理的研究。

近年来，临床为了精确记录癫痫病灶的定位，在标准电极（standard-ECoG 或 macro-ECoG）的基础上引入了微电极（Micro-ECoG，直径为 75μm，间距为

0.9mm），进一步提高了 ECoG 的空间分辨率。同时，微电极也被用于记录正常
生理认知及运动信号，用于局部脑功能映射及语言感觉运动功能的认知研究。研
究表明，尺寸较小、间距近的微电极能够获得比正常电极更丰富的局部信息，从
而提供更为精确的病灶定位信息，并为癫痫手术提供指导。

　　本章基于多尺度皮层脑电研究音节朗读任务时，与任务相关的大脑语言功
能区的时变动态有向网络连接，主要采用时变动态贝叶斯网络（Time-Varying
Dynamic Bayesian Network，TV-DBN）模型，用于语言皮层网络的动态连接，在
保证有向连接的基础上，减少参数的优化及耗时的计算，同时采用度中心度和特
征向量中心度的方法衡量网络中节点的重要性，分析网络节点的中心度随时间的
变化情况，进一步确定参与发音的重要区域。

11.2　语言认知实验及脑电数据采集

　　实验被试为两名正在进行手术治疗中的难治性癫痫患者。电极植入之前，为
进行术前评估，外科医生对被试进行了 Wada 测试（颈内动脉异戊巴比妥实验）。
Wada 测试最早于 1949 年由 John Wada 报告并用于临床，现已广泛用于语言、记
忆、运动功能的术前评估。该测试需要在 X 射线的指引下由股动脉插入导管至
颈内动脉施脑血管造影，继之将短效麻醉药通过导管分别注入左右大脑半球的脑
血管，注射侧大脑半球被引入暂时性的睡眠状态之后，测试对侧大脑半球的语言、
记忆和运动功能。通过语言剥夺时间来对语言区进行定测，注药后失语时间最长
的一侧脑半球通常是语言优势半球，当两半球间言语剥夺的时间间隔小于 30s 时，
应考虑存在双侧语言支配。本实验的测试结果显示两名被试的语言功能主要由左
半球主导。

　　被试根据手术需要，除了植入标准医用电极，还要植入相应的临床医用微
电极，如图 11.2 和图 11.3 所示。图中圆圈上标有 "/" 的电极为有明显伪迹的电
极，不用于后续的数据分析。标准电极的直径为 4mm，间距为 1cm，微电极的
直径为 75μm，间距为 0.9mm。电极位置通过 BioImage 软件将术后的 CT 与术前
的 MRI 图像进行重建配准。

　　被试 1 左侧前颞叶植入 48 导标准电极，一个 16 导微电极阵列分别位于左侧
运动感觉皮层。被试 2 左侧前颞叶植入 64 导标准电极，前额叶植入两个条形标
准电极，分别为 10 导和 4 导，并在颞上回植入两个 16 导微电极。

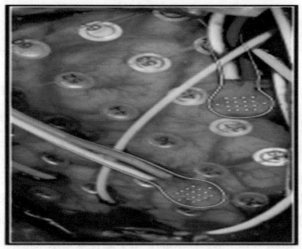

图 11.2　标准电极与微电极

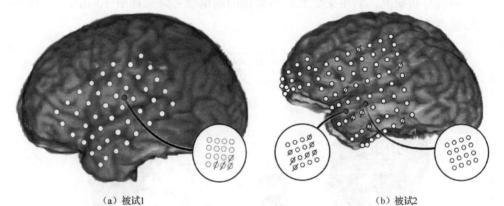

（a）被试1　　　　　　　　　　　　　　　　（b）被试2

图 11.3　两名被试的植入电极在重构脑皮层上的位置（图中标红的圆点为微电极位置）

　　每名被试均进行音节阅读实验任务，即每位被试按照计算机屏幕上的指示出声阅读一组英文音节。按照国际音标（International Phonetic Alphabet，IPA），文中的音节刺激是由 2 个元音（/ah/，/ee/）和 6 个辅音（/b/，/p/，/d/，/t/，/g/，/k/）组成的 12 个音节，如表 11.1 所示。所有音节根据辅音发音位置可分为双唇音、齿槽音和软腭音，其中双唇音 /p/ 及 /b/ 主要运用唇部发音，齿槽音 /t/ 及 /d/ 主要通过舌尖发音，软腭音 /k/ 及 /g/ 则通过舌根部发音。

　　刺激序列通过 E-Prime 软件编写，所有音节由白色粗体显示在黑色背景的 LCD 显示器上，每个音节出现的时间为 1s，音节间隔在 2000ms、2250ms 和 2500ms 之间随机选择，在刺激音节之间，屏幕上显示"+"。被试对每个音节重复 10 次，共阅读 120 次，采集时间约为 15min。

表 11.1　语音刺激列表

分　类	音　节
双唇音	BAH，PAH，BEE，PEE
齿槽音	DAH，TAH，DEE，TEE
软腭音	GAH，KAH，GEE，KEE

　　实验过程中，被试坐在病床上，计算机放在距被试约 1m 的一张桌子上。实验数据采集示意图如图 11.4 所示。计算机屏幕左下角有一个白色方块，并用发光二极管贴在屏幕左下角，用于同步记录视觉刺激时刻。麦克风放置在靠近被试的唇部，用于获取语音响应信号（44.1kHz），并与神经信号同步记录。多通道数据采集系统（Blackrock Microsystems）用于进行数据采集，采样频率最大可达 30 000Hz。由于放大器导数的限制，被试 1 的标准电极采用临床放大器采集。为便于离线分析研究，利用采集系统将采集的脑电信号降采样至 1000Hz，并进行线路噪声的消除。

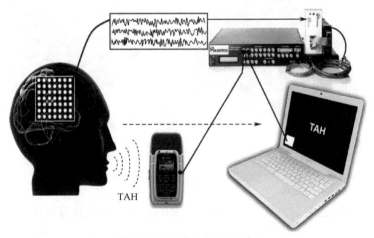

图 11.4　实验数据采集示意图

11.3　语言认知脑电数据处理方法

11.3.1　数据预处理

　　由于被试是癫痫患者，大脑皮层表面贴好电极后，还需要手术缝合，因此采集得到的脑电信号首先在专业神经内科医生的指导下去除一些没有接触到皮层的空电极信号、接触不良的噪声电极信号及类似癫痫信号的非常态电极信号等，避免干扰之后用于进行分析的其他电极信号。剩余的电极信号使用平均参考的方法去除信号伪迹：

$$X_{CAR}^{ch} = X^{ch} - \frac{1}{N}\sum_{m=1}^{N} X^m \tag{11.1}$$

式中，X^{ch} 和 X_{CAR}^{ch} 分别是原始 ECoG 数据及平均参考后的数据，N 代表总的电极数目。

标准电极与各微电极阵列分别进行平均参考。采集得到的 ECoG 数据频率为 1kHz，所有电极的信号进行 60Hz 及 120Hz 的陷波滤波以去除工频干扰。

为了观察刺激后的响应，以刺激时刻为 0 点，提取刺激前 1s 作为基线。选取刺激前 1s、刺激后 3s，共 4s 的信号为一段，如图 11.5 所示。每个音节的响应时间由麦克风记录，通过希尔伯特变换获得每次响应信号的包络，再通过视觉检测每个音节的包络谱，去掉响应时间超过刺激时刻 2s 的音节刺激。平均 120 段响应信号的包络，设置阈值为基线幅值的 1.5 倍，超过阈值的第一个及最后一个时刻分别为平均响应起始时刻和结束时刻。将刺激时刻到响应起始时刻认为是发音准备阶段，响应起始时刻到结束时刻为发音阶段。

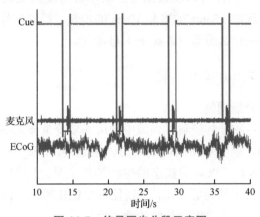

图 11.5　信号同步分段示意图

11.3.2　时频功率谱估计

Thompson 提出的多窗谱估计使用一组最优滤波器计算估计值。这些最优滤波器是一组相互正交的离散扁平类球体序列（Discrete Prolate Spheroidal Sequences，DPSS），也称 Slepian 窗。首先将采样数据与各 Slepian 窗相乘，然后用频域的平均值来获得信号的频谱估计。相对于普通的周期图法，这种功率谱估计具有更大的自由度，在估计精度和波动方面均有很好的效果。假

定有 N 点有限长序列 $x(n)$，其功率谱估计定义如下：

$$P^{mt}(\omega) = \frac{1}{L}\sum_{k=0}^{L-1} P_k^{mt}(\omega) \tag{11.2}$$

式中，L 为数据窗的个数，

$$P_k^{mt}(\omega) = \left|\sum_{n=0}^{N-1} a_k(n)x(n)\mathrm{e}^{-j\omega n}\right|^2 \tag{11.3}$$

式中，$a_k(n)$ 为第 k 个数据窗，且满足

$$\begin{cases} \sum_n a_k(n)a_j(n) = 0, & k \neq j \\ \sum_n a_k(n)a_j(n) = 1, & k = j \end{cases} \tag{11.4}$$

多窗谱估计还采用时间 – 带宽参数 NW，以在估计方差和分辨率之间进行平衡。该参数与谱估计的多锥体数有关，共有 2NW-1 个多锥体被用来形成估计，随着 NW 的提高，功率谱估计值越多，估计方差越小。然而，每个多锥体的带宽仍然正比于 NW，随着 NW 的提高，每个估计会存在更大的泄漏，从而整体估计会更加呈现有偏。对于每组数据，总有一个 NW 值能在估计偏差和方差间取得折中。

本章选取多窗谱估计对每段数据进行功率谱密度的提取。选择带宽参数为 3.5，锥体数为 6。选取 256ms 的窗和 10ms 的步长。每导信号计算得到的时频功率值均相对于基线进行 Z 分数（Z-score）标准化。

11.3.3　时变动态贝叶斯网络模型

1. 时变动态贝叶斯网络

贝叶斯网络是生物、神经科学领域中常用的多变量概率图模型。然而，神经系统是动态传递的，需要获得瞬时的动态因果连接。Song 等提出的时变动态贝叶斯网络（TV-DBN）可以对非稳态的生物神经信号之间的依赖关系进行模拟。同时，该方法提出采用基函数及 L1 正则化进行优化等，解决生物神经信号的非稳态、样本匮乏问题，反映生物系统的动态信息。

（1）贝叶斯网络

贝叶斯网络是用来描述数据变量之间依赖关系的一种模型，可以直观地从贝叶斯网络中得到属性间的条件独立及依赖关系，用于解决复杂系统的不确定性和不完整性问题。贝叶斯网络是有向无环图（Directed Acyclic Graph，DAG），其基本思想是，复杂的概率分布可用分解后的局部概率的乘积来近似刻画，如图 11.6（a）所示。贝叶斯网络可以用 $G = (V, E)$ 表示，V 是变量对应节点的集合，E 是节点之间的边的集合，每条边表示变量间的依赖关系，依赖程度由条件概率

参数决定。假定 $P = \{P(V_i / \Pi V_i), V_i \in V\}$ 是贝叶斯网络模型的一组条件概率分布的集合，其中 ΠV_i 是网络中 V_i 所有父节点的集合，表示节点 V_i 在其父节点某一取值组合状态下的条件概率分布。

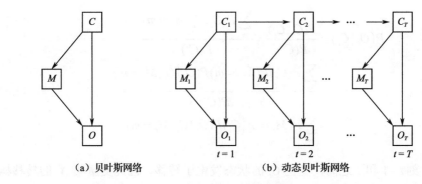

图 11.6 网络结构

但是，贝叶斯网络模型中只是对某变量集进行表示和推理，前后时刻变量的相互影响不能被很好地描述出来。贝叶斯网络的构建方法有两种：一种是通过咨询专家手工构建，另一种是通过数据分析获得。在实际应用中，大多是通过数据分析得到贝叶斯网络的。贝叶斯网络模型需满足两个条件：

① 已知某个节点的马尔可夫覆盖时，此节点与剩下含有马尔可夫覆盖的节点是无关的。

② 已知某个节点时，它的前后代节点是无关的。

（2）动态贝叶斯网络

动态贝叶斯网络模型将贝叶斯网络模型扩展到了含有时间因素的随机过程。动态贝叶斯网络将时间信息引入静态贝叶斯网络，用于处理时序数据。随着时间因素的引入，在不同时刻的状态所形成的数据，反映所代表的变量随时间变化的情况。要分析这种时序性，就要建立相适应的动态模型。动态贝叶斯网络在大信息量处理、人脸识别及生物信息学领域都有应用。

动态贝叶斯网络可视为贝叶斯网络在时间序列上的展开，如图 11.6（b）所示。为计算方便，动态贝叶斯网络需要满足：

① 网络拓扑结构不随时间发生变化，即除去初始时刻，其余时刻的变量及其依存关系完全相同。

② 满足一阶马尔可夫条件，即给定当前时刻变量的状态后，将来时刻的状态与先前时刻的状态无关。

图 11.6（b）描述了变量集 $X_t = \{C_t, M_t, O_t\}$ 的概率关系及随时间 $t = 1, 2, \cdots, T$ 的变化。在任意时刻 t，变量 M_t 的状态由变量 C_t 决定，而 O_t 的状态由 C_t 和 M_t

共同决定，即变量集 X_t 的联合概率分布为

$$P(X_t) = P(C_t, M_t, O_t) = P(C_t)P(M_t|C_t)P(O_t|C_t, M_t) \qquad (11.5)$$

O_t 与 C_t 之间的条件概率分布为

$$
\begin{aligned}
P(O_t|C_t) &= \frac{P(O_t, C_t)}{P(C_t)} = \frac{\sum_m P(O_t, C_t, M_t = m)}{P(C_t)} \\
&= \frac{\sum_m P(C_t)P(M_t = m)P(O_t|C_t, M_t = m)}{P(C_t)} \\
&= \sum_m P(M_t = m|C_t)P(O_t|C_t, M_t = m)
\end{aligned}
\qquad (11.6)
$$

在时刻 $t-1$ 和 t 之间，变量 C_t 的状态发生了转移，因此变量集 X_t 的转移概率为

$$P(X_t|X_{t-1}) = P(C_t|C_{t-1}) \qquad (11.7)$$

动态贝叶斯网络可以简化为一个简单的线性动态模型，也是自回归模型：

$$X^t = A \cdot X^{t-1} + \varepsilon, \quad \varepsilon \sim N(0, \sigma^2 I) \qquad (11.8)$$

式中，A 代表从 $t-1$ 到 t 之间的系数矩阵，ε 是各向同性的零均值高斯噪声，方差为 σ^2。可以看出，动态贝叶斯网络通过网络拓扑结构反映变量间的概率依存关系及其随时间变化的情况，其不仅能够对变量所对应的不同特征之间的依存关系进行概率建模，而且能很好地反映特征之间的时序关系。除此之外，动态贝叶斯网络还可任意改变拓扑结构或增删变量以反映变量间的关联关系，而不影响训练算法本身，因此具有很好的可扩展性和灵活性；动态贝叶斯网络还具有良好的可解释性，其拓扑结构具有精确及易于理解的概率语义，网络的有向边可视为表示因果关系。但值得注意的是，动态贝叶斯网络并不是网络结构随时间的变化而发生的变化，而是样本数据或观察数据随时间变化而发生的变化。

（3）时变动态贝叶斯网络

时变动态贝叶斯网络用于构建非平稳信号的有向时变网络。假定所构建网络的结构是稀疏的，网络的连接是平滑的，song 等提出采用基函数改变正则化的权值。

图 $G^t = (v, \varepsilon^t)$ 代表随机变量 X^{t-1} 和 X^t 的条件独立关系。V 表示图的节点集，每个节点对应变量 $X_i^{1:T}$；边 $\varepsilon^t \in v*v$ 包含从 X^{t-1} 到 X^t 的有向边。由于网络的时间可变性，转移矩阵模型 $p^t(X^t|X^{t-1})$ 变为时间独立的，因此自回归动态贝叶斯网络扩展为

$$X^t = A^t \cdot X^{t-1} + \varepsilon, \qquad \varepsilon \in N(0, \sigma^2 I) \qquad (11.9)$$

2. 时变动态贝叶斯网络在脑网络中的应用

对获得的皮层脑电信号进行时频分析，获得高伽马频段的功率变化与任务时间的对应关系，找到有明显高伽马激活的电极。将具有明显高伽马特征的电极的时频信号输入 TV-DBN 网络，构建语言区网络连接。

本章选择 TV-DBN 模型建立多导皮层脑电的语言任务中的时变动态有向连接。该模型使用简化的一阶马尔可夫模型，认为若 $t-1$ 时刻 i 电极的活动可以预测 t 时刻 j 电极的活动，则 t 时刻 i 电极与 j 电极的连接增强。将激活电极的高频功率谱（70 ～ 110Hz）输入 TV-DBN 模型，也就是每个导电极在 t 时刻的功率仅决定于其他所有电极在 $t-1$ 时刻的功率。因此，t 时刻激活电极间的传递可以认为是式（11.9）的线性回归模型：

$$X^t = A^t \cdot X^{t-1} + \varepsilon, \qquad \varepsilon \in N(0, \sigma^2 I) \tag{11.10}$$

式中，X^t 是 t 时刻激活电极的高伽马频段功率谱，A^t 是 t 时刻通道间的有向加权连接矩阵，ε 是误差项。为了降低噪声，保证时变连接的平滑性，使用径向基函数（Radial Basis Function，RBF）整合 $t-1$ 时刻的功率谱信号。因此，A^t 可以估计为

$$\hat{A}_i^t = \arg\min_{A_i^t \in \mathbb{R}^{1 \times N}} \frac{1}{T} \sum_{\tau=1}^{T} \omega^t(\tau)(x_i^\tau - A_i^t X^{\tau-1})^2 + \lambda \|A_i^t\| \tag{11.11}$$

式中，N 是模型中脑电信号的通道数，λ 是保证连接矩阵的稀疏性的正则化参数。高斯径向基核函数为

$$\omega^t(\tau) = \frac{K_h(\tau - t)}{\sum_{\tau=1}^{t-1} K_h(\tau - t)} \tag{11.12}$$

$$K_h(\cdot) = e^{-t^2/h} \tag{11.13}$$

为了保证连接的平滑性和稀疏性，选择参数 $\lambda = 100$，核函数参数 $h = 5$。各电极自身的连接系数设置为 0。为了观察事件相关的连接特性，计算得到的所有电极对之间的连接系数均以基线（刺激时刻前 1s）为标准进行 Z 分数（Z-score）标准化。

11.4 语言认知的时变动态网络构建与分析

11.4.1 发音不同阶段的脑网络连接

图 11.7 所示为事件相关脑区的高伽马响应，色条值是相对于基线的 Z-score

值,值越大表示高伽马特征越明显。选取有明显高伽马特征的电极进行时变贝叶斯网络构建,被试 1 选取 9 个标准电极和 9 个微电极,被试 2 选取 10 个标准电极。

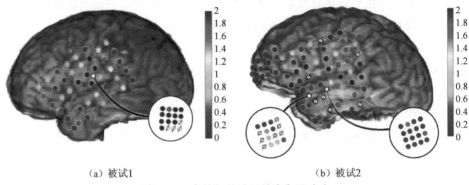

（a）被试1　　　　　　　　　　　　（b）被试2

图 11.7　事件相关脑区的高伽马响应

图 11.8 所示为两名被试所选电极对之间的时变动态连接系数相对于基线的 Z-score 值,时刻 0 为刺激时刻,被试 1 共选择 18 个电极,得到 $306(n^2-n)$ 个连接对,被试 2 选取 10 个电极,得到 90 个连接对。可以看出,音节刺激时刻之后,大部分连接系数（connectivity coefficients）相比于基线都有显著的增强,而且不同电极对之间的连接强度及增强的时间都有差异。被试 1 的微电极之间的连接强度大于标准电极。

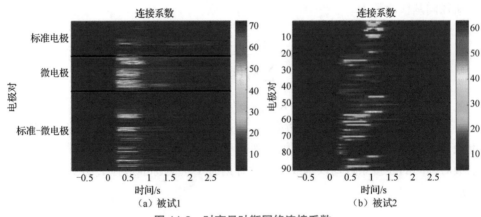

（a）被试1　　　　　　　　　　　　（b）被试2

图 11.8　时变贝叶斯网络连接系数

图 11.9 至图 11.12 分别是两名被试发音起始时刻之前和之后的平均网络连接。为了清楚地显示主要连接,图中只显示了所有电极连接对的前 20%,连接箭头的粗细和颜色深浅均与连接强度成比例。

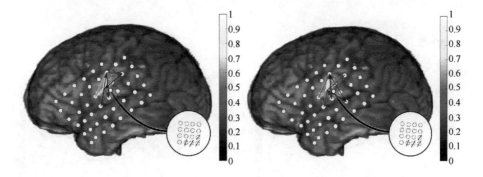

（a）发音起始时刻之前　　　　　　　　　（b）发音起始时刻之后

图 11.9　被试 1 标准电极之间的网络连接

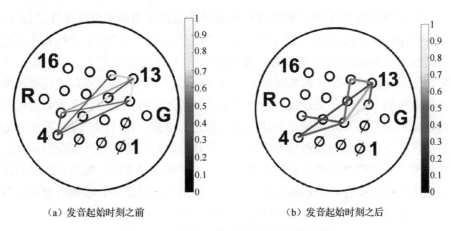

（a）发音起始时刻之前　　　　　　　　　（b）发音起始时刻之后

图 11.10　被试 1 微电极之间的网络连接

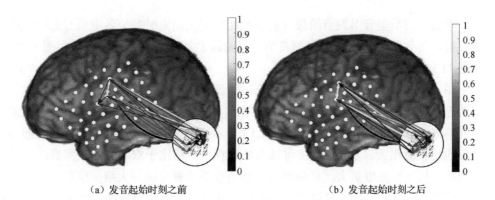

（a）发音起始时刻之前　　　　　　　　　（b）发音起始时刻之后

图 11.11　被试 1 标准电极与微电极之间的网络连接

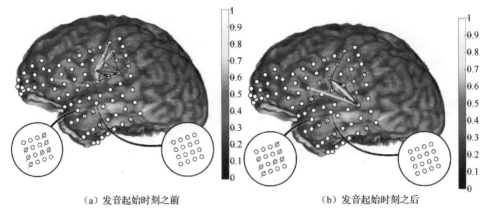

(a) 发音起始时刻之前　　　　　　　　　　　　(b) 发音起始时刻之后

图 11.12　被试 2 语言网络的动态有向连接

两名被试在发音起始时刻之前和之后的动态连接均显示出显著性差异（t 检验，$p < 0.01$）。由图 11.9 至图 11.12 可以看出，不同尺度的电极连接在发音起始时刻之前和之后均有明显的差异。图 11.9 显示发音起始时刻之前，主要的连接网络位于运动皮层，发音起始时刻之后有部分运动皮层与听觉皮层的连接。微电极与标准电极之间的交叉连接显示，无论是发音起始时刻之前还是发音起始时刻之后，微电极主要与其周围运动皮层的电极进行连接。图 11.12 显示发音起始时刻之前，标准电极之间的连接强度较弱，发音起始时刻之后连接变强。而且发音起始时刻之前的网络连接主要集中在前运动皮层和运动皮层，发音起始时刻之后的网络连接则主要存在于运动皮层与听觉区。两名被试在发音起始时刻之后显示的运动皮层与听觉皮层的连接可能反映了被试对发音的自我辨识过程。

11.4.2　不同类型音节发音阶段的网络连接

平均不同类型音节发音阶段（发音起始时刻至结束时刻）各电极对之间的连接系数，得到两名被试不同类型音节发音阶段的加权网络连接矩阵，如图 11.13 和图 11.14 所示。

图 11.13 和图 11.14 均表明，对于三种音节类型的发音阶段，部分电极对之间的连接存在明显的增强，但是强度存在差异性，t 检验结果均显示出显著性差异（$p < 0.01$）。相比于图 11.14，图 11.13 显示出更强的连接系数，可能与高伽马频段的功率值相关。从图 11.13 可以明显地看出，相比于双唇音和软腭音，齿槽音的微电极连接强度更大，推测被试 1 微电极的位置可能与大脑皮层对应的舌部的运动相关。从图 11.14 可以明显地看出，软腭音的微电极连接强度更大，推测电极的位置可能与大脑皮层对应的喉部的运动相关。

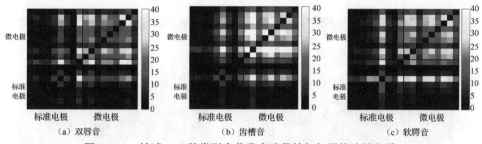

（a）双唇音　　　　　　（b）齿槽音　　　　　　（c）软腭音

图 11.13　被试 1 三种类型音节发音阶段的加权网络连接矩阵

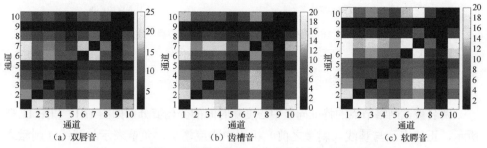

（a）双唇音　　　　　　（b）齿槽音　　　　　　（c）软腭音

图 11.14　被试 2 三种类型音节发音阶段的加权网络连接矩阵

11.4.3　语言任务下脑网络度中心度分析

两名被试语言任务中网络节点的度中心度随时间的变化值分别如图 11.15 和图 11.16 所示。由图 11.15 可以看出，被试 1 的大部分节点的出度和入度随着刺激时刻的开始均有所升高，并随着发音的结束，节点的出度和入度均下降，体现了所构建网络随事件的动态变化。而且，同一节点的出度值和入度值并不完全一致，这也体现了有向网络的特征。被试 2 的第一个标准电极在发音过程中节点中心度相比于其他节点显著增强。

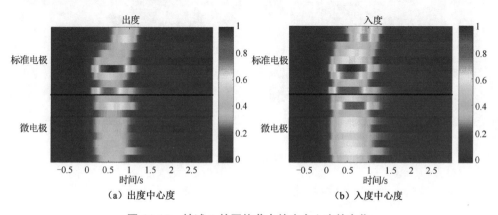

（a）出度中心度　　　　　　　　　　（b）入度中心度

图 11.15　被试 1 的网络节点的度中心度的变化

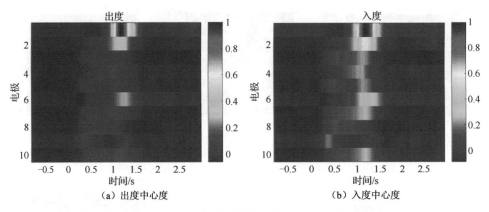

图 11.16　被试 2 的网络节点的度中心度的变化

11.4.4　语言任务下脑网络特征向量中心度分析

两名被试网络节点的特征向量中心度随时间的变化值分别如图 11.17 和图 11.18 所示，正值表示与基线（刺激之前）相比中心度增加，负值表示与基线（刺激之前）相比中心度降低。可以看出，两名被试网络节点的中心度随着事件的发生均发生显著改变。被试 1 除了两个标准电极的中心度在刺激发生（零时刻）之后明显增强，其中一个微电极在发音过程中节点中心度也明显增强。被试 2 的部分节点在刺激时刻之后中心度下降，但在发音过程中节点中心度增强，也体现了所构建网络随事件的动态变化。网络中的度中心度和特征向量中心度从不同角度均可以反映网络中节点的重要性，节点中心度的分析可以确定在发音过程中脑网络的重要节点，进一步指导癫痫病灶切除手术的术前评估。

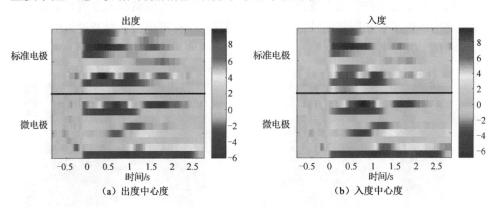

图 11.17　被试 1 网络节点的特征向量中心度变化

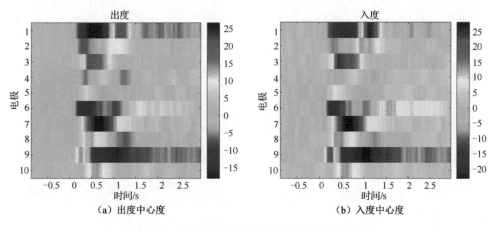

图 11.18　被试 2 网络节点的特征向量中心度变化

主要参考文献

[1] 郭苗苗 . 语言任务下脑电时频网络特征提取及在脑机接口中的应用 [D]. 天津：河北工业大学，2016.

[2] Le S，Kolar M，Xing E P. Time-Varying Dynamic Bayesian Networks[J]. Advances in Neural Information Processsing Systems，2009，22：1732-1740.

[3] 郭苗苗，王昱婧，徐桂芝，等 . 时变动态贝叶斯网络模型及其在皮层脑电网络连接中的应用 [J]. 物理学报 . 2016（03）：400-410.

[4] Bouchard K E，Mesgarani N，Johnson K，et al. Functional organization of human senso rimotor cortex for speech articulation[J]. Nature.2013，495（7441）：327-332.

[5] Conant D，E B K，Chang E F. Speech map in the human ventral sensory-motor cortex[J]. Current Opinion in Neurobiology，2014，24：63-67.